Kuno

Krebs in der Naturheilkunde

Naturheilpraxis-Buch

Manfred D. Kuno

Krebs in der Naturheilkunde

Eine Systematik der ganzheitlichen Krebstherapie

Mit 53 Abbildungen und 25 Tabellen

Pflaum

Die Deutsche Bibliothek – CIP-Einheitsaufnahme

Kuno, Manfred D.
Krebs in der Naturheilkunde – Eine Systematik der ganzheitlichen Krebstherapie
Manfred D. Kuno. – München; Bad Kissingen; Berlin; Düsseldorf; Heidelberg;
Pflaum, 1998. (Naturheilpraxis-Buch)

ISBN 3-7905-0751-2

ISBN 3-7905- 0751-2

Gesamtherstellung: Pustet, Regensburg

Geleitwort

Seit vielen Jahrzehnten beruflich eng mit allen Aspekten des Krebsgeschehens verbunden und um die Verbesserung des Schicksals ungezählter Krebskranker und Krebsgefährdeter bemüht, geriet ich unversehens in das zwar sogenannte biblische, keineswegs aber ruhebedürftige oder gar resignierende Alter. Als Repräsentanten einer aussterbenden Generation früher Kämpfer für eine der Ganzheit des gesunden und kranken Menschen gerecht werdenden Heilkunde erfüllt es mich mit besonderer Freude, einem Buch, das eine solche Auffassung und Praxis im Rahmen naturheilkundlich ausgerichteter Onkologie vertritt, Worte der Anerkennung und des Geleits voranstellen zu dürfen.
Die Krebserkrankung in ihren vielfältigen Erscheinungsformen und Stadien wird von der hochschulunabhängigen, „alternativ" genannten Forschung und Therapie als ein sich gleichermaßen auf seelischer, geistiger und körperlicher Ebene abspielendes Ereignis betrachtet. Die aus solcher Auffassung resultierende ganzheitsmedizinische Behandlungsweise kann sich deshalb nicht mehr mit dem konventionellen Konzept „Stahl, Strahl, Chemotherapie" einverstanden erklären. Krebs als Entgleisung des Menschen in seiner Ganzheit, nicht einzelner Zellen, Zellbestandteile oder Zellkomplexe, verlangt nach einer primär die Harmonie und Ordnung in und zwischen den menschlichen Wesenheiten und Lebensformen wiederherstellenden, pluralistischen, die individuellen Eigenheiten berücksichtigenden Behandlungsweise. Eine Krebsheilkunde der Zukunft wird die in eine Sackgasse geratene monomane Ausrottungs-Strategie der vergangenen 150 Jahre, die in der gedanklichen Reduzierung des Geschwulstproblems auf seine zellulären Vorgänge steckengeblieben ist, zunächst adjuvant ergänzen und weiterhin dann sehr wahrscheinlich sogar nach und nach bis auf einige unentbehrliche Standardmethoden verdrängen. Unter allen medizinischen Disziplinen hat die Onkologie infolge ihres „wissenschaftlich erhärteten" Irrtums eine für tausende Therapeuten und Millionen Krebsopfer besonders tragische und verhängnisvolle Entwicklung genommen.
Krebs ist, wie Erfahrungs- und Erlebnisberichte vieler Patienten und Behandler, insbesondere auch der Vertreter der Psychoonkologie, immer wieder bestätigen, eine Erkrankung der Tiefenpersönlichkeit, eine Lebenskrise. Nur wer sie als solche erkennt und als Aufruf „Du mußt dich an Leib und Seele ändern! Du mußt ein neues Leben beginnen!" erlebt und befolgt, hat die Chance, durch und durch und auf Dauer gesund zu werden. Die bei den Ärzten und Patienten so beliebte Devise „Nur so schnell wie möglich weg damit" ist die schlechteste aller Lösungen des Krebsproblems.
Für die aus all diesen Argumenten und Erwägungen resultierende, längst fällige und sich gegen alle Widerstände der Lehrmedizin anbahnende Reform der Krebs-

heilkunde, dem vielzitierten „Paradigmenwandel", liefert das vorliegende Werk des kenntnisreichen, sachkundigen und praxiserfahrenen Heilpraktikers MANFRED D. KUNO einen wichtigen Beitrag. Es enthält im vorliegenden Band übersichtlich und erschöpfend alles Wesentliche über Ursachen, Zellpathologie und -physiologie sowie Abwehrvorgänge, ferner eine Würdigung der hauptsächlichen Krebsdiagnostik sowie eine Beschreibung vieler bewährter Therapieformen, sowohl in Richtung körpereigener Immunstimulation als auch Milieuänderung und Zellwachstumshemmung. Ein besonderer Abschnitt widmet sich kritisch den orthodox-klinischen Maßnahmen hinsichtlich ihrer Berechtigung und Wirksamkeit, sowie dem Vergleich mit ganzheitlich- „alternativen“ Behandlungsmethoden.

Anerkennend sei noch festgestellt, daß die vorliegende Monographie von KUNO in allen Punkten dem kürzlich von der Deutschen und Österreichischen Gesellschaft für Onkologie gemeinsam herausgegebenen und in verschiedenen medizinischen Fachblättern veröffentlichten Wunsch- und Vorschlagskatalog zur Erweiterung und Verbesserung der Krebsdiagnostik und -therapie entspricht, diesen also in begrüßenswerter Weise ergänzt und unterstützt.

Dem vorliegenden Werk von KUNO ist zum Nutzen vieler Behandler und ihrer Patienten eine weite Verbreitung und eine große Leserschar zu wünschen. Dem Verlag kann man zu dieser Publikation nur gratulieren.

Dr. med. Karl Windstosser, Bad Salzuflen

Vorwort

Dieses Buch versteht sich als ein Grundlagenwerk, als ein Leitfaden für Heilpraktiker, naturheilkundlich orientierte Ärzte sowie in der Ausbildung befindliche Heilpraktiker und Mediziner. Es sei aber gleichzeitig auch ein Appell an die Dogmatiker in der Naturheilkunde und in der Hochschulmedizin, ein Appell zur Erinnerung an die Grundlagen einer humanen Medizin. Es soll im wesentlichen drei Hauptaufgaben erfüllen:

1. Die Zusammenfassung des heutigen Kenntnisstandes um die Phänomenologie der Krebserkrankungen, aus naturwissenschaftlicher wie aus erfahrungsheilkundlicher Sichtweise. Dabei werden die Ergebnisse der modernen wissenschaftlichen Grundlagenforschung auf den Gebieten der Zellgenetik, Molekularbiologie, Pathobiochemie und Pathophysiologie sowie Immunologie mit den Grundzügen ganzheitlichen Denkens und Handelns verknüpft.

2. Die Vermittlung von Erfahrungen aus der 17jährigen praktischen Arbeit mit an Krebs erkrankten Menschen. Der kranke Mensch soll im Rahmen jeden Forschens und Handelns im Vordergrund der Bemühungen stehen. Dies bedeutet auch und vor allem, daß wir in der Begegnung mit dem Krebskranken zwangsläufig an unsere eigenen Grenzen stoßen. Krebs ist nach wie vor eine Erkrankung, an der ein Großteil der Erkrankten sterben wird, egal ob naturwissenschaftlich-onkologisch oder naturheilkundlich behandelt wird.
Wir lernen in der Krebstherapie die Grenzen unserer vermeintlichen Omnipotenz kennen und sind zwangsläufig mit unserem eigenen Tod konfrontiert. Dies macht Angst, und in vielen Fällen läßt uns die Angst zu einer Art „Schutzverhalten“ greifen, was dazu führen kann, dem Betroffenen mit Arroganz oder Desinteresse zu begegnen.
Mein Buch soll dazu anregen, im Kontakt mit Krebskranken nicht zu vergessen (oder zu verdrängen), wen wir vor uns haben: einen kranken Menschen mit all seiner Angst, seinem Leid, seinen körperlichen und seelischen Schmerzen, seiner Verzweiflung. Es soll uns Mut machen, gemeinsam mit dem Betroffenen einen lebenswerten Weg aus der „Krise Krebs“ heraus zu suchen und zu finden, ohne den Betroffenen dabei einem schematischen Therapieprotokoll zu opfern.

3. Dieses Buch soll eine Brücke schlagen, soll zu einer Synthese der medizinischen Disziplinen führen. In der Hochschulmedizin wie in der Natur- und Erfahrungsheilkunde gibt es eine Fülle von Wissen und Erfahrungsschätzen, die, miteinander kombiniert und koordiniert, dem Betroffenen eine deutliche Verbesserung der Überlebenschance und Lebensqualität gewährleisten können. Dazu bedarf es allerdings einer interdisziplinären, fach- und berufsübergreifenden, vor

allem aber undogmatischen Zusammenarbeit der verschiedenen Fachgremien. Es bedarf insbesondere einer grundsätzlichen Neuorientierung des Denkens, Forschens und Handelns in der humanen Krebsmedizin.
Dies wird in der modernen onkologischen Strategie zu oft vernachlässigt: die Tumorzelle als postulierter Feind des Arztes läßt in vielen Behandlungsschemata vergessen, unter welchem Leidensdruck derjenige steht, der in der Onkologie bezeichnenderweise als "Wirtsorganismus" oder „Tumorträger" tituliert wird. Die Humanmedizin verkommt hier allzuoft zu einer Tumormedizin, so daß der Vernichtung der entarteten Zelle nicht selten der Gesundheitszustand des „Tumorträgers" geopfert wird. Der Patient dient in diesem Zusammenhang als Datenträger von zytostatischen Protokollen, oder als geduldiger (weil ängstlicher) Teilnehmer an diversen „In-vivo-Experimenten".
Auf der Seite der Naturheilkunde ist diese Art von ignorantem Dogmatismus nicht weniger häufig zu finden: allzuoft wird hier eine Einzelerfahrung ungeprüft als allgemeingültiger Weg in die Krebstherapie übertragen. Dogmatische, mystische und religiöse Grundanschauungen lassen nicht selten eine selbstkritische Vernunft vermissen. Die Abneigung gegenüber den scheinbar kalten Wissenschaften läßt uns häufig in eine Richtung laufen, die sich als Sackgasse erweist, in der wir mit unseren (wertvollen) Einzelbeobachtungen isoliert vor uns hinarbeiten und von der Seite der Hochschulmedizin (zurecht) ignoriert und verlacht werden.
Die Naturheilkunde verläßt viel zu oft den Boden der Kommunikation, aus einem dogmatischen Mangel an Selbstvertrauen, anstatt sich offen zu ihrer Unvollständigkeit zu bekennen.
Insofern stellt dieses Buch einen eindringlichen Aufruf an all diejenigen dar, die in den verschiedenen Disziplinen der Krebsmedizin tätig sind:
Nicht die Tumorzelle stellt sich nach etwa acht Jahrzehnten moderner Onkologie als Hauptfeind des Therapeuten dar, sondern die Unfähigkeit der verschiedenen Berufsgruppen, miteinander zu kommunizieren, sich auszutauschen. Wenn es nicht gelingt, dogmatischen Standesdünkel, Etiketten- und Titeldenken zu überwinden, wenn wir es nicht vermögen, unsere Erfahrungen auszutauschen, um in der onkologischen Behandlung voranzukommen, leidet nicht der Tumor, sondern der tumorkranke Mensch unter dieser unserer Unfähigkeit!
Die Hauptherausforderungen in der onkologischen Behandlung, denen wir uns als Therapeuten zu stellen haben, sind die derzeitige Unfähigkeit, Demut und Liebe gegenüber dem erkrankten Menschen zu empfinden und zu demonstrieren.
Die in dem Buch als diagnostische Verfahren und therapeutische Maßnahmen oder Medikamente angegebenen Empfehlungen basieren auf den aktuellen Ergebnissen der onkologischen Forschung und ihrer Anwendung in der Praxis. Sie sind nicht als allgemeingültige Rezepte für die Krebsdiagnostik und -behandlung zu verstehen, sondern haben (leider noch immer) eher experimentellen Charakter. Jeder Therapeut ist gefordert, die angegebenen Wege in der Praxis kritisch nachzuprüfen und gegebenenfalls im Einzelfall zu korrigieren. Es wird noch ein langer

Weg sein, bis wir eine tiefgreifende und effektive Diagnose- und Behandlungsstrategie in der Krebsproblematik erreichen werden, wenn dies überhaupt jemals der Fall sein kann.
Bis dahin gilt es, den Krebs des erkankten Menschen in seiner ganzen Phänomenologie zu verstehen, zu begreifen, denn dies ist die Voraussetzung für eine wirksame Krebsdiagnostik und -therapie.
In diesem Sinne hoffe ich, daß mein Buch ein kleiner Anstoß zu einer Erweiterung, zu einer notwendigen Erneuerung in der Onkologie werden kann.

Manfred D. Kuno, Berlin

Danksagungen

Die Herstellung dieses Buches fiel in eine Phase heftiger privater Erschütterungen und Herausforderungen. Ein Abschluß der Manuskriptarbeiten wäre undenkbar gewesen ohne die aktive und freundschaftliche Unterstützung vieler Freunde und Kollegen, die mir mit Rat und Tat zur Seite standen. Stellvertretend für viele andere danke ich meinen Praxiskolleginnen und -kollegen Heike Schallhammer, Andrea Kührt und Hans-Jürgen Achtzehn sowie dem Kollegen und Freund Andreas Krüger für Entlastungen, Anregungen und praktische Mithilfe.
Dank für viele Hinweise, Bereitstellung von Bildmaterial, Korrekturen und inhaltliche Unterstützung gilt Herrn Michael Lindenbacher (Berlin), Herrn Dr. Norbert Lagoni (Fellbach), Herrn Werner Lau (Schleswig), Frau Elisabeth Süßmann-Weiss (Pörtschach am Wörther See), Herrn Paul G. Bellmann (Dornach/Schweiz) sowie meinem Hannoveraner Freundeskreis Frau Dr. Cordula Bruch, Dr. Martin Konitzer und Dr. Peter Wolf.
Mein Dank gilt selbstverständlich auch dem Richard Pflaum Verlag, namentlich der Inhaberin Frau Beda Bohinger, für die Bereitschaft, sich einer Thematik in verlegerischer Verantwortung zu stellen, die in unserer Gesellschaft allzu gerne tabuisiert wird, die aber zugleich jedes Jahr hunderttausende von Patienten tötet oder invalidisiert. Mein Dank gilt in diesem Rahmen auch Herrn Dr. Hellmuth Schuckall für wertvolle fachliche Hinweise sowie Herrn Gottfried Kannegiesser für die umsichtige Koordination beim Entstehen des Buches. Besonderer Dank gilt meiner Frau Susanne, die meine Arbeit mit Rücksicht, Verständnis und Liebe begleitet hat; ihr möchte ich dieses Buch widmen.

INHALT

EINFÜHRUNG

Jährlich erkranken allein in der Bundesrepublik Deutschland rund 350 000 Menschen an Krebs und rund 220 000 Menschen sterben pro Jahr an dieser Krankheit. In der Krebsforschung wird in hochdotierten Projekten der Frage nachgegangen, wie es zur malignen Zellentartung kommt, wie es die Tumorzellen vermögen, sich den körpereigenen differenzierten Reparatur- und Abwehrsystemen zu entziehen, nach kurzer oder längerer Zeit Tochtergeschwülste zu bilden, den erkrankten Organismus mit Metastasen zu durchsetzen, ihn auszuzehren und letztlich auch zu töten.

Die Tumorzellbildung wird in einer Art medizinalpolitischem Krisenmanagement als Herausforderung zum Kampf verstanden, und die Behandlung des Erkrankten verkommt nicht selten zu einem innerkörperlichen Schlachtszenario, in dessen Rahmen das Allgemeinbefinden, die Lebensqualität und das psychosoziale Wohlbefinden dem Prinzip der Tumortherapie geopfert wird.

Das Unvermögen der modernen Onkologie, mit den heute allgemein üblichen Verfahren der Tumordestruktion (Stahl, Strahl, Chemo) einen wesentlichen Einfluß auf die Ausbreitung der Tumorerkrankungen in der Bevölkerung zu nehmen, läßt keinen Raum für ein Umdenken (Stichwort Paradigmenwechsel), obgleich dies vermutlich der einzig effektive Weg in der Onkologie wäre. Im Gegenteil eskaliert die moderne onkologische Behandlungsstrategie in immer ausgefeilteren Methoden der Tumorzerstörung.

Die anhaltende Ohnmacht der Hochschulmedizin im Themenrahmen Krebs führt nicht zum selbstkritischen Nach- und Umdenken, sondern zu Arroganz und Kälte. Allzuoft wird der erkrankte Mensch im Rahmen von neuen „Studiendesigns“ auf dem Altar der Krebsforschung geopfert.

Vor diesem Hintergrund entwickelte sich über die Jahrzehnte eine aus Heilpraktikern und Naturheilkundlern zusammengesetzte Szene von Therapeuten, die den Betroffenen eine Alternative anzubieten scheinen: die sanfte, ganzheitliche und auf dem Boden der Empirie ruhende „alternative Krebsmedizin“, die nicht selten den Eindruck erweckt, als könne sie die moderne Onkologie ersetzen. In der Praxis erweist sich dies jedoch als fataler Irrtum, denn ein schlichter Austausch des medizinischen Paradigmas ist in der Regel lediglich ein „anderer Weg“ in den Tod.

Auch im Rahmen einer (wie auch immer gearteten) „alternativen" Krebstherapie sterben die Patienten an ihrer Tumorerkrankung, und alle Veröffentlichungen über „Wunderheilungen und -drogen" erweisen sich bei näherem Hinsehen als in der Regel schlecht dokumentierte Einzelfallschilderungen, oder (schlimmer noch) als durch Marktinteressen inaugurierte Lügen. Auch wenn diese Lügen durch vermeintlich „wissenschaftlich" belegte Untersuchungen untermauert scheinen, so entlarven sich die Medienkampagnen schlußendlich durch Unwirksamkeit in der Anwendung. Im besten Falle bezahlt der Betroffene viel Geld für eine unwirksame Methode, im schlechtesten Falle werden wichtige Therapieschritte unterlassen oder es treten erhebliche Nebenwirkungen ein.
Machen wir uns nichts vor: die „alternative" Krebstherapie ist kein Ersatz für eine engmaschige (wenngleich kritische) klinisch-onkologische Betreuung, sie ist bestenfalls eine Ergänzung. Und genau darin liegt ihre Stärke und begründet sich berechtigte Hoffnung für die Betroffenen!
Damit haben wir als Therapeuten aber auch eine hohe Verantwortung: wenn wir uns als „Alternative" zur modernen Onkologie anbieten, handeln wir zumindest fahrlässig, sofern wir nicht tatsächlich ein Konzept anzubieten haben, das theoretisch begründet und praktisch reproduzierbar Krebskranken hilft. Diese Hilfe bedeutet aber unabdingbar, daß durch unsere Maßnahmen ein realistischer Weg auch aus dem „Tumordesaster" herausführt. Eine passagere subjektive Besserung des Allgemeinbefindens ist zwar für den Betroffenen schön und gut, hat aber nicht unbedingt etwas mit wirksamer Krebstherapie zu tun.
In der Krebstherapie muß es darum gehen, eine (klinisch objektivierbare!) Tumorrückbildung zu erreichen, die

- anhaltend ist,
- in zeitlichem Zusammenhang mit unseren Maßnahmen steht,
- bei unterschiedlichen Patienten und von verschiedenen Therapeuten reproduziert werden kann,
- für den Betroffenen ungefährlich ist und
- ihn anhaltend in die Lage versetzt, sein gewohntes Leben in körperlicher, seelischer und psychosozialer Unversehrtheit weiterzuführen.

Dies scheinen mir die Basiserfordernisse für eine effiziente Krebstherapie, wobei im Rahmen der psychischen und energetischen Dimension der Krebsthematik darauf hingeweisen werden muß, daß ein nach ganzheitlichen Regeln behandelter Krebspatient mit hoher Wahrscheinlichkeit einen tiefen Wandel durchlebt, der ihn sein „Leben mit dem Krebs" sicher anders gestalten lassen wird als zuvor (näheres hierzu s. Kap. 1.5 und 2.11).
Es kann und darf nicht darum gehen, die bestehenden Gräben zwischen „wissenschaftlicher" Hochschulmedizin und „empirischer" Ganzheitsmedizin zu vertiefen. Es muß eine Synthese angestrebt werden, die eine Verbindung beider „Schulen" initiiert. Um dies jedoch zu erreichen, bedarf es noch vieler mutiger, selbst-

bewußter und geradliniger Schritte, sowohl in der Hochschulmedizin als auch bei „uns".
Die Hochschulmedizin nimmt uns nicht ernst (und zwar zurecht), da wir bis heute weitgehend unfähig sind, uns verständlich zu formulieren, unser Anliegen und unsere Denk- und Handlungskonzepte nachvollziehbar zu machen. Sie wirft uns (zurecht) vor, mit fragwürdigen Methoden still in unserem Praxiskämmerlein Therapie zu betreiben, die unverständlich und nicht nachprüfbar ist, und uns noch dazu einer Diskussion zu verweigern.
Wir greifen die Hochschulmedizin an (ebenso zurecht), weil sie über Jahrzehnte unfähig gewesen ist, trotz hochdotierter Forschung eine wesentliche Verbesserung in der Behandlung des Krebses zu erreichen, und nebenbei die Erkrankten in ein toxisches Frührentnerdasein treibt (Stichwort Chemotherapie).
Wenn wir einen Dialog anstreben, was fraglos im Interesse der Betroffenen ist, aber auch in unserem Interesse sein sollte, so müßten wir uns auch befleißigen, die oben beschriebene Kommunikationsstörung beider Schulen überwinden zu helfen. Dies erfordert, daß wir zunächst unsere eigenen diagnostischen und therapeutischen Prozeduren selbstkritisch beleuchten und auch wieder und wieder in Frage stellen. Es erfordert eine Art „internen Reinigungsprozeß“, in dessen Verlauf wir unter die Lupe nehmen, was wir tun, und an dessen Ende wir die „Spreu von Weizen“ zu trennen versuchen. Wir müssen uns bemühen, diagnostische und therapeutische Verfahren, die sich nach wiederholter Überprüfung als unwirksam oder gar schädlich erweisen, auch tatsächlich fallenzulassen. Und wir müssen uns bemühen, effiziente Verfahren der modernen Onkologie anzuerkennen und unseren Patienten auch zu empfehlen. Wenn wir ernst genommen werden wollen und wenn wir einen Einfluß auf einen möglicherweise sich anbahnenden Prozeß des Paradigmenwechsels haben möchten, so müssen auch wir umdenken lernen.
Solcherlei Prozesse sind fraglos schmerzlich, aber wenn wir eine Rolle spielen wollen in einer Art „Krebsmedizin der Zukunft“, werden wir um einen solchen Prozeß nicht herumkommen.
Wenn mein vorliegendes Buch einen kleinen Impuls in diese Richtung bewirken könnte, wäre mein Hauptanliegen befriedigt. Ich möchte beitragen helfen, die morphologischen, immunologischen, biochemischen und psychosozialen Mechanismen des Krebses besser zu verstehen. Ich bemühe mich um eine Art Vernetzung von wissenschaftlichen Erkenntnissen und empirischen Erfahrungen, damit die bestehende Kommunikationsstörung zwischen Schulmedizin und Erfahrungsheilkunde überbrückt werden kann.
Wir Erfahrungsheilkundler haben viel zu sagen und mitzuteilen aus dem Schatz jahrzehntelanger praktischer Arbeit und Beobachtung. Nun müssen wir dafür sorgen, daß wir auch verstanden werden in unserem Bemühen um eine effektive und erweiterte Krebstherapie.

KAPITEL 1
GRUNDLAGEN DER KREBSENTSTEHUNG

1.1 Tumorbiologie

„Jede kausalistische These, daß A die Ursache
von B ist, muß im selben Atemzug erklären,
auf welche Weise es A mißlingt, B zu verursachen,
und wie es B fertigbringt, ohne A aufzutreten."

Aus: M. L. Kothari und L. A. Mehta, Ist Krebs eine Krankheit?
Rowohlt, Reinbeck 1979

1.1.1 Einführung

Das Phänomen der Tumorzelle, ihre molekulare Struktur, ihr Wachstumsverhalten und ihre Proliferationsfähigkeit, vor allem aber ihre Fähigkeit, sich aus dem Primärtumorverband zu lösen, das Gewebe via Lymph- und Blutsystem zu verlassen, das feindliche Milieu im Blutkreislauf zu überleben und letztlich ferne Tochtergeschwülste zu setzen, ist ein Faszinosum. Die heute bekannten Mechanismen, mit denen es Tumorzellen immer wieder gelingt, sich den lokalen und systemischen Immunabwehr-Kaskaden zu entziehen, deutet auf eine Reihe ausgeklügelter Mechanismen der Selbstversorgung und des Eigenschutzes, die Tumorzellen fraglos besitzen.
Die zentrale Frage nach dem wann, wie und warum der ersten Tumorzelle bewegt weiterhin die forschenden Gemüter. Onkogene, Ko-Onkogene, Promotoren und Inhibitoren, stimulierende und hemmende Gene, Zytokine und Hormone greifen in einem beispiellosen Regelwerk ineinander, um letztlich das Desaster Krebs zuzulassen oder auch zu verhindern. Es ist eine empfindliche Balance, eine Homöostase verschiedenster Regelkreise, die die Entscheidung darüber fällen, ob eine Tumorzelle zu einer Tumorkrankheit wird oder nicht. Wir entscheiden in all unseren Seins-Ebenen mit darüber, ob dies geschieht oder nicht: unsere psychosoziale Balance, unser hormonelles System, unser Vegetativum und unser zentra-

les Nervensystem, unsere Stoffwechselmechanismen und unsere Grundsubstanz bedürfen einer beständigen Balancierung, um die Manifestation des Krebses zu verhindern.
In jährlich 350 000 Fällen erkranken in der Bundesrepublik dennoch Menschen an Krebs und rund 220 000 Patienten versterben pro Jahr an ihrem Krebsleiden.

1.1.2 Die erste Tumorzelle

Wir müssen davon ausgehen, daß die Entwicklung von Tumorzellen im Rahmen einer täglich milliardenfachen Zellteilung ein Regelfall ist. Die Ursachen hierfür sind mannigfaltig, von der Punktmutation einer Zell-DNA durch Viren oder Sonnenstrahlen, über Kanzerogene in der Nahrung, bis hin zum einfachen „Alterscrash" aufgrund gestörter Informationsübertragungen. Die Frage nach der ersten Tumorzelle ist also eigentlich (aus ganzheitlicher Sicht) nur von nebensächlichem Interesse. Die zentrale Frage ist vielmehr, wie es weitergeht. Also eine Frage nach den einzelnen Faktoren des Summationsprozesses, der in die disseminierte Krebskrankheit mündet, mit all ihren (oft tödlichen) Konsequenzen.
Ich habe in Kapitel 1.4 (Tumorbiochemie) ausführlich zum Problem der Tumorinitiation Stellung genommen, deshalb will ich diese Frage hier nur kurz berühren.
Aus all den zur Verfügung stehenden (auch aktuellen) Publikationen aus den Bereichen Erfahrungsheilkunde, Anatomie und Pathologie, Virologie und Infektionsepidemiologie, Molekularbiologie und -genetik, Immunologie, Biochemie, (Strahlen-) Physik, Endokrinologie, Neurologie und Psychosomatik ergibt sich das mit hoher Wahrscheinlichkeit besetzte Bild einer mehrstufigen (summatorischen) Karzinogenese. Das simplifizierende Bild eines Genombruchs innerhalb der Zell-DNA als einzig auslösender Faktor kann wohl mit einiger Berechtigung verworfen werden, ebenso wie die monokausalen Erklärungsmodelle aus der Virologie und der Kanzerogenforschung. Krebs ist vielmehr ein Mehrstufenprozeß, der in den ersten Stufen seiner Entwicklung reversibel ist, d. h. daß maligne mutierte Zellen durchaus in der Lage sind, sich wieder (im Rahmen weiterer Zellteilung) in Richtung Normalzelle zu entwickeln, sofern das Milieu dies zuläßt und ggf. diesbezügliche Stimulanzien zur Wirkung kommen.
SCHLITTER hat dazu Grundlagenarbeiten publiziert. Dies ist deshalb so wichtig, weil es für den Betroffenen und den Therapeuten bedeutet, daß ein Weg zurück in Richtung Heilung auch dann möglich ist, wenn bereits maligne Zellpopulationen vorliegen. Selbst in weit fortgeschrittenen Stadien der Krebskrankheit sind Rückbildungen beschrieben, die sich entweder spontan ereigneten (Spontanremissionen, meist unter hohen Fieberschüben), oder nach dem Einsatz redifferenzierend wirkender Substanzen wie Mistel oder Vitamin A.

1.1.3 Vom Reiz zur Tumorzelle

Wie in Kap. 1.4 dargelegt, steht der Reiz am Anfang des Krebsgeschehens, wobei der Begriff Reiz sehr differenziert betrachtet werden muß. Als Folge eines anhaltenden Reizes oder der Reizaddition kommt es über eine dreistufige, ineinandergreifende Reaktionskette zur Ausbildung einer zunächst stoffwechselgestörten (prämalignen) Zelle. Die diesbezüglichen Entgleisungen sind im Bereich der extra

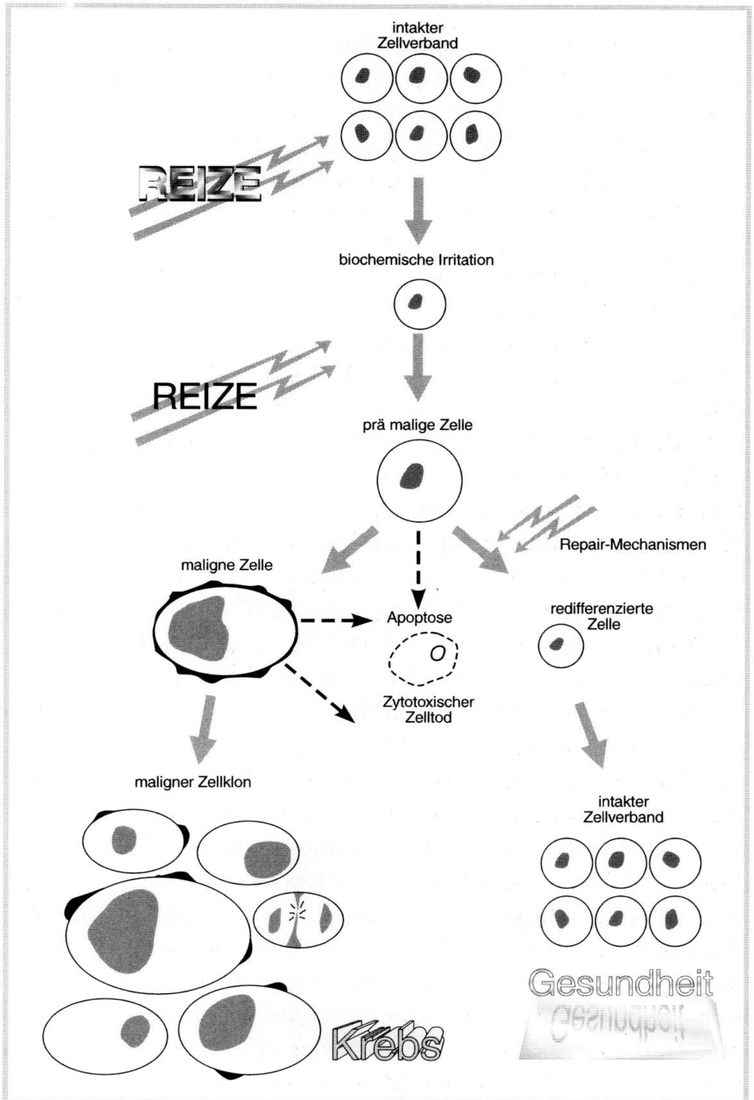

Abb. 1.1 „Reize“

zellulären Grundsubstanz (Matrix) und innerhalb der mitochondralen Stoffwechselprozesse lokalisiert. In dieser Phase greifen in der Regel verschiedene Regulationsmechanismen ein: entweder kommt es zur Reparatur der entgleisten Systeme durch zelleigene „Repair-Mechanismen", oder aber zum Zelluntergang (zum "Suizid") der nicht mehr regenerationsfähigen Zelle durch Aktivierung des p53-Gens. Gelingen auch diese Mechanismen nicht, kann durch Eingriff von außen der Untergang der betroffenen Zelle herbeigeführt werden; dies geschieht in der Regel durch Intervention zytokinaktivierter Killerzellen, die die erkrankte Zelle auflösen. Makrophagen übernehmen dann die „Entsorgung“ durch enzymatische Phagozytose. Diese Intervention zellulärer Abwehrmechanismen kann jedoch nur gelingen, wenn sich diese auch in einer optimalen Abwehrbereitschaft (Immunsurveillance) befinden. Versagen diese Überwachungsmechanismen (z. B. durch Immunsuppression oder altersbedingte Störungen), tritt die Dramatik des Krebsgeschehens in die nächste Phase ein. Es kommt zur Manifestation genetischer Veränderungen, zur Entdifferenzierung und zur Proliferation des zunächst noch lokal begrenzten Tumors.

1.1.4 Von der Tumorzelle zum Tumor

Versagen alle vorgenannten Mechanismen, entwickelt sich die Tumorzelle zur entdifferenzierten malignen Zelle, setzen verschiedene tumorspezifische Mechanismen zur Selbstversorgung und zur Proliferation ein. Die Entdifferenzierung bedeutet dabei den Grad, von dem sich die entartete Zelle vom Ursprungsgewebe unterscheidet. In diesem Zustand sind diejenigen malignen Zellen, die dem Ursprungsgewebe noch ähnlich sind (=wenig entdifferenzierte Zellen) meist auch weniger aggressiv, als stark entdifferenzierte Zellen. Eine Einschätzung des Grades der Entdifferenzierung wird über das „grading“ in der histologischen Tumorformel beschrieben; G1 steht dabei für „gut differenziert“, G3 für „schlecht differenziert“. Das Grading-System (meist im Zusammenhang mit der medizinischen TNM-Formel benutzt, hat somit im Einzelfall eine gewisse prognostische Bedeutung.
Ein wachsender Tumorzellklon bereitet zunächst das umliegende gesunde Gewebe für die Proliferation vor: der tumoreigene Gärungsstoffwechsel (WARBURG, JUNG, SEEGER, VON ARDENNE) führt zu einer Ausschüttung hoher Mengen von Laktat (Gärungsmilchsäure) und Pyruvat (Brenztraubensäure), die wiederum die Strukturen der Grundsubstanz des umliegenden Gewebes verändern. Zudem schüttet das nun lokal aktive Krebsgeschehen Hormone aus (Angiogenesis-Faktoren), die für eine reichliche Neubildung von kleinen versorgenden Blutgefäßen sorgen. Der Tumor gewährleistet damit eine ausreichende Zufuhr der notwendigen Nahrungs- und Wachstumsstoffe (z. B. Eisen, Hormone, etc. pp.).

1.1.5 Zerstörung der Basalmembran und Einbruch in das Gefäßnetz (Gefäßinvasion)

Mit zunehmender Zerstörung der intakten Grundsubstanz und Auflösung der Basalmembran kommt es zum Anschluß des Tumors an das Lymph- oder Blutgefäßsystem und zur Intravasation von Tumorzellen.
Man muß heute davon ausgehen, daß dies bereits in einem Stadium geschieht, in dem noch keinerlei spezifische Klinik besteht, wo also das Tumorgeschehen noch unbemerkt ist. Dies bedeutet, daß eine Metastasierung in aller Regel bereits vor der klinischen Diagnosesicherung erfolgt.
Was nun folgt, ist ein beeindruckendes „Survival-Training" der malignen Zellen: innerhalb des Lymph- und Blutstromes besteht ein extrem tumorfeindliches Milieu; dort existieren mannigfaltige körpereigene Abwehrmechanismen zur Tumorerkennung und -zerstörung, denen weit über 90 % der eingedrungenen Tumorzellen zum Opfer fallen. Im Idealfall gelingt es keiner Tumorzelle zu überleben, die Metastasierung wird verhindert. Es kommt aber vor, daß sich Tumorzellen in einem oder mehreren Lymphknoten des direkten Abflußgebietes einnisten können, so daß hier lokale Lymphknotenmetastasen entstehen. Zudem gelingt es in zu vielen Fällen einigen Tumorzellen, sich allen Angriffen der Immunabwehr zu entziehen und in ferne viszerale Bereiche vorzudringen. Dabei nutzen Tumorzellen u. a. die Fähigkeit, ihre Oberflächenstrukturen zu verändern. Sie überziehen ihre Zellmembran mit Stoffen, die ihre Haupterkennungsmoleküle (MHC) verdecken, so daß die Abwehrzellen die Tumorzelle nicht erkennen können. Oder aber die Tumorzelle wird als solche erkannt und das Immunsystem produziert verstärkt hochspezifische (zytotoxische) Abwehrzellen, die jedoch die Tumorzellen nicht mehr angreifen können, weil diese ihre Erkennungsmoleküle zwischenzeitlich abgestoßen haben.
Eine weitere Möglichkeit der „Tarnung" ist die „passive Maskierung"; hier legen sich körpereigene Immunzellen (Suppressor-T-Zellen) schützend vor die Tumorzellen und verhindern damit deren Erkennung und Vernichtung.

1.1.6 Extravasation und Fernmetastasierung

Im Bereich feinster nutritiver Gefäßnetze herrscht phasenweise ein verminderter Blutfluß, die Strömungsgeschwindigkeit ist herabgesetzt und die Viskosität vermindert. Hier nutzen die überlebenden Tumorzellen ihre Chance: sie exprimieren Adhäsionsmoleküle (v. a. CD44), mit denen es ihnen gelingt, an das Gefäßendothel zu binden. Hier geschieht der Prozeß des „rolling", d. h. die Tumorzellen rollen am Gefäßendothel entlang und durchbrechen an geeigneter Stelle das Ge-

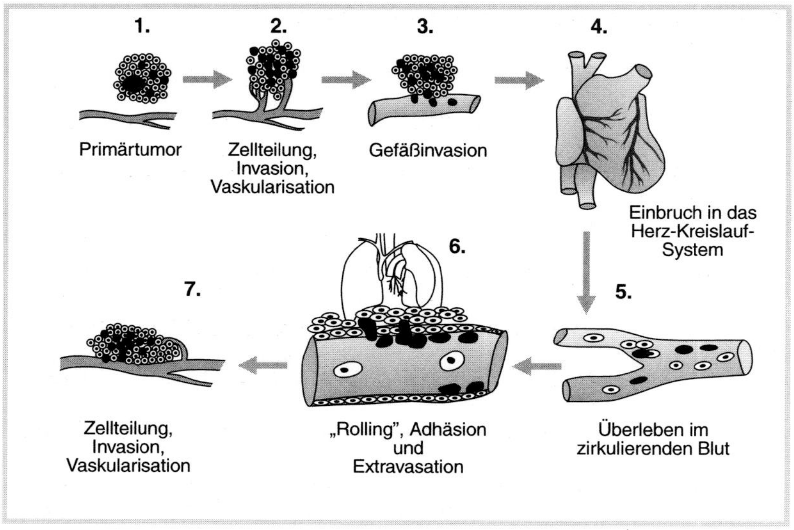

Abb. 1.2 Prozeß der Metastasierung

fäßsystem, um in das entsprechende Gewebe/Organ einzudringen (Extravasation). Der oben beschriebene (lokale) Prozeß (von der Tumorzelle zum Tumor) beginnt erneut und es ist eine Frage der Zeit und des lokalen Milieus, bis sich diese nun viszeralen Tumoren auch klinisch bemerkbar machen. Die Tumorkrankheit ist nun disseminiert und hat eine Eigendynamik entwickelt, die sich einer klinischen Behandlung meist schon entzieht. Das Problem dabei ist, daß erst in diesem Stadium der Primärtumor erkennbar ist. Die operative Intervention am Primärtumor stellt aber zu diesem Zeitpunkt eine rein palliative Therapie dar, da bereits Fernmetastasen in mikroskopischer Größenordnung bestehen. Hier ist die Forderung nach einer Behandlung, die bereits parallel zur Operation des (wenn auch noch kleinen) Primärtumors einsetzt, folgerichtig und zwingend. Die alleinige Operation ändert in aller Regel nichts am weiteren Verlauf der Krebskrankheit, sie schneidet das Geschehen lediglich in den klinisch unsichtbaren Bereich zurück und beruhigt damit (für eine gewisse Zeit) das Gewissen von Operateur, Hausarzt und Patient. Die Tumorchirurgie läuft, auch wenn sie noch so differenziert durchgeführt wird, dem Krebsgeschehen de facto hinterher.

Quellen und empfohlene weiterführende Literatur

GALLAGHER, G., REES, R.C., REYNOLDS, C.W.: Tumour Immunbiology, IRL Press, Oxford 1993
HERBERMAN, R.B., WILTROUT, R.H., GORELIK, E.: Immune Response to Metastases, CRC Press, New York 1987
JUNG, H., SEEGER, P.G.: Der Stoffwechsel bösartiger Tumoren, in: Ärztl. Forschung 10, 1956
LEWIS, C.E., MCGEE, J.O'D.: The Natural Immune System, The Macrophage, IRL Press, Oxford 1992
LEWIS, C.E., MCGEE, J.O'D.: The Natural Immune System, The Natural Killer Cell, IRL Press, Oxford 1992
PUSZTAI, L., LEWIS, C.E., YAP, E.: Cell Proliferation in Cancer, Oxford Medical Publ., Oxford 1996
REYNOLDS, C.W., WILTROUT, R.H.: Functions of the Naturel Immune System, Plenum Press, New York 1989
SCHLITTER, H.E.: Ist die Annahme einer ersten Krebszelle und einer gegen Krebszellen gerichteten Therapie noch wissenschaftlich? in: HEINE, H.: Matrixforschung in der Präventivmedizin, G. Fischer Verl., Stuttgart 1989
VON ARDENNE, M.: Sauerstoff-Mehrschritt-Therapie, Thieme, Stuttgart, 1978
WARBURG, O.: Über den Stoffwechsel der Tumoren, Springer, Berlin 1926

1.2 Das Reizadditions-Modell

„Forschen heißt sehen,
was viele zuvor gesehen haben,
und zu behaupten und zu beweisen,
was niemand zuvor behauptet und bewiesen hat."

A. Szent-Györgyi

1.2.1 Einführung

Die heute etablierte Behandlung des Krebses basiert auf der Vorstellung, daß die Krebskrankheit eine primär lokal-gewebliche Erkrankung darstelle. Folgerichtig ist deren klinische Erfaßbarkeit und Behandelbarkeit auch ausschließlich lokal-geweblich ausgerichtet. Die allgemein gültige Auffassung zum Wesen des Krebses orientiert sich an einer auf die Phänomenologie der malignen Zelle ausgerichteten WHO-Definition: „Unter Geschwulst (Tumor) wird eine Gewebsvermehrung verstanden, deren Wachstum überschießt, mit dem normalen Gewebe nicht koordiniert ist und auch dann anhält, wenn der auslösende Reiz nicht mehr wirksam ist." (1)
Das Grundproblem scheint mir die Gleichsetzung und Identifizierung des Begriffs der Krebskrankheit mit dem Begriff des (malignen) Tumorzellklons zu sein; demnach ist ein Mensch erst dann krebskrank, wenn ein maligner Tumor klinisch nachweisbar ist.
Ansätze zur weitergehenden Diagnostik und Behandlung bei Krebs (immunologische, neuroendokrine, psychische und psychosoziale, biochemische und ernährungsphysiologische Ansätze) haben innerhalb der modernen Onkologie, wenn überhaupt, nur einen modellhaften, experimentellen Charakter. Es gilt noch immer die Grundauffassung der Virchow-Zellularpathologie des Krebses, nach der die maligne entdifferenzierte Zelle mit ihrem asozialen, aggressiv-invasiven und metastasierenden Verhalten zu beseitigen ist, und nach der die Heilung von Krebs mit der (posttherapeutisch) anhaltenden Freiheit von Tumoren gleichgesetzt wird. Insofern erschöpft sich die moderne Onkologie in einer Art Krisenmanagement, welches durch ein 4-Punkte-Programm gekennzeichnet ist:

1. Tumordiagnose
Stellen der Krebsdiagnose (= Erfassen eines Tumorgeschehens von mindestens 0,5 - 1,0 cm Durchmesser, also mehreren Milliarden Tumorzellen)

2. Tumortherapie
Tumorreduktion, im optimalen Fall Tumorentfernung, durch Operation, Strahlen-

oder Chemotherapie unter Induktion verschiedenster kurz- und langfristiger Nebenwirkungen bis hin zum Zweittumor.

3. Behandlung der Nebenwirkungen
Substitution der – meist durch die Therapie eliminierten – Substanzen, wie Blut, Mineralstoffe, Spurenelemente, Hormone, Stammzellfaktoren, Zytokine etc. pp.

4. Wartephase
„Nachsorge"-Programm, zeitlich abgestimmte Treffen von Onkologen und Patienten zur Kontrolluntersuchung auf einen neuerlichen Tumorprozeß.
Im schlechtesten Fall, der leider häufig eintritt, wird man erneut mit Punkt 1 konfrontiert.

1.2.2 Die erste bösartige Zelle (Tumorinduktion)

Als Ursache der Krebsbildung wird in der etablierten Medizin eine (durch Karzinogene verursachte und Promotoren unterstützte) DNA-Störung einer Initialzelle betrachtet (2). Eine Redifferenzierung des maligne entarteten Zellklons wird nicht für möglich gehalten, so daß sich (folgerichtig) eine Tumorzell-reduktive Therapie als notwendig ableitet. Lokale und systemische Störungen des geweblichen Metabolismus wie die krebstypische metabolische Gewebsazidose (2), Irritationen im Mineral- und Spurenelementhaushalt (3), immunologische Auffälligkeiten (4-7), Störungen der mikrobiologischen Symbiose (v. a. im Darm) oder auch Dysbalancen im bioenergetischen und bioelektrischen System des Menschen werden als Folge des progredienten Tumorgeschehens gesehen und gelten nicht als primär behandlungsbedürftig.
Lediglich im Bereich der Psychoneuroimmunologie kann in den letzten ca. 15 Jahren Bewegung registriert werden. Stellte bislang im etablierten onkologischen Rahmen das psychosoziale Spannungsfeld des Betroffenen auch ein nebensächliches Folgeproblem der Tumordiagnose dar, so wird heute zunehmend zu den Zusammenhängen zwischen Lebensgewohnheiten, Befindlichkeiten und Persönlichkeitsstrukturen einerseits und dem Krebsrisiko andererseits geforscht. Stellt man allerdings die personellen und finanziellen Forschungsvolumina der Bereiche Psychoneuroimmunologie und beispielsweise Chemotherapie gegenüber, so ist klar, wo die Schwerpunkte und Interessen der modernen Krebstherapie auch weiterhin liegen werden: in der Behandlung der Tumorzelle, und nicht in der Behandlung des erkrankten Menschen.

1.2.3 Reizaddition, Reizüberflutung und die Folgen

Hier findet sich einer der wesentlichen Unterschiede in den Auffassungen der beiden Schulen. Nach Ansicht der ganzheitlichen Krebsmedizin, deren erfahrenste und namhafteste Vertreter seit den 50er Jahren eine grundlegende Erweiterung der Krebsmedizin fordern, ist die zelluläre Entgleisung erst die Folge eines über lange Jahre vorher bestehenden, vielschichtigen Erkrankungsprozesses. RECKEWEG schrieb bereits 1958 zu den Grundfragen der Entstehung von Krankheiten:

„Die Homotoxinlehre geht von der grundlegenden Tatsache aus, daß alle Lebensvorgänge durch die Umsetzung chemisch faßbarer Wirkstoffe bedingt werden... Nach der Homotoxinlehre sind alle jene Vorgänge, Zustandsbilder und Erscheinungen, die wir als Krankheiten bezeichnen, lediglich der Ausdruck dessen, daß der Körper mit Giften kämpft und daß er diese Gifte unschädlich machen und ausscheiden will. Dabei gewinnt der Körper, oder aber er verliert den Kampf. Stets aber handelt es sich bei jenen Vorgängen um biologische, d. h. naturgerechte Zweckmäßigkeitsvorgänge, die der Giftabwehr und Entgiftung dienen..." (8)

RECKEWEG, der als Arzt und Homöopath die Grundlagen für ein sehr differenziertes homöopathisches Denk- und Handlungskonzept schuf, stellt das, was wir als Krankheiten bezeichnen, als einen Ausdruck der Abwehr des Körpers gegen Noxen, gegen endogene und exogene Reize, dar. Ganz ähnliche Auffassungen vertreten HEINE (9) und SCHLITTER (10), die in sehr ausgedehnten Grundlagenforschungen die alten Hypothesen von PERGER (11), PISCHINGER (12) und RICKER (13) zu untermauern suchen.

1.2.4 Die extrazelluläre Matrix

Im Gegensatz zu RECKEWEG erweiterten die letztgenannten Autoren den Begriff des „Reizes", indem nicht nur chemische Noxen und biochemische Störungen, sondern auch bioelektrische Störungen in die Entstehung von Krankheiten einbezogen wurden (Beispiel: das neuraltherapeutische „Störfeld"). Dementsprechend stellt sich der Mensch als ein Individuum dar, welches ständig Reizen verschiedenster Art ausgesetzt ist und versucht, sich an die jeweilige Umgebung zu adaptieren, ohne zu erkranken. Das zentrale Problemfeld, von dem je nach Intensität der erfahrenen Störung eine maligne Zelltransformation ausgehen kann, ist aus der Sicht dieser Autoren die extrazelluläre Matrix, ein in der universitären Ausbildung längst „vergessenes", maschenartiges nutritives Netz, welches die Zellen umgibt. Anatomisch und physiologisch gesehen ist die Matrix, die auch als „Grundsubstanz" bezeichnet wird, ein Netz aus polymeren Zuckern sowie aus Elastin- und Kollagenfasern. Es umschließt die zellulären Strukturen wie ein Mantel, durch dessen feinste „Poren" die lebenswichtigen Substanzen aus der Nahrung und der Atemluft gefiltert an die Zellen herantransportiert werden. Im Gegenzug werden durch dieses Netz hindurch die Abfallprodukte des Zellstoffwechsels aus-

geschleust und über die in der Matrix gelegenen terminalen Kapillaren und Lymphbahnen abtransportiert. Dabei wird die Matrix ständig von Abwehrzellen durchkämmt, die für die Stabilität im Mikroklima der Grundsubstanz sorgen. Endigungen vegetativer Nervenfasern gewährleisten die Aufrechterhaltung des bioelektrischen Gleichgewichts, so daß durch alle genannten Faktoren eine ausgewogene gewebliche „Homöostase"gewahrt wird.
Diese Matrix stellt ein in ihrer Bedeutung immens unterschätztes bioreaktives System dar, welches lebenslang bemüht ist, störende, toxische und insgesamt die Zelle schädigende Einflüsse zu kompensieren. Erst nach einer mehrstufigen, zunehmenden Zerstörung der Matrix kommt es (nachfolgend!) zu einer auch die DNA der Zelle beeinträchtigenden mutativen Veränderung und zu einem entdifferenzierenden Stimulus. Im Rahmen dieser Annahme einer dreistufigen Reizkarzinogenese werden nach SCHLITTER drei Reaktionsphasen durchlaufen, in deren Zentrum das vegetative Nervensystem und eben die extrazelluläre Matrix stehen:

„Nach Ricker führt jeder periphere Reiz über das Nervensystem zu einer Änderung der Strombahn, die von der Reizgröße abhängt. Struck (...) und Horstmann (...) bestätigten die Beobachtungen Rickers und konnten die nach lokaler Gewebsreizung lokalisierten Gefäßveränderungen durch Ausschaltung des Gefäßnervensystems unterdrücken." (10)

In der Folge kommt es nach dieser Auffassung zu einer dreistufigen Reaktion auf Reize. Im ersten Stadium reagiert der Organismus mit einer verstärkten regenerativen Proliferation im Bereich des Epithel- und Bindegewebes. Wird der Reiz unterbrochen, setzt eine vollständige, folgenlose Restitution ein. Im zweiten Stadium (bei anhaltendem Reiz) beginnt eine lokale Hyperregeneration, wobei es zu einer Invasion von Epithelzellen in das Bindegewebe mit Bildung von Fibroepitheliomen kommt. Die Basalmembran bleibt jedoch intakt, und nach Abbruch der Reizwirkung gelingt auch hier noch eine vollständige Restitution. Erst im dritten Stadium kommt es unter einer Art Streßakkumulation zu einer irreversiblen Störung mit Auflösung der Basalmembranen. Dabei ist eine hohe biochemische Aktivität in der Matrix zu beobachten (Katecholaminausschüttung sowie Hemmung der Hyaluronidase-Aktivität und lokale Immunsuppression). Die Folgen dieser anhaltenden Hyperreaktivität von Vegetativum und Matrix sind eine anhaltende und nur schwer reversible Regulationsstarre sowie ein Differenzierungsverlust der in ihrer Entwicklung von der Matrix abhängigen Epithelzellen. Erst jetzt, nach Ablauf einer langen und intensiven Reaktionskaskade, kann man ein parasitäres und invasiv-proliferatives Verhalten des epithelialen Gewebes beobachten.
Lokale und systemische Reparaturmechanismen versagen in dieser Phase der geweblich manifestierten Störung, oder sind ungenügend wirksam und überfordert. Diese Störung unterhält eine autonome Dynamik, die nun ohne therapeutische Intervention nicht mehr vom Organismus beherrschbar ist.
Interessant ist dabei, daß chronische Reize unabhängig von ihrer Natur zu diesem Reizadditions-Phänomen führen können (14). Entscheidend ist nicht die Art des

Reizes, sondern – entsprechend einem Überschneidungsmechanismus – seine Intensität und Dauer. Hier zeigt sich eine Gemeinsamkeit verschiedener Hypothesen zur Kanzerogenese: ob es sich um kanzerogene Noxen, elektrophysikalische Reize wie elektromagnetische Felder (EMF), thermische, radiogene, biochemische, psychoneuroendokrine, immunologische, mikrobielle oder virale Reize handelt, erscheint nebensächlich. Erst die Kumulation der Reize über eine intensive Reaktionskaskade (die in ihrem Ablauf zunächst noch regenerationsfähig ist) mündet letztlich in die zelluläre Entdifferenzierung der Epithelzelle und die Initiation eines Tumorzellklons.

Dies ist für die klinische Onkologie deshalb so bedeutsam, weil sich aus dem Gesagten erhebliche Konsequenzen für die präventive Krebsmedizin und für eine ihrem Namen genügende Krebsfrüherkennung ergeben. Und nicht nur das: im Gegensatz zur Auffassung der orthodoxen Krebsmedizin ist selbst beim Vorhandensein eines malignen Tumors eine Redifferenzierung möglich, wie sie z. B. in der Behandlung von Tumoren mit Auszügen aus der Mistelpflanze vielfach nachgewiesen wurde (15). Ein maligner Tumorzellklon ist also durchaus in der Lage, sich wieder in Richtung Normalzelle zu verändern.

H.E. SCHLITTER führt in diesem Zusammenhang aus:

„Wie Schober bewiesen hat, kann (...) der karzinogene Effekt nicht auf einer besonderen 'zellulären Information' des Karzinogens beruhen, wie dies die heute vorherrschende zellulistische Karzinogenese nicht zuletzt unter dem Einfluß der Genetiker und überkommener vorgefaßter Meinungen vertritt, sondern wirkt gesetzmäßig organismisch über das zunehmende Versagen des dreifach gestaffelten Gewebewiderstandes im vegetativ organisierten mesenchymalen Regenerationsfeld. Perger hat wie Schober im Stadium der vegetativen Regulationsstarre auch den Zusammenbruch der unspezifischen immunbiologischen Resistenz des Grundsystems mit extrem abgesunkener nicht mehr meßbarer Reizschwelle nachgewiesen. (...)“

SCHLITTER folgert:

„Diese Tatsachen beweisen, daß Krebszellen ihre Differenzierungspotenz behalten und deshalb entgegen der Ansicht der Genetiker niemals somatisch mutiert gewesen sein können. Somit muß auch die neuerliche Annahme der Bedeutung sog. Onkogene für eine zellulistische Karzinogenese unter Ausklammerung entscheidender Funktionen des Grundsystems und des gesamten Organismus als unwissenschaftliche Fiktion verworfen werden.“ (16)

1.2.5 Was bedeutet all dies für die Klinik?

Auf den ersten Blick mögen die obigen Ausführungen als minder wichtiges Fachgeplänkel zwischen Wissenschaftlern erscheinen, die sich nicht einigen können, ob zuerst die DNA-Mutation oder die Störung der Matrix einsetzt, bevor eine maligne Entartung in Gang kommt. Tatsächlich aber erweisen sich diese unterschiedlichen Auffassungen in ihrer Auswirkung als bedeutsam, da (ausgehend von einer irreversibel durch ein Onkogen initiierten somatischen Zellmutation) die therapeutischen Konsequenzen drastisch sein müssen. In diesem Denkrahmen ist die Vernichtung der entarteten Zelle eine unverzichtbare Konsequenz, und zu diesem Ziel werden erhebliche Nebenwirkungen in Kauf genommen. Der Patient findet sich in einem tatsächlichen Krisenmanagement wieder, welches in seinem Handlungsrahmen eine enorme Zahl von pathogenen Reizen hervorruft (psychischer Streß und toxische Therapie).

Sofern diese Therapie dogmatisch und isoliert (also ohne sinnvolle Begleitung und Nachbehandlung von ganzheitlicher Seite) durchgeführt wird, erscheint die Rezidiv- und Metastasenbildung oder die Erkrankung an den Nebenwirkungen, bis hin zu iatrogenen Zweittumoren, zwangsläufig.

Das zentrale Problem stellt in diesem Rahmen nicht der Primärtumor dar, sondern die Tatsache, daß in den meisten Fällen zum Zeitpunkt der Diagnosestellung bereits eine regionale oder systemische Metastasierung erfolgt ist. Dies bedeutet, daß eine rein lokale Therapie (Operation und Strahlentherapie) bereits keinen kurativen Ansatz mehr verfolgen kann (17). Es ist also in den allermeisten Fällen a pri-

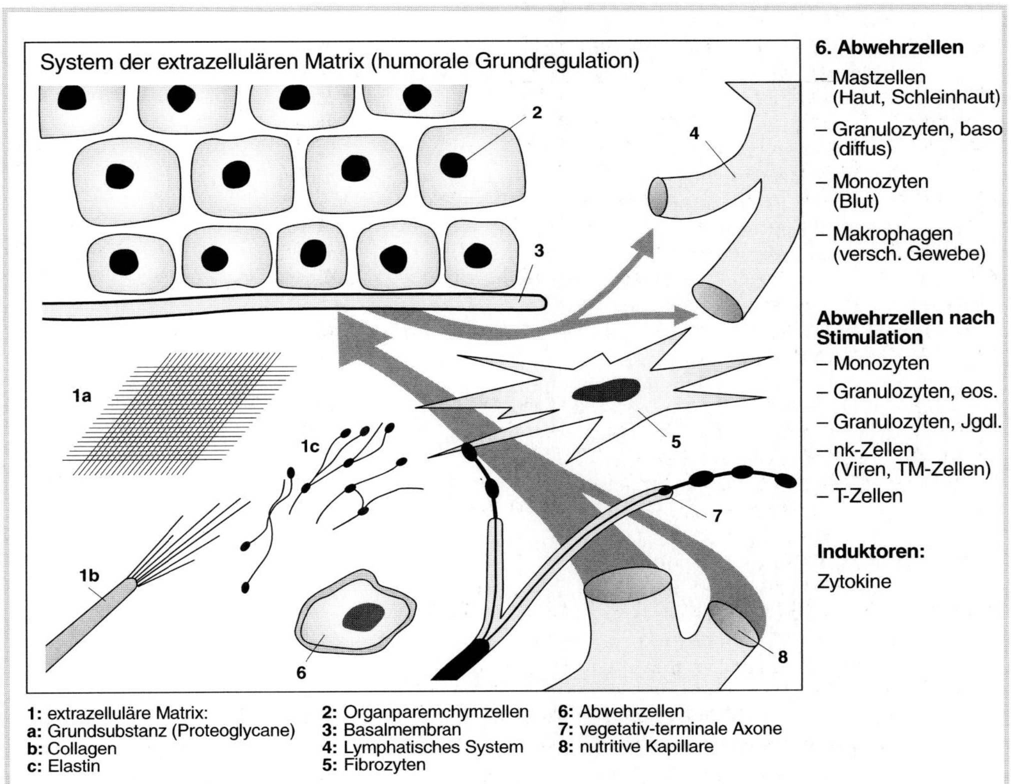

Abb. 1.3 System der extrazellulären Matrix

ori eine systemische Behandlung nötig, die all die vorgenannten Kausalketten in der Entstehung und im Ablauf einer Krebserkrankung berücksichtigt. Im Zusammenhang mit der oben ausgeführten Bedeutung der Grundsubstanz bedarf es auch und gerade im Rahmen einer „erweiterten" oder „ganzheitlichen" Therapie der besonderen Beachtung einer Matrix-stimulierenden und -regenerierenden Behandlung. Hier stehen uns vielfältige Möglichkeiten zur Verfügung, von der orthomolekularen Behandlung (s. Kapitel 2.6) über die Misteltherapie (Kap. 2.4) und die Wärmebehandlung (Kap. 2.8) bis hin zur Neuraltherapie (Kap. 2.13), die jede für sich eine stabilisierende Wirkung auf die Grundsubstanz auszuüben vermag.

Literaturverweise

1. Gross, R., Schmidt, C.G.: Klinische Onkologie, 1.1, G. Thieme, Stuttgart 1985
2. Wolf, B.: pH-abhängige Selbstorganisation von Tumorwachstum und Invasion, in: Dt. Zeitschr. f. Onkologie 3, S. 57ff, Heidelberg 1995
3. Schleicher, P., Schmidt, K.: Grundzüge der Immundiagnostik und -therapie S. 59ff, Hippokrates, Stuttgart 1989
4. Reynolds, C.W. and Wiltrout, R.H.: Functions of the Natural Immune System, Plenum Press, New York 1989
5. Gallagher, G., Rees, R.C., Reynolds, C.W.: Tumour Immunbiology, A Practical Approach, Oxford University Press, Oxford 1993
6. Herberman, R.B., Wiltrout, R.H., Gorelik E.: Immune Response to Metastases Vol. I, II, CRC Press Inc., Boca Raton, Florida 1987
7. Kuno, M.D.: Tumorgeschehen und Immunität, in: Naturheilpraxis 12, S. 1718ff, R. Pflaum München 1994
8. Reckeweg, H.-H.: Homoeopathia antihomotoxica, Vorwort Bd.II, Aurelia Baden-Baden 1981
9. Heine, H.: Matrixforschung in der Präventivmedizin, G. Fischer, Stuttgart 1989
10. Schlitter, H.E.: Ist die Annahme einer ersten Krebszelle und eine gegen Krebszellen gerichtete Therapie noch wissenschaftlich?, in: HEINE, H.: Matrixforschung in der Präventivmedizin, S. 65ff, G. Fischer, Stuttgart 1989
11. Perger, F.: Regulationsstörungen im Vorfeld der Malignomentwicklung in: Wien. Med. Wschr., 131: S. 189ff, Wien 1981
12. Pischinger, A.: Das System der Grundregulation, K.F. Haug, Heidelberg 1985

13. Ricker, G.: Pathologie als Naturwissenschaft, Krankenh.forschg. Bd. 1, Berlin 1924
14. Schlitter H.E.: siehe unter 14., S. 69
15. Kuno, M.D.: Die Mistel in der humanen Krebstherapie, in: Krebsforum 27, 13ff, SynMed, Berlin 1993
16. Schlitter, H.E.: siehe unter 14., S. 71-72
17. North, S.M. and Garth, L.Nicolsen: Host Response and Tumor Metastases, siehe unter 10., Vol. I, S. 2

1.3 Tumorimmunologie

„Wir werden unablässig weiterforschen
und am Ende all unseres Forschens
stehen wir am Ausgangspunkt,
und erkennen den Ort
zum ersten Mal."

aus: J. Fowles, Der Magus (Roman)

1.3.1 Einführung

Wenn wir uns nun schwerpunktmäßig der immunologischen Dimension zuwenden, dann nur in ausdrücklicher Würdigung der Komplexität des Krebsgeschehens. Kein Mensch wird durch die ausschließliche Gabe von Thymusextrakten von seiner Krebskrankheit geheilt werden können, sofern nicht die biochemischen Stoffwechselebenen, die psychosozialen Umfeldbedingungen, ja selbst die philosophisch-theosophischen Denk- und Glaubenssysteme des Betroffenen individuell berücksichtigt werden. Trotzdem ist die immunologische Dimension, die Beziehung zwischen Tumor und Tumorträger sowohl in der Entstehung und im Verlauf als auch in den therapeutischen Beeinflussungsmöglichkeiten, ein äußerst wichtiger Aspekt.

1.3.2 Tumorbiologie und Tumor-Wirt-Beziehung

Bei der Betrachtung sowohl der strukturellen als auch der biochemischen Eigenarten des Tumorgeschehens kann gesagt werden, daß das Tumorgeschehen sich im menschlichen Organismus unsozial und parasitär verhält. Dabei meint "unsozial" eine dem Gewebeverband feindliche, schädigende und aggressive Aktivität. Der Begriff „parasitär" kennzeichnet die Fähigkeit maligner Zellen, sich auf Kosten anderer Zellen ausreichend mit Substanzen zu versorgen, die für die eigene Proliferation benötigt werden. Zudem ist das maligne Zellverhalten durch einen Abbruch der Kommunikation mit anderen Körperzellen gekennzeichnet: eine zelluläre Interaktion findet nicht mehr statt, wachstumshemmende Signale werden ignoriert, physiologische und gewebliche Grenzen durchbrochen. Letzteres befähigt Tumorzellen zur Metastasierung.
Maligne Zellen sind also verglichen mit normalen Zellen durch Unterschiede in der Zellstruktur (Morphologie), im Zellwachstum (Proliferation), in der Zellkom-

munikation (Chemotaxis) sowie in ihrem Wachstums- und Bewegungsverhalten innerhalb des Gewebeverbandes (Kinetik) gekennzeichnet.
Wir gehen hinsichtlich der Tumorentwicklung heute davon aus, daß die Entartung einer Zelle in Richtung Tumorzelle als eine Normvariante im Rahmen der täglichen milliardenfachen Zellteilungsvorgänge zu betrachten ist. Es ist zu vermuten, daß sich im gesunden menschlichen Organismus täglich Tumorzellbildungen von einigen hundert bis tausend Zellen ereignen, je nach Exposition des menschlichen Körpers gegenüber äußeren Stimuli. So muß davon ausgegangen werden, daß sich z. B. nach einem exzessiven Sonnenbad, einem intensiven psychischen Streßerleben oder während einer Virusinfektion die Zahl maligner Zelltransformationen vervielfacht. Intrazelluläre Mechanismen (wie z. B. die Funktion des „Suizidgens" p53) sowie die Potenz des menschlichen Immunsystems entscheiden letztlich darüber, ob sich ein maligner Zellklon zu einem Tumor entwickeln kann oder ob er erkannt und eliminiert wird.
Expandiert der Tumor bis zu einer gewissen (individuell sicher unterschiedlichen) Tumormasse, wird auch ein u. U. stabilisiertes Immunsystem unfähig sein, das nun auch biochemisch und immunologisch aktive Tumorgeschehen ausreichend zu bekämpfen. Das Desaster der Krebskrankheit nimmt seinen Lauf.
Ab einem gewissen (unbekannten) Zeitpunkt und einer gewissen (unerkannten) Ausdehnung ist das Tumorgeschehen in der Lage

a) sich selbst parasitär vom Wirtsorganismus zu „ernähren" (z. B. Bildung und Ausschüttung von Angiogenesis-Faktor, einer hormonähnlichen Substanz, mit deren Hilfe der Tumor eine intensive Sprossung von Kapillaren bewirkt);
b) sich Angriffen von Immunzellen zu entziehen (z. B. durch aktive und passive Maskierung);
c) das umliegende gesunde Gewebe zu schädigen und damit biochemisch auf eine maligne Entartung vorzubereiten (z. B. Laktatbildung und -ausschüttung) sowie
d) in das Blut- und Lymphsystem einzudringen und tumorferne „viszerale" Tochterabsiedelungen zu bilden.

In diesem Stadium ist die Immunabwehr des Organismus „überrundet"; Repairmechanismen und Selbstheilungskräfte des Organismus haben keine Chance mehr, regulierend einzugreifen und das autonom gewordene Geschehen in Richtung Heilung zu regulieren. Beachtenswert ist, daß dieser Prozeß zu einem Zeitpunkt der Krebsentwicklung stattfindet, an dem der Tumor meistens noch nicht klinisch nachweisbar ist. Der Tumorzellklon ist noch zu klein, um von den modernen bildgebenden Verfahren, wie Computertomografie, Sonografie und Röntgen- oder Magnetfeldverfahren erfaßt zu werden. Dahingegen ist ein solches Geschehen sehr oft bereits mit den nachfolgend angeführten immunologischen Untersuchungsverfahren erkennbar; zumindest wäre ein Verdacht in diese Richtung verifizierbar.

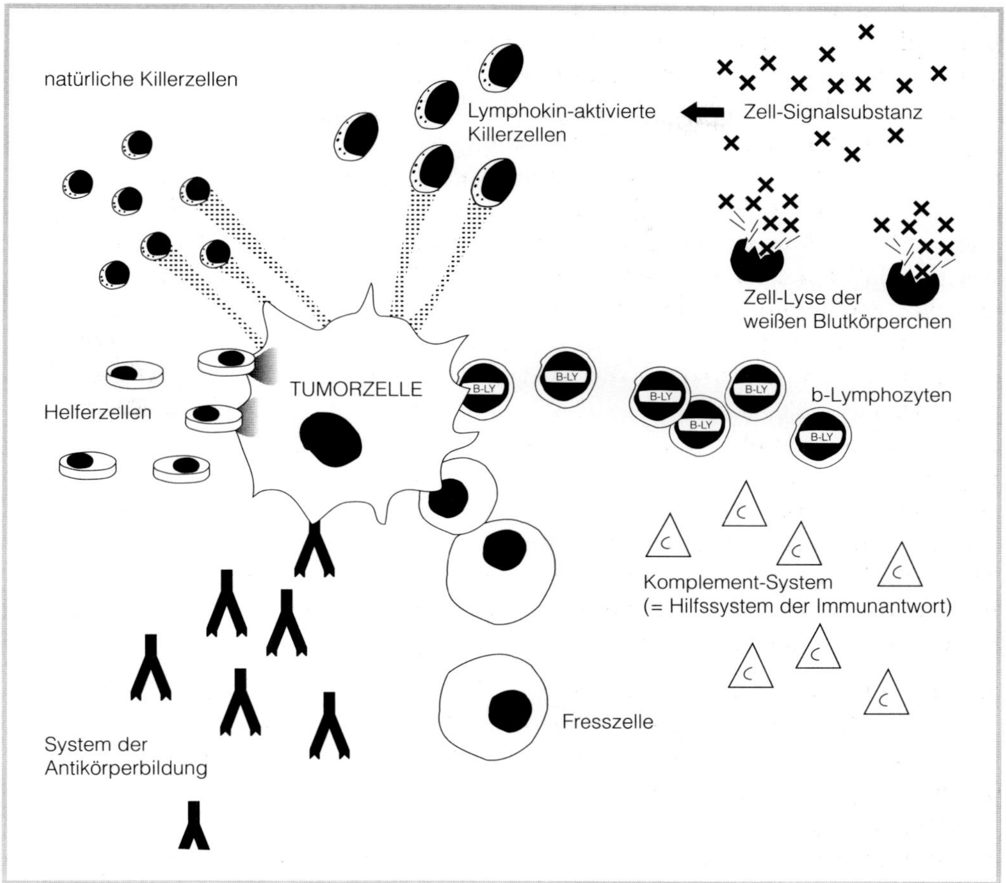

Abb. 1.4 Funktionen der Immunantwort

1.3.3 Immunsystem und Immunantwort auf einen Tumor

Grob vereinfachend kann das menschliche Immunsystem in drei Komponenten unterteilt werden, die in ständiger Verbindung und Kommunikation miteinander stehen und gleichzeitig via Hormon- und Nervensystem des Menschen untereinander vernetzt sind:

Das systemisch-zelluläre Immunsystem:
Aus dem Knochenmark stammende und im lymphatischen System gereifte immunkompetente Zellgruppen, die sich in ständiger Zirkulation sowohl im Blut als auch im Lymphsystem und im Gewebe befinden (Monozyten/Makrophagen und

T-Lymphozyten wie Helfer- und Suppressorzellen, lymphokinaktivierte Killerzellen, natürliche Killerzellen, zytotoxische Zellen u. v. a. m.).

Das systemisch-humorale Immunsystem:
Von den o. g. Abwehrzellen produzierte Substanzen mit Zytokin- und Mediatorfunktion. Verantwortlich für die Zell-Zell-Kommunikation und die Signalübertragung im Falle der Einleitung einer Immunreaktion (Interferone, Interleukine, Makrophagen-aktivierender Faktor, Antikörpersystem, Komplementsystem, Tumor-Nekrose-Faktor u. v. a. m.).

Das lokal-gewebliche Immunsystem (Matrix):
Von PISCHINGER und (objektiviert) von HEINE beschriebenes parazelluläres, maschenähnliches Abwehrsystem aus polymeren Zuckermolekülen (Proteoglykane und Glykosaminoglykane) Elastin, Kollagen und anderen chemischen Verbindungen, welches wie eine Art Filtersystem die geweblichen Zellverbände umschließt.
Eine differenzierte Betrachtung der Bedeutung der Matrix im Zusammenhang mit der Krebsentstehung ist im vorangegangenen Kapitel zu finden.

1. Das systemisch-zelluläre Immunsystem

Im menschlichen Knochenmark kommt es zur Ausbildung pluripotenter Stammzellen, die nach dem Ausstoß (vornehmlich aus den Beckenknochen, dem Sternum und den langen Röhrenknochen) verschiedene Wege der Reifung nehmen. Unter dem Einfluß von Zellbotenstoffen (Zytokinen und Mediatoren) reifen die Stamm- und Vorläuferzellen in verschiedenen, meist lymphatischen Organen zu immunkompetenten Zellen unterschiedlicher Funktion und Aufgabe aus. Das Erkennen und Reagieren auf fremde Strukturen (Viren, Bakterien, Pilze, Parasiten) wie auch die Regulation pathologischer Entwicklungen körpereigener Zellen oder Zellprodukte (Tumorzellen, Autoantikörper, virusinfizierte Körperzellen) ist die Aufgabe der verschiedenen Abwehrzellen. Dabei kommunizieren diese ständig sowohl untereinander als auch mit Gewebezellen (z. B. des Nerven- oder Hormonsystems), um bei Bedarf eine jeweils optimale Gesamtreaktion des Organismus auf pathogene Reize zu gewährleisten (= Immunantwort).
Die unterschiedlichen Zellpopulationen, die uns im Zusammenhang mit dem Krebsgeschehen interessieren, werden (entsprechend ihrer Reifungswege) grob in T-Zellen, B-Zellen, Null-Zellen, Granulozyten und Monozyten unterschieden. Die Unterscheidung wird dadurch ermöglicht, daß die jeweiligen Zellen unterschiedliche Oberflächenstrukturen ausprägen. Diese Strukturen (sog. Rezeptoren) ermöglichen ein Erkennen untereinander, aber auch eine Erfassung in der immunologi-

schen Diagnostik. In der heutigen Immunologie werden diese Zellsubpopulationen mit dem Kürzel „CD“ für „Human Cluster of Differentiation“ bezeichnet; eine inzwischen internationale Nomenklatur steht hierfür zur Verfügung und hat die ältere Bezeichnung „LEU“ abgelöst.
Im Zusammenhang mit dem Krebsgeschehen kommt in der systemisch-zellulären Immunreaktion vier Zellgruppen eine hervorragende Bedeutung zu:

- den T-Zellen (= thymusabhängige Zellen, CD3+),
- den natürlichen und den lymphokinaktivierten Killerzellen (NK-Zellen CD3+CD16+CD56+, LAK-Zellen),
- den zytotoxischen Suppressor-T-Zellen (CD3+CD8+CD38+) und
- den IL2-Rezeptor-exprimierenden T-Zellen (CD3+CD25+).

Um nicht zu verwirren, wollen wir jedoch nachfolgend auf die CD-Kürzel verzichten und nur in T-Zellen, NK-Zellen, LAK-Zellen, zytotoxische Zellen und IL-2-exprimierende Zellen unterscheiden.
In der Beobachtung immunologischer Daten von krebskranken und gesunden Menschen, die ich recht intensiv seit mehr als fünfzehn Jahren durchführe, erken-

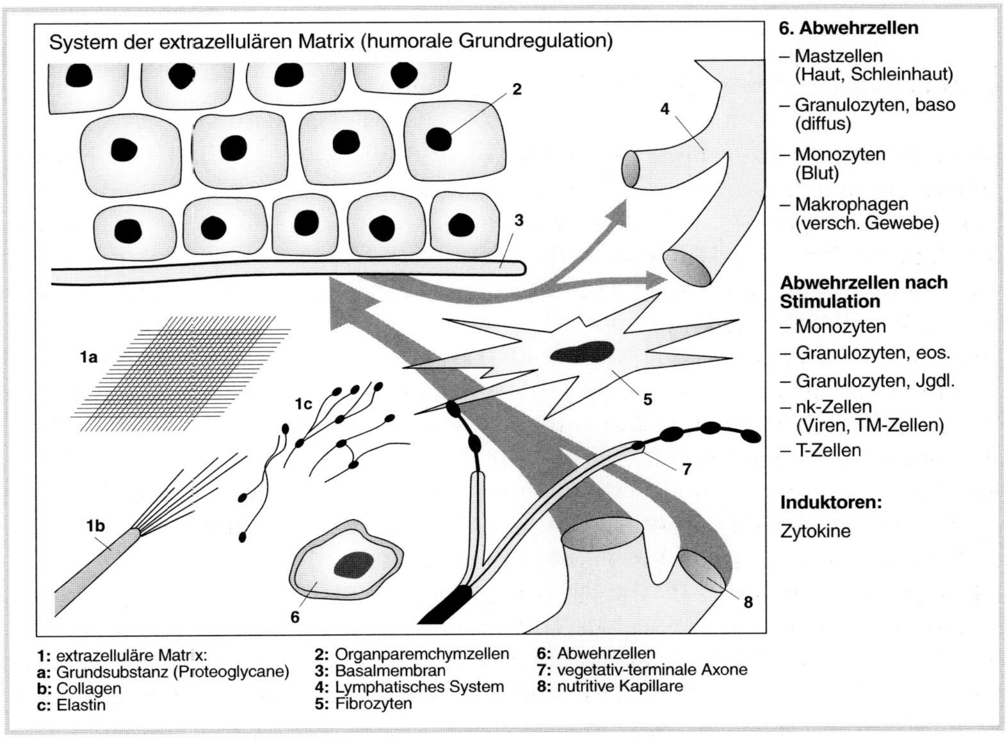

Abb. 1.5 System der extrazellulären Matrix

nen wir im Zusammenhang mit der Entwicklung und dem Verlauf von Tumorbildungen typische und sehr häufig (aber leider auch nicht immer!) reproduzierbare Veränderungen. Patienten mit Krebserkrankungen zeigen häufig (und dies in einem Stadium, in der die klinisch-bildgebende Diagnostik ohne Aussage bleibt) typische Verschiebungen in den lymphozytären Zellpopulationen. So zeigt sich sehr häufig eine quantitative Schwächung der thymusabhängigen Zellen (v. a. T-Zellen) sowie der natürlichen Killerzellen. Möglicherweise geht diese Schwächung, vermutlich parallel mit einer Funktionsstörung der Granulozyten (Störung der Leukozytolyse nach HEINE, s. Literatur), der Entwicklung und Ausdehnung eines Tumorgeschehens voraus. Wir sehen sehr oft eine anhaltende T-Zellschwäche bei denjenigen Patienten, die dann später ein Tumorrezidiv erleiden. Demgegenüber deutet eine therapeutisch erreichte Stabilität der T-Zellen darauf hin, daß Krebspatienten aus dem Risikobereich heraustreten und meist rezidivfrei bleiben. Im Kapitel 2.5 (Behandlung mit Thymus- und Milzpeptiden) sind einige diesbezüglich typische Kasuistiken zusammengestellt.
Kommt es zu einer Rezidivbildung, so ist dies an einem Anstieg von LAK- und zytotoxischen Zellen recht früh erkennbar. Diese Zellpopulationen scheinen früh, meist bereits vor der Erfassung eines Tumorrezidivs durch Tumormarker und/ oder klinische Verfahren, eine Auseinandersetzung mit malignen Zellen zu signalisieren. Dabei stellen sich uns v. a. die zytotoxischen (CD3+CD8+CD38+) Zellen als zuverlässige Parameter für eine beginnende Tumoraktivität dar (diese Zellpopulation ist erst seit kurzem diagnostisch erfaßbar und wird von mir seit ca. 6 Jahren im Immunstatus erhoben).

2. Das systemisch-humorale Immunsystem

Zu diesem Bereich der Immunabwehr zählen alle Stoffe, die nicht zellulärer Struktur sind, also die Antikörper, das Komplementsystem, die Zytokine (v.a. Interleukine, Interferone, Wachstumsfaktoren, und Tumor-Nekrose-Faktoren) und einige andere, von Abwehrzellen oder innergeweblich produzierte Substanzen.
Im Rahmen der Tumorimmunologie haben diese Substanzen eine vornehmlich diagnostische Bedeutung, ihre (unten ausgeführte) analytische Bestimmung kann Aussagen über den Aktivierungsgrad des Immunsystems geben. Weiter kann ihre Verlaufsbestimmung im Rahmen eines „Immunmonitoring“ Hinweise auf die Effizienz einer immunmodulierenden Behandlung geben.
In der Behandlung von Krebserkrankungen kommt den humoralen Faktoren bis heute nur eine untergeordnete Bedeutung zu. Nach Entdeckung der Interferone (ISAAC und LINDEMANN 1957) und der Interleukine (ursprünglich als Lymphokine bezeichnet, DUMONDE et al. 1969) wurde mit phasenweise großem Enthusiasmus daran gearbeitet, diese Substanzen in der Krebstherapie zu nutzen. Heute, in der Ära der gentechnologischen Herstellung „rekombinanter“ Zytokine, ist die-

ser Enthusiasmus weitgehend beruhigt. Nur in wenigen Anwendungsbereichen kommen Zytokine therapeutisch zum Einsatz (z. B. Haarzell-Leukämie, Kaposi-Sarkom bei AIDS, sowie mit sehr eingeschränktem Erfolg beim Plasmozytom und bei den Non-Hodgkin-Lymphomen). Die Domäne dieser Substanzen liegt im Bereich der Behandlung verschiedener Viruserkrankungen (Interferone) bzw. der Behandlung der Myelosuppression im Rahmen einer Chemotherapie (Wachstumsfaktoren G-CSF und GM-CSF). Eine wichtige Rolle kommt auch dem Erythropoetin (EPO) als Erythrozyten-Wachstumsfaktor bei der renalen Anämie zu.

Tabelle 1.1: Übersicht über die derzeit relevanten Zytokine, ihre Herkunft und Hauptwirkungen (Auswahl)

Zytokin	Ursprung	Biolog. Hauptwirkungen
Interferon-alpha	Makrophagen, Lymphozyten	zytostatisch, virustatisch, pyrogen, aktiviert die NK-Zellen, hemmt die Lymphopoese
Interferon-beta	T-Zellen, Fibroblasten	s.o.
Interferon-gamma	T-, B-, NK-Zellen	s.o., reguliert die B- u.T-Zellfunktion
Interleukin -1	Makrophagen/Monozyten	Stimulation T-Zellen, Kofaktor i.d. Hämatopoese, Entzündungs-Stimulation
Interleukin -2	aktivierte T-Zellen	Stimulation von T-,LAK- u. NK-Zellen
Interleukin -6	Stromazellen, Makrophagen	Stimulation von B-Zellen, Monozyten, Granulozyten, Enzündungsinduktor
Tumor-Nekrose-Faktor alpha (TNF-α) (Kachektin)	T- u.nk-Zellen, Makrophagen,	Hormon- u. Zytokin-Stimulation, induziert die Tumorkachexie, aktiviert Makrophagen
Tumor-Nekrose-Faktor-beta (TNF-β) (Lymphotoxin)	T-Zellen, Fibroblasten	Tumornekrose, Stimulation von Zytokinen

Zytokine sind in ihrer Struktur relativ kleine Proteine mit einem Molekulargewicht zwischen 8 000 (Interleukin-8) und 36 000 (Erythropoetin) Dalton. Es werden die folgenden Zytokingruppen unterschieden:

1. INTERFERONE (IFN):
   IFN-alpha, -beta und -gamma
2. INTERLEUKINE (IL):
   IL-1-alpha, IL-1-beta, IL-2 bis IL-14
3. TUMOR-NEKROSE-FAKTOREN (TNF):
   Kachektin und Lymphotoxin
4. WACHSTUMSFAKTOREN:
   G-CSF, GM-CSF, EPO, PDGF etc. pp.

Die Liste ließe sich beliebig lang fortsetzen; heute sind etwa fünfzig verschiedene Zytokine bekannt und es vergeht kaum ein Monat, in dem nicht ein neues Zytokin entdeckt wird.
Wichtig ist, daß die Zytokine eine immens vernetzte Wirkung sowohl untereinander wie auch in der Kommunikation zwischen Körperzellen aufweisen, was ihnen eine zentrale Bedeutung in der Zell-Zell-Kommunikation verleiht. Sie stehen wohl im Zentrum der immunologischen Abwehrkaskade.
Die Bestimmung des zellulären Immunstatus stellt zwar eine wichtige Situationsbeschreibung dar, kann aber letztlich nur eine quantitative Aussage treffen, nämlich wieviel Abwehrzellen im peripheren Blut vorhanden sind. Ob diese Abwehrzellen auch aktiv sind, ob im Rahmen des Krebsgeschehens auch eine Stimulation der Abwehrzellen stattgefunden hat, läßt sich allein durch die Zählung der Zellpopulationen nicht erkennen. Hierzu bedarf es einiger zusätzlicher Untersuchungen. In den Jahren meiner immunologischen Diagnostik haben sich für diesen Zweck die folgenden Untersuchungen als zweckmäßig erwiesen, die neben der Bestimmung der o. g. Lymphozyten-Subpopulationen durchgeführt werden können:
Bestimmung der/des

- IgA, IgG und IgM (Antikörperaktivität),
- Komplementfaktoren C1c, C3q, und CH50 (Komplementaktivierung),
- Neopterins (Makrophagen-/Monozytenaktivierung),
- C-reaktiven Proteins (entzündliche „Akute-Phase- Immunantwort"),

sowie

- CD25+-Lymphozyten (Interleukin-2-aktivierte Zellen).

Die Bestimmung des Tumor-Nekrose-Faktors ist heute zwar technisch möglich, in ihrer Aussagekraft hinsichtlich des Krebsgeschehens aber noch zu wenig erforscht. Die diesbezüglichen Untersuchungsergebnisse sind noch zu widersprüchlich. Das gleiche gilt für die Untersuchung der Serumüberstände an Interleukinen und für die Interferonbestimmung.
Weiterhin ist die Durchführung eines Lymphozytentransformationstests (LTT) möglich, bei dem die T-Lymphozyten mit einem Mitogen inkubiert und hierdurch (bei gesunden Probanden) zur Proliferation angeregt werden.

In Anbetracht der Kosten-Nutzen-Relation sollte man sich auf eine ausgewählte Anzahl von aussagekräftigen Untersuchungsparametern beschränken, denn die Durchführung aller technisch machbaren Parameter würde die Kosten für einen Immunstatus leicht auf 3 000 bis 4 000 DM steigen lassen. Dies ist zwar im Rahmen von immunologischen Studien vertretbar, kann aber kaum einem Patienten bzw. dessen Krankenversicherung zugemutet werden. Gerade im Rahmen der Immundiagnostik bei komplementären Therapieverfahren soll ja durch ein Immunmonitoring eine genaue Beobachtung des Behandlungsverlaufes dokumentiert werden; die Kosten für z. B. monatliche umfangreiche Immununtersuchungen würden dabei jeden vertretbaren Rahmen sprengen.

1.3.4 Veränderungen des Immunstatus und therapeutische Konsequenzen

Das menschliche Immunsystem unterliegt als lebendes System ständigen Veränderungen. Psychische, hormonelle oder exogene Einflüsse, Ernährungsgewohnheiten und Noxen sowie Erkrankungen des Organismus zwingen das Immunsystem zu einer ständigen Reaktion, die sehr komplex ist und kaskadenartig ineinandergreifend abläuft. Der Mensch ist gezwungen, sich mit ständigen endogenen und exogenen Reizen auseinanderzusetzen und sich anzupassen. Dementsprechend muß beachtet werden, daß die Durchführung eines Immunstatus nur eine Momentaufnahme darstellt und nur den jeweils aktuellen Zustand der Abwehrfähigkeit beschreibt. Die Möglichkeit, die Abwehrlage diagnostisch zu erfassen und zu beobachten, ist eine noch recht junge Errungenschaft der Medizin. Erst seit dem Auftreten der virusinduzierten Immunschwächekrankheit AIDS ist diese Möglichkeit durch einen immensen Forschungsaufwand verbessert worden. Man kann durchaus sagen, daß die immunologische Krebsforschung vom Auftreten von AIDS profitiert hat, fristete doch zuvor die Tumorimmunologie eher ein Schattendasein.

Ein Problem stellt das (zwar seltene, aber zu beobachtende) Phänomen des Krebspatienten mit vollständig intaktem Immunstatus dar. Hier muß bedacht werden, daß das menschliche Immunsystem nur reagieren kann, wenn ein Antigenreiz besteht. Bei einer kleinen Zahl von Tumoren weisen die Tumorzellen auf ihrer Membran kein typisches Tumorzell-Antigen aus. In diesem Fall handelt es sich um meist sehr fulminant verlaufende Tumorerkrankungen, die keine frühen und typischen immunologischen Veränderungen zeigen.

Wie wir in der täglichen Arbeit mit Krebskranken sehen, bieten diese in den allermeisten Fällen jedoch typische immunologische Muster. Dabei spielen natürlich eventuelle therapeutische Maßnahmen eine wesentliche Rolle, so daß die Erfassung einer tumorbegünstigenden Immunlage eigentlich nur möglich ist, wenn die

Untersuchung präoperativ durchgeführt wird, also vor jeder therapeutischen Manipulation und in Anwesenheit des Tumors. Leider kommen Patienten häufig erst spät in die naturheilkundliche Krebsbehandlung, meist nach dem Auftreten des zweiten oder dritten Rezidivs oder gar nach Einsetzen einer generalisierten Metastasierung. Die Existenz massiver Tumorzellverbände verändert das Immunbild natürlich ebenso drastisch wie die vorherige Durchführung einer Chemo- oder Strahlentherapie. Glücklicherweise haben wir in unserer Praxis eine große Zahl von Patienten, die bereits direkt nach der Diagnosestellung, vor jeder Therapie, zur Beratung kommen. So sind wir in der Lage, die spezifischen immunologischen Veränderungen zu beschreiben, die zu einer Tumorbildung geführt haben oder diese zumindest begleiten.

1.3.5 Das Blutbild des Tumorpatienten

Üblicherweise zeigt das normale Übersichtsblutbild mit Differenzierung keine typischen Veränderungen: Leukozyten-, Granulozyten-, Monozyten- und Lymphozytenzahlen sind meist normal verteilt, ebenso wie Erythrozyten, Hb und Thrombozyten. Ein Abfall von Erythrozyten und Hb ist meist Folge von invasiven therapeutischen Maßnahmen (Chemo-/ Strahlentherapie) und sollte durch die Gabe von roten Pflanzenfarbstoffen, den Flavonoiden und Anthozyanen (z. B. ANTHOZYM PETRASCH®), sowie von Vitamin B12 und bei Bedarf von Folsäure behandelt werden.

Eisengaben im Rahmen der Krebstherapie sind obsolet, da Eisen im Verdacht steht, zumindest bei der Entstehung gastrointestinaler Tumoren eine kokausale Rolle zu spielen.

Die Störungen der weißen Reihe (Leuko-, Granulozytopenie) sind ebenfalls meist durch therapeutische Maßnahmen der onkologischen Klinik bedingt (v. a. Chemotherapie). Die Applikation von Mistel- und Echinacea-Auszügen stabilisiert das weiße Blutbild in leichten Fällen, ggf. müssen Zytokine gegeben werden (z. B. GM-CSF, NEUPOGEN®).

Ein weiteres Problem stellt des öfteren eine Thrombozytose dar. Der Grund hierfür ist unklar, jedoch kann eine Erhöhung der Thrombozyten (neben der Gefahr der Thrombose) die Tendenz der Metastasierung erhöhen. Aus diesem Grunde sollte hier beispielsweise mit einem Enzympräparat (WOBE MUGOS® oder BROMELAIN POS®) für eine Verbesserung der Blutviskosität und eine Reduzierung der Metastasierungsgefahr gesorgt werden.

Erst die Differenzierung der Lymphozyten mittels Zytometrie erlaubt den Einblick in vorliegende Veränderungen. Dabei zeigt sich häufig (bei aktivem Tumorgeschehen) eine leichte Abnahme der Gesamtlymphozytenzahl und der T-Lymphozyten, eine Reduktion oder grenzwertig niedrige Zahl der natürlichen Killerzellen sowie eine deutliche Erhöhung der LAK- und (besonders) der zytotoxischen CD8-Zellen. Dabei deutet die Erhöhung der LAK- und der zytotoxischen Zellen auf eine Immunaktivierung durch Auseinandersetzung mit Fremdantigenen (Tumorzellen) hin.

Helfer- und Suppressorzellen bei Krebs

Im Gegensatz zu AIDS-Patienten, bei denen z. T. dramatische Verschiebungen dieser beiden Zellpopulationen auffallen (Helferzellen niedrig, Suppressorzellen hoch), zeigen sich die Helferzellzahlen bei Krebskranken meist normal, sofern die Krebskrankheit nicht Folgezustand einer HIV-Infektion ist. Demgegenüber kann häufig ein erhöhter Anteil an Suppressorzellen beobachtet werden, der manchmal Anlaß gibt (v. a. wenn dies im Rahmen einer immunstimulierenden Therapie geschieht), von einer Immun-Suppression durch Überstimulation zu sprechen. Hierbei ist darauf zu achten, ob nicht die Erhöhung der Suppressorzellzahlen durch einen Anstieg der zytotoxischen Subpopulation dieser Zellen (CD3+CD8+CD38+) bedingt ist. In diesem Fall (prozentuales Verhältnis von CD3+CD8+CD38+ zu CD8+ über 20 %) handelt es sich also nur um eine scheinbare Immunsuppression, da nicht die Suppressorzellen angestiegen sind, sondern deren Subpopulation der zytotoxischen Zellen.

Die Helfer-Suppressor-Ratio bei Krebskranken liegt also meist im Normbereich, oder aber eher in einem erhöhten Bereich.

Als therapeutische Möglichkeiten bei der Erniedrigung der Helferzellen empfiehlt sich die Gabe von Thymuspeptiden (z. B. THYMOJECT®) oder hoher Dosen Ascorbinsäure (die allerdings nach dem Absetzen ihren Effekt wieder verliert).

B-Zellen bei Krebs

Die B-Zellpopulationen liegen im Rahmen eines Krebsgeschehens allermeist im Normbereich. Veränderungen (erniedrigte B-Zellzahlen) sehen wir fast nur bei Patienten, die unter bestimmten Chemotherapie-Regimes stehen, die sich negativ auf die B-Zellpopulation auswirken, wie z. B. die Therapie mit 5-FLUORO-URACIL®).

Sollte eine Erniedrigung der B-Zellen vorliegen, empfiehlt sich die Gabe von Auszügen aus Echinacea und/oder Eleutherokokkus (z. B. ECHINACIN®, ELEUKOKK®).

Natürliche Killerzellen bei Krebs

Die NK-Zellen stellen häufig einen Schwachpunkt bei Krebspatienten dar. Als Zellen mit außerordentlicher Wirkung auf Tumorzellantigene sind diese im Immunstatus besonders zu berücksichtigen. Die NK-Zellen verhalten sich nach Zell-Zell-Kontakt mit Tumorantigenen besonders aggressiv gegen die Tumorzelle, sie produzieren u. a. die Substanz Perforin, die zu einer Auflösung der Tumorzellmembran führt. Defizienzen der NK-Zellen kann man besonders gut durch die subkutane oder mäßig hoch dosierte intravenöse Applikation von Mistelextrakten behandeln.

LAK-Zellen bei Krebs

Diese Subpopulation der natürlichen Killerzellen wird im Bedarfsfall durch Vermittlung von Zytokinen vermehrt gebildet. Aus diesem Grund ist diese Zellpopulation bei Patienten mit manifestem Tumorgeschehen häufig erhöht. Sie ist für den Diagnostiker Hinweis auf eine laufende Auseinandersetzung mit Tumorzellen und kann als Verlaufsparameter herangezogen werden: eine tumorreduzierende Therapie (welcher Art auch immer) muß eine Abnahme der LAK-Zellen nach sich ziehen.

Zytotoxische Zellen bei Krebs

Wie schon weiter oben ausgeführt, stellen die zytotoxischen CD8-Zellen eine Besonderheit unter den Lymphozyten-Untergruppen dar. Ähnlich wie die LAK-Zellen erscheinen sie recht zuverlässig erhöht im Immunstatus, solange eine Auseinandersetzung mit Tumorzellen vorliegt. Nach unseren Beobachtungen sinkt die erhöhte Zahl von zytotoxischen Zellen etwa 8-12 Wochen nach Entfernung eines Tumors in den Normbereich zurück. In der Entstehungsphase eines Tumorgeschehens signalisiert diese Population relativ frühzeitig (noch vor den spezifischen Tumormarkern) eine Auseinanderstzung mit Tumorantigenen.
Die zytotoxischen CD8-Zellen lassen allerdings nach Beginn einer immunstimulierenden Behandlung ebenfalls einen Anstieg erkennen; in diesem Fall ist der Anstieg (meist verbunden mit einer Erholung der Gesamtlymphozytenzahl und einer Zunahme der NK-Zellen) als Hinweis auf das Ansprechen der Therapie zu werten.

Interleukin-2-Rezeptor-präsentierende Zellen bei Krebs (CD25+-T-Lymphozyten)

Diese Zellpopulation wird in meiner Praxis erst seit sehr kurzer Zeit untersucht. Sie dient mir im Immunstatus zur Einschätzung der Therapieeffizienz bzw. als „Marker" für Tumoraktivität bei bis dahin unbehandelten Patienten. Ihre diagnostische Wertigkeit ist mit der der zytotoxischen CD8-Zellen vergleichbar. Das vermehrte Auftreten dieser Zellpopulation ist Ausdruck einer verstärkten Interleukin-2-Produktion des Organismus. Diese verstärkte IL-2-Produktion kann so-

wohl durch einen Antigen-präsentierenden Tumor selbst als auch durch eine gut gewählte therapeutische Immunstimulation hervorgerufen werden.
Tab. 1.2 bietet eine Übersicht über die einzelnen Zellpopulationen und Zytokine, die in der immunologischen Diagnostik von Bedeutung sind.

Tabelle 1.2: Relevante Lymphozyten-Subtypen in der Durchflußzytometrie (absolute Zellzahl/μl Blut*)

Zellltyp	CD-Klassifikation bzw. Kürzel	Normbereich*
Leukozyten ges.		4.000 – 9.000
Granulozyten, ges.		2.000 – 5.600
Monozyten/Makrophagen,	$CD14^{+},15^{+}$	140 – 800
Lymphozyten, ges.		1.000 – 3.600
B-Zelle	$CD19^{+}$	50 – 500
T-Zelle	$CD3^{+}$	800 – 2.600
T-Helferzelle	$CD4^{+}$	400 – 1.800
T-Suppressorzelle	$CD8^{+}$	250 – 1.200
aktivierte T-Zelle	HLA-DR+	50 – 230
IL-2-exprimierende T-Zelle	CD25+	< 200
nat.Killerzelle	CD16+, 56+	50 – 600
lymphokin-aktivierte Killerzelle	LAK	20 – 200

*) Normwertangaben entsprechend der Europäischen Referenzwertstudie 1990.

Quellen und ausgewählte weiterführende Literatur

ABEL, U.: Die zytostatische Chemotherapie fortgeschrittener epithelialer Tumoren, eine kritische Bestandaufnahme, Hippokrates, Stuttgart 1990

ADOLPH, T., BAUMSTÜMMLER, B., ZOCH, E.: Biochemische Charakterisierung von Prothymosin-alpha und elektronenmikroskopische Bindungsstudie an transformierten Human-T-Lymphozyten (MOLT-3), in: BIOLOGISCHE MEDIZIN 2 (1992), S. 74 ff

ALBA, E. et al.: Prevention of Infection and Improvement of Cenesthesia with Thymostimulin During Chemotherapy following Mastectomy, in: MINERVA GYNECOLOG. 43, 12 (1991), S. 585 ff

BERNENGO, M.G. et al: Thymostimulin Therapy in Melanoma Patients: Correlation of Immunologic Effects with Clinical Course, in: CLINICAL IMMUNOLOGY AND IMMUNPATHOLOGY 28 (1983), S. 311 ff

BIEGER, W.P.: Immundiagnostik bei Tumorkranken, in: Ärztezeitschr. f. Naturheilv. 2(33), S. 123-133, Med. Lit. Verlagsges., Uelzen 1992

CONSOLINI, R. et al.: Thymic Dysfunction in Childhood T-Acute Lymphoblastic Leukemia: A possible Linkage between a Primary Thymus Involvement, in: HEMATOLOGICA 77, 3 (1992), S. 243 ff
DARDENNE, M. und BACH, J.F.: Thymic Hormone in the Treatment of Cancer, in: CANCER II (1989), S. 363 ff
FELDMANN, M. und EISENBACH, L.: Metastasierende Tumorzellen, in: SPEKTRUM DER WISSENSCHAFTEN 1 (1989), S. 60 ff
GALLAGHER, G., REES, R.C., REYNOLDS, C.W.: Tumour Immunobiology, IRL Press in Oxford University Press, Oxford 1993
GOLDSTEIN, A.L. et al: Immunologic Reconstruction of Patients With Primary Immunodefiency Diseases and Cancer After Treatment With Thymosin, in: TRANSPLANTATION PROCEEDINGS 1 (1977), S. 1141 ff
GOLDSTEIN, A.L. et al: Use of Thymosin in the Treatment of Primary Immunodefiency Diseases and Cancer, in: MEDICAL CLINICS OF NORTH AMERICA, 3 (1976), S. 591 ff
HADDEN, J.W.: Immunostimulants, in: Immunomodulation, TIPS 14 (1993) S. 169 ff
HADDEN, J.W.: Thymic Endocrinology, in: INTERNATIONAL JOURNAL OF IMMUNOPHARMAC. 3 (1992), S. 345 ff
HAGER, E.D. und KOLBE, H.: Stellungnahme zu Berichten über virtuelle Risiken durch Injektion xenogener Zell- und Gewebssuspensionen, in: CYTOBIOLOGISCHE REVUE 2 (1986), S. 54 ff
HAGER, E.D.: Thymusfaktoren, Thymuspräparate -- Biologische Eigenschaften und klinische Aspekte, G. Fischer V., Stuttgart 1987
HEINE, H.: Matrixforschung in der Präventivmedizin, G. Fischer V., Stuttgart 1989
HERBERMAN, R.B., WILTROUT, R.H., GORELIK, E.: Immune Responses to Metastases, Vol. I. und II., CRC Press Boca Raton, Florida 1987
HOLZHAUER, P.: Immunologisches Profil eines biotechnologisch gewonnenen Immunmodulators aus Thymuspeptiden, in: DT. ZEITSCHR. F. ONKOLOGIE DZO 26 (1994), derz. in Druck
HUDSON, L., HAY, F.C.: Practical Immunology, Blackwell Scientific Public., Oxford 1989
KAUFMANN, S.H.E.: Lymphokine, Interleukine, Zytokine: Funktion und Wirkmechanismus, in: IMMUN. INFEKT. 4 (1987), S. 127 ff
KIRCHNER, H., KRUSE, A., NEUSTOCK, P., RINK, L.: Cytokine und Interferone, Spektrum Akadem. Verl., Heidelberg 1993
KROCZEK, R.M. und ZÄNKER, K.S.: Umverteilung von T-Lymphozyten-Subpopulationen im peripheren Blut und im Liegen, in: DT. ZEITSCHR. F. ONKOLOGIE, 5 (1991) S. 120 ff
KUNO, M.D.: Behandlung eines rezidivierenden synovialen Sarkoms mit fetalem Bindegewebe, in: CYTOBIOLOGISCHE REVUE 1 (1987), S. 9 f
KUNO, M.D.: Hochdosierte intravenöse Gaben von Mistel bei Krebserkrankungen; medizinische, ethische und rechtliche Aspekte, in: NATURHEILPRAXIS 9 (1994), S. 1231 ff
KUNO, M.D.: Tumorgeschehen und Immunität, in: NATURHEILPRAXIS 12 (1994)
LERSCH, C. et al.: Stimulation of Immunocompetent Cells in Patients with Gastrointestinal Tumors During an Experimental Therapy with Low Doses of Cyclophosphamide (LDCY), Thmyostimulin and Echinaceae Purpureae Extracts (Echinacin), in: TUMORDIAGNOSTIK UND -THERAPIE 13 (1992), S. 115 ff
MOLTó, L.M. et al: Thymostimulin Enhances The Natural Cytotoxic Activity of Patients With Transitional Cell Carcinoma of The Bladder, in: INTERNATIONAL JOURNAL OF IMMUNOPHARMAC. 3 (1993), S. 335 ff
NEGRI, L. et al.: Chemotherapy and Thymostimulin in the Treatment of Advanced-stage Breast Neoplasms, in: MINERVA MED. 83, 5 (1992), S. 283 ff
NEUMEYER, G.: Einfluß von Thymusfaktoren auf das Altersgeschehen, in: DE NATURA RERUM 2 (1991), S. 120 ff
NIEDERLE, N., BERGMANN, L., GANSER, A.: Zytokine, Präklinik und Klinik, G. Fischer Verl., Jena 1996

PETER, H.H.: Klinische Immunologie, Urban & Schwarzenberg, München 1991
REYNOLDS, C.W. und WILTROUT, R.H.: Functions of The Naturel Immune System, Plenum Press, New York 1989
SALVIANO, G. et al.: Future Immunologic Therapy of Bronchogenic Carcinoma, in: ARCH. MONAL. MAL. TORAC. 45, 5 (1990), S. 395 ff
SCHULOF, R.S.: Thymic Peptide Hormones: Basic Properties and Clinical Applications in Cancer, in: CRITICAL REV. ONCOLOGY/HEMATOLOGY 3 (1985), 309 ff
SCHUURMAN, H.-J. et al: Chemical Trophic For The Thymus: Risk For Immunodefiency And Autoimmunity, in: INTERNATIONAL JOURNAL OF IMMUNOPHARMAC. 3 (1992), S. 369 ff
SKOHAT, B. et al.: Immune Modulation of a T-Suppressor Cell Lymphoma by Thymic Humoral Factor, a Thymic Hormone, in: CANCER 54, 10 (1984), S. 2122 ff
STITES,D.P., TERR,A.I., PARSLOW,T.G.: Basic and Clinical Immunology, Appleton&Lange, Norwalk, Conneticut USA 1994

1.4 Tumorbiochemie

oder: Zur Rolle der Mitochondrien in der Kanzerogenese – eine kritische Würdigung der nativen Dunkelfeld-Diagnostik des menschlichen Blutes

*„Es besteht kein Grund zu der Annahme,
daß der Krebs eine Krankheit ist,
die von außen das Leben überlagert.
Im Gegenteil, Krebs ist sicherlich
ein integraler Faktor im Prozeß der Evolution
und er besitzt eine Geschichte,
die ebenso weit zurückreicht wie die Form
des Lebens, auf das er einwirkt."*

aus: M. L. Kothari und L. A. Mehta: Ist Krebs eine Krankheit? Rowohlt, Reinbeck 1979

1.4.1 Einführung

Die intra- und extrazellulären Veränderungen biochemischer Vorgänge im Zusammenhang mit der Krebserkrankung stellen zwar auch in der etablierten Onkologie ein beobachtetes Forschungsfeld dar, allerdings werden die allermeisten metabolischen Störungen als eine Folge der zunehmenden Aktivität maligner Zellverbände betrachtet. Lediglich im Bereich der komplementären Medizin werden die beobachteten pathobiochemischen Vorgänge insofern gewürdigt, als sie in therapeutische Empfehlungen einfließen; dies gilt beispielhaft für die Ernährungs- und die Orthomolekularmedizin (s. hierzu auch die Kapitel 2.6 und 2.10).
Im nachfolgenden Beitrag will ich meine eigene jahrelange Spurensuche beschreiben, die mich (ausgehend von der Beobachtung supravitaler Blutbefunde bei Krebskranken) zu der Überzeugung brachte, daß pathobiochemische Prozesse innerhalb der Mitochondrien eine zentrale Bedeutung im Rahmen der Krebsentstehung haben könnten. Um eine Art Resümee vorwegzunehmen: ich bin mit dieser „Sysiphusarbeit" nicht zu meinem Ziel gelangt, eine Art „biochemische Früherkennung" von Krebserkrankungen zu erreichen. Allerdings meine ich, daß diese Arbeit vielleicht Anstoß geben könnte, daß jüngere engagierte und (dies ist wohl dazu erforderlich) finanziell gut ausgestattete Kollegen den Faden aufzunehmen und weiterzuspinnen in der Lage sein könnten...

1.4.2 Die Negation systemischer Präkanzerosen

Die etablierte Onkologie akzeptiert eine Krebserkrankung, wie weiter oben beschrieben, erst in dem Moment der Sichtbarwerdung maligner Zellklone in Form eines manifesten Tumors. Der Begriff der Präkanzerose steht für zelluläre oder gewebliche Veränderungen, die erfahrungsgemäß in eine maligne Transformation münden können, wie z. B. die Dickdarmdivertikulose und die Colitis ulcerosa, die zervikalen Dysplasien nach PAPANICOLAOU (PAP), die Uterusmyomatose oder verschiedene epitheliale Anomalien der Haut wie Naevuszellnaevi oder Landmannshaut.

Die in der ganzheitlichen Medizin, der Erfahrungsheilkunde und (in den letzten 10 – 15 Jahren) auch der Immunbiologie postulierten systemischen Präkanzerosen (immunbiochemische Störungen verschiedenster Ursachen) werden nicht akzeptiert. Dementsprechend sind auch die Grundlagenforschungen in Richtung einer systemischen Präkanzerose unbedeutend geblieben, denn die finanziellen und personellen Möglichkeiten einer diesbezüglichen Forschung sind (wie auch wir in unseren weiter unten ausgeführten Arbeiten erfahren haben) eng begrenzt und erfordern einen hohen persönlichen Einsatz und ein starkes persönliches Engagement Einzelner.

Fatalerweise besteht zwischen den beiden beschriebenen Denk-, Handlungs- und Forschungsmodellen ein tiefes gegenseitiges Unverständnis, ja eine tiefe Feindseligkeit. Häufig ist die in den beiden „Lagern" verwandte Nomenklatur so unterschiedlich geworden, daß beispielsweise Forscher aus der orthodoxen Krebs-Grundlagenforschung z. T. gar nicht mehr verstehen, wovon ein in der Krebstherapie praktisch tätiger Kollege redet. Im Kopf des einen ist der an Krebs leidende Patient aus der Praxis Zentrum der Bemühungen, im Denken des anderen die transmutierte Zelle. Die Ziele des einen und die Ziele des anderen sind nicht mehr unbedingt identisch. Während in der Grundlagenforschung starr (wie gewohnt und gelernt) an den monokausalen Ursache-Wirkungs-Prinzipien festgehalten wird (es wird nach DER Ursache für die Krebsentstehung gefahndet), sieht sich der Praktiker mit dem Problem konfrontiert, daß der erkrankte Krebspatient auf eine als wirksam postulierte Behandlung einfach nicht anspricht (Problem der „non-responder") oder aber, daß ein Krebskranker eine Tumorrückbildung zeigt, ohne daß eine als wirksam postulierte Therapie überhaupt durchgeführt wurde („Spontanremission"). Im Zusammenhang mit dem letzteren Vorgang erinnert es schon an eine Tragikomödie, wie dann eher noch die eigene (histologisch gesicherte) Ausgangsdiagnose in Frage gestellt wird als zu akzeptieren, daß es Behandlungserfolge auch außerhalb der eigenen Vorstellungwelten gibt.

HEINE beschreibt dieses Spannungsfeld folgendermaßen:

„Die Medizin als Heilkunst ist eine Handlungswissenschaft, bei der das not-wendende Handeln primär aus der Erfahrung kommt. Da dicht neben dem Nutzen die Noxe steht, braucht die Heilkunst die Wissenschaft, die Theorie. Sie strebt nach Regeln, d.h. sie grün-

det in einer Philosophie, die als Ethos menschliches Leben durchwirkt und maßgeblich ist für unser Verhalten und Handeln. Der gegenwärtige Mangel an Ethik ist ein Verlust an Subjektivität zugunsten einer vermeintlich wertungsfreien Objektivität. Statistik und mathematische Exaktheit können nicht als letzte Kriterien der medizinischen Entscheidungsfindung gelten. Letztlich gibt die Statistik nur an, in welchem schätzbaren Ausmaß wir etwas nicht wissen" (1)

Weiteres zu dieser Thematik in Kap. 2.1.

1.4.3 Die „Dunkelfelddiagnostik" des menschlichen Blutes: eine Früherkennungsmethode für Krebs?

Nun wäre es zumindest für uns als „ganzheitlich-empirisch" denkende und handelnde Forscher und Praktiker nahezu erlösend, wenn unsere Hypothesen der ganzheitlichen und summationstheoretischen Entstehungsmodelle bei Krebs zu einer, in die Praxis umsetzbaren Heilung des an Krebs Erkrankten führen würden. Dem ist jedoch leider nicht so. Auch wir sitzen zu oft über der Akte eines gerade an Krebs verstorbenen Menschen, in dessen Behandlungsverlauf wir alles denkbare und menschenmögliche an Erfahrung haben einfließen lassen; und dann „stirbt uns dieser Patient einfach weg" (häufig von Kollegen gehörte Äußerung). Diese „Unzulänglichkeit" auch noch so ausgefeilter Therapiestrategien in der Naturheilpraxis ist m. E. einer der Gründe, warum nur wenige Kolleginnen und Kollegen sich mit dieser „frustrierenden" Erfahrung der Krebstherapie beschäftigen möchten. Denn auch in unseren Köpfen existiert ein fatales Omnipotenzgefühl, daß wir „besser" weil „anders" als die herkömmliche orthodoxe Medizin sind. Ich hatte an anderer Stelle bereits Gelegenheit, dieses Spannungsfeld näher zu beschreiben und auszuführen, warum solche Tätigkeit im Angesicht der Todesbedrohung nicht ausschließlich frustrierend, sondern sogar inspirierend sein kann (M. D. KUNO: Krebs und Kunst, NATURHEILPRAXIS Nr. 11, R. Pflaum Verlag, München 1992).
Wenn ich mich angesichts der außerordentlich komplexen Thematik der Krebskausa heute dennoch darauf einlasse, einen – wenn auch hochinteressanten – Teilaspekt der Krebsgrundlagenforschung zu referieren, dann nur deshalb, weil dieser Bereich seit langem zu einer Art „Früherkennungsmöglichkeit" hochstilisiert wird, ohne daß die dafür notwendigen Grundlagen vorliegen. Die Tatsache, daß mittels einer bestimmten (lichtmikroskopischen) Technik Phänomene im menschlichen Blut sichtbar gemacht werden können, die sich bis heute der allgemeinen wissenschaftlichen Erklärungsmöglichkeit entziehen, wird in weiten Teilen des Kollegenkreises dazu hergenommen, die Ätiologie, zumindest aber die frühen Begleiterscheinungen von schweren Erkrankungen (u. a. Krebs) als verifizierbar zu erklären.

Verschiedene „Laboratorien“ bieten heute Interpretationen von Dunkelfeldbefunden an, die nur als absurd zu bezeichnen sind. Wenn noch dazu diese „Laborleistungen“ an postalisch einzusendendem Material angeboten werden, kann eigentlich nur noch von Betrug gesprochen werden (sofern es sich um eine Nativblutuntersuchung im Dunkelfeldmikroskop handelt, die angeboten wird).

Ich habe mich über eine Reihe von Jahren intensiv mit dieser Methodik beschäftigt und stehe heute wieder am Anfang meiner Arbeit: die dunkelfeldmikroskopische Untersuchung des Supravitalblutes (Synonyme: Mykosediagnostik, Endobiontentest nach ENDERLEIN, Dunkelfelddiagnostik nach VON BREHMER, REICH-Bluttest, Ery-Methode nach HAEFELI, Optischer Erythrozytentest nach LINKE etc. pp.) zeigt reproduzierbar eine Reihe bis heute unerklärter Phänomene, die eine gewisse Korrelation zum Auftreten schwerer Erkrankungen (v. a. Krebs) aufweisen. Für diese Phänomene ist jedoch bis heute weder eine eindeutige Zuordnung zu den bekannten zellulären und/oder mikrobiellen Systemen, noch eine eindeutige und immer reproduzierbare Korrelation zu Krankheitsursachen und Krankheitsverläufen oder krankheitsbegleitenden Beobachtungen nachgewiesen. Die Tatsache, daß diesem Problem von einigen Autoren dergestalt begegnet wird, daß den Phänomenen schlicht neue Namen zugeordnet werden, erinnert ein wenig an „Des Kaisers neue Kleider“. Die von anderen Autoren postulierte Hypothese des „Pleomorphismus“ von Mikroben, d. h. der Fähigkeit z. B. von Bakterien, sich in virusale und mykotische Formen zu „verwandeln“, erscheint mir bei kritischer Würdigung der Grundlagenarbeiten als nicht haltbar. Anders ausgedrückt: einem im Dunkelfeldmikroskop sichtbaren Phänomen dürfte es ziemlich gleichgültig sein, ob der Beobachter dies als „Mitochondrium“ (NIEPER), als „Siphonospora polymorphum“ (VON BREHMER), als „Protit“ oder „Endobiont“ (ENDERLEIN) oder als „Bion“ (REICH) bezeichnet. Verwirrt wird hierdurch nicht das beobachtete Phänomen, sondern die Leserinnen und Leser der jeweiligen Publikationen.

Am ehesten scheinen noch die „mitochondrialen Hypothesen“ einleuchtend, zumal hier sowohl zellgenetische als auch pathobiochemische Korrelate zu finden sind, wie nachfolgend ausgeführt. Aus diesem Grund habe ich der Rolle der Mitochondrien in der Kanzerogenese auch einen entsprechend großen Platz eingeräumt und meine eigenen Untersuchungen nach kurzer Zeit vordringlich in diese Richtung ausgedehnt.

Ich versuche, ein wenig „Licht in die Dunkelfelddiagnostik zu bringen“, einen Anstoß zu geben, die beobachtbaren Phänomenen einer (selbst-) kritischen und objektiven Forschungsebene zuzuführen, zumal die Möglichkeit der Entwicklung einer relevanten Früherkennungsmethode gegeben zu sein scheint. Als Vorbedingung hierfür ist jedoch eine gründliche und sachliche Überprüfung nötig, die ausserhalb der persönlichen Eitelkeiten und des wissenschaftlichen Dogmatismus angesiedelt sein muß.

Zwischenzeitlich ist von Herrn Dr. Karl WINDSTOSSER eine hervorragende Synopsis dieser Phänomenologie veröffentlicht worden, die ich dem interessierten Leser sehr ans Herz legen möchte:
WINDSTOSSER, K.: Polymorphe Symbionten im Blut und Gewebe Krebskranker, eine Synopsis, Semmelweis-Verlag, Hoya 1995.

1.4.4 Die Geschichte eines hämatologischen Phänomens

Im Jahre 1912 wird das erste Mal in einem Standardwerk der klinischen Hämatologie erwähnt, daß das menschliche Blut (neben den bekannten zellulären, zytoplasmatischen und plasmatischen Elementen) Bestandteile enthalte, die eine auffällige Beweglichkeit aufweisen:

„In jedem Blute findet man auch kleine Körnchen mit lebhaften amöboiden Bewegungen. Entweder sind diese einzeln und in der Größe sehr variabel, oder aber in kleine Ketten angeordnet.(...) Eine klinische Bedeutung ist ihnen bisher nicht zugeschrieben worden.(...) Nach neueren Ansichten (NEUMANN) besteht ein großer Teil dieser Blutstäubchen aus Fett und steigt die Zahl nach Mahlzeiten stark an." (2)

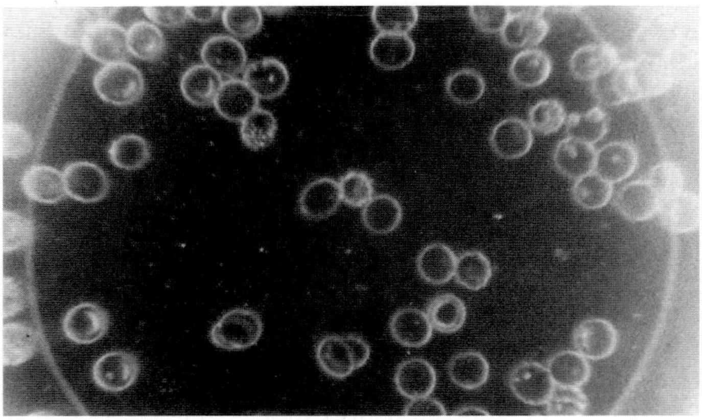

Abb. 1.6 Kleine Körnchen mit lebhaften amöboiden Bewegungen neben Erythrozyten mit teilweisen Hämoglobin-Kristallen (Dunkelfeldmikroskop)

1914 beschreibt der italienische Bakteriologe MORI mikrobielle Bestandteile im Blut und Gewebe Krebskranker, wobei MORI als erster eine „Pleomorphie" von Mikroben vermutet. Er postuliert die Krebskrankheit als eine Pilzinfektion (Inframykose). (3)
1934 wird die erste und zusammenhängende Sammlung von Arbeiten und Experimenten auf diesem Gebiet publiziert. Aufbauend auf den Experimenten und Vorträgen von DOYEN (1904), tritt W. VON BREHMER mit seinen Untersuchungen und den daraus resultierenden Hypothesen an die Fachöffentlichkeit. Er beschreibt einen *„Mikroorganismus im Blut und Tumorgewebe Krebskranker von außerordentlicher Kleinheit und Beweglichkeit"* (4). Dabei seien die Beweglichkeit

und Kultivierbarkeit sehr stark abhängig vom pH-Wert seiner Umgebung. W. VON BREHMER gibt diesen *„Mikroorganismen“* den Namen *„Siphonospora polymorpha“*, der die Vielgestaltigkeit des Auftretens dieses z. T. schlauchförmigen Gebildes deutlich machen soll. Er beschreibt erstmals Kultivierungsversuche auf einer STANDARD-I-Nährbouillon, wobei auf die starke Abhängigkeit vom pH-Wert aufmerksam gemacht wird: Züchtungen des *„Mikroorganismus“* aus dem Blut und Gewebe von Tumorkranken sind durchführbar unter Berücksichtigung der *„optimalen pH-Konzentration von pH 7,6-7,78 und einer Umgebungstemperatur von 37-39 °C“*(5). Neben diesen In-vitro-Versuchen überträgt W. VON BREHMER den *„Mikroorganismus“* im Tierexperiment mittels eines zellfreien Substrates tumortragender Mäuse auf gesunde Mäuse, die in der Folge an Tumoren erkranken (6). Die Arbeiten VON BREHMERS werden im gleichen Jahr von zwei voneinander unabhängigen Forschergruppen überprüft. Die Arbeitsgruppen um V. SCHILLING (7) und um C. BÖRNER und O. JANCKE (8) erhärten den Verdacht auf das Vorliegen eines lebendigen, bislang unbekannten Mikroorganismus. Sie bestätigen die Möglichkeit der Anzüchtung und (in einer Arbeitsgruppe) der Übertragung mit Folge der Tumorbildung bei bis dahin gesunden Mäusen.

Interessant ist ein Experiment VON BREHMERS, mit welchem er seine orthodoxen Kritiker zu widerlegen sucht: die Kritiker weisen darauf hin, daß auch unbelebte Kleinstpartikel in einer Flüssigkeit eine z. T. beachtliche Beweglichkeit aufweisen können, bei der es sich jedoch nicht um einen Ausdruck organischen Lebens, sondern um die von A. EINSTEIN bewiesene passive Bewegung molekularer Strukturen handle (heute als BROWN-Molekularbewegung bezeichnet). Dies sind ungezielte Bewegungen kleiner und kleinster organischer und anorganischer Partikel in Flüssigkeit (z. B. Serum), die mit steigender Temperatur der Trägerflüssigkeit zunehmen.

Um diese Theorie zu widerlegen, führt VON BREHMER das nachfolgend beschriebene Experiment durch:

„Es wurde ein Medium von der Dichte über 1,055, dem Mittel der Blutdichte bei Mann und Weib geschaffen, also ein Medium mit der Oberflächenspannung, welches anhand feinstverteilter chinesischer Tusche keine BROWN'sche Molekularbewegung zeigte. Die Dichte des Substrates wurde vorsorglich noch weiter erhöht und nach Zusatz von Blut zeigte sich eindeutig, daß die feinen, motilen Körperchen typische Eigenbewegung besaßen, im Gegensatz zu den ruhenden Kohlepartikeln.“

(Beschrieben in 9.)

1937 veröffentlichte F. GERLACH eine Untersuchung an 724 Karzinomen und Sarkomen des Menschen und verschiedener Tierarten. Ausgehend von den vorgenannten Arbeiten, besonders aber inspiriert von den Vertretern der Krebs-Virus-Theorie ROUS, MURPHEY, BEARD und SHOPE, nahm GERLACH die Existenz eines filtrierbaren infektiösen Agens bei malignen Tumoren an. Er verwandte in seinen Experimenten Rindfleisch- und Traubenzuckerbouillon, bezeichnete aber Blutagar-Nährboden als besonders geeignet zur Züchtung des beschriebenen Mikroorganismus; wie schon W. VON BREHMER wies auch GERLACH auf die Be-

deutung der strikten Einhaltung eines pH-Werts von 7,6 bis 8,0 hin. GERLACH beschreibt eine lange Zeit der Latenz, wobei die durch Inokulation oder auch diaplazentar mit dem Mikroorganismus infizierten Tiere keinesfalls immer und sofort an malignen Tumoren erkranken. Er widerspricht insofern den Arbeiten und Arbeitshypothesen W. VON BREHMERS und postuliert die Existenz systemischer und lokaler Immunabwehrvorgänge, die für die Art und das Ausmaß sowie für die Lokalisation der Infektion ausschlaggebend seien, bestätigt aber grundsätzlich die Existenz eines solchen Mikroorganismus. (10)
Ebenfalls 1937 veröffentlicht der Berliner Zoologe und Biologe G. ENDERLEIN eine Arbeit, in der nach eingehenden Untersuchungen die Theorie einer Parasitose mit nur zeitweise pathogenem Charakter entworfen wird. Nach G. ENDERLEIN besteht beim Menschen eine lebenslange Symbiose mit einem Mikroorganismus, den er Endobiont nennt. Im Rahmen einer auch von ENDERLEIN angenommenen Pleomorphie von Mikroorganismen unterstellt er, daß endogene und exogene Reiz- und Pathomechanismen zu einer Umwandlung des Endobionten in eine pathogene Keimform führen, die beim Menschen verschiedenste Krankheitsbilder, u. a. Krebs, hervorrufen könne. ENDERLEIN bemüht sich, seine Beweisführung auf im wesentlichen sieben experimentelle Ergebnisse zu stützen:

1. *„Das menschliche Blut ist nicht steril, wie man bisher annahm, sondern beherbergt in allen Fällen einen winzigen Parasiten.(...) In steril entnommenem Blut entwickelt sich bei Zimmertemperatur im Laufe von Wochen ein lebhaftes Keimleben."*
2. *„Das Leben des Parasiten in den Erythrozyten erkennt man im frischen Blut durch seine Auskeimung in das Blutserum hinein zu freien Chondriten."*
3. *„Die Bakterienform des Blutes (...) zeigt durch ihre lebendige Beweglichkeit seine Existenz als Lebewesen im Nativpräparat."*
4. *„Freie und im Kern- oder Zellplasma eingeschlossene Symprotite und Symprotithanteln finden sich auch im Tumor, meist in riesigen Mengen (...)."*
5. *„Bakterienstäbchen (...) finden sich auch – wenn auch selten – aus den Tumorzellen und den Tumorkernen herauswachsend (...)."*
6. *„Höhere Formen des Bakterienaufbaus, wie Cystite, Thecite etc. sind auch kulturell im Blute (oder in Traubenzuckerbouillon) zu erreichen und finden sich massenhaft in Tumoren frei oder im Zelleib."*
7. *„In Schnitten durch Tumoren finden sich die höchsten im menschlichen Körper beobachtbaren Formen der Entwicklungsreihe des Parasiten, nämlich Pilzmycelien."*

(Alle Zitate aus: 11)

Wie schon W. VON BREHMER versieht auch ENDERLEIN seine Beobachtungen mit einer verwirrenden Nomenklatur, die leider von der Gemeinsamkeit der beobachteten Phänomene und deren Konsequenzen wegführt.
1948 erscheint die Originalausgabe des später auch in deutscher Sprache erscheinenden Buches DER KREBS (The Cancer Biopathy) von W. REICH (12). Der in Deutschland geborene Arzt und Psychoanalytiker beschäftigte sich seit 1937 mit der Thematik der „Biologie der Krebszelle", wobei er umfangreiche und interessante experimentelle Arbeiten an Tumorgewebe und Blut Krebskranker durchführte. Nach REICH zeigen sich im steril entnommenen Blut physiologischerwei-

se Zerfalls- und Alterungsprozesse unter Ausprägung bläschenförmiger, bakteriengroßer Partikel mit langsamer, aber stetiger Eigenbewegung. REICH bezeichnet diese Partikel als „Bione". Bione seien, so REICH, normale und apathogene Zerfallsbestandteile lebendiger Strukturen, vergleichbar etwa mit der Entstehung amöboider Strukturen beim Zerfall organischer Materie (z. B. im weitbekannten Heuaufguss-Experiment). Die Arbeiten REICHS werden in der Fachöffentlichkeit ignoriert, wenig später ist REICH gezwungen, sich den Verfolgungen der Nazis durch Flucht ins Ausland zu entziehen.
Tatsächlich ist heute bekannt, daß das menschliche Gewebe im Zusammenhang mit Alterungsprozessen und im Zelltod, ähnlich wie organische Materie insgesamt, bläschenförmige Strukturen an der Zellmembran sowie vakuolenartige Strukturen im Zelleib ausprägt.

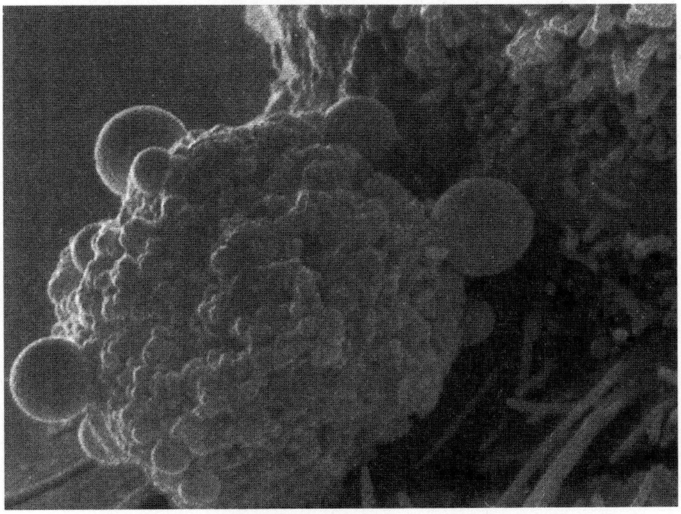

Abb. 1.7 Elektronenoptische Aufnahme einer sterbenden Killerzelle. An der Zellmembran beginnende Ausbildung blasiger Strukturen (Foto mit freundlicher Genehmigung der Boehringer Ingelheim International)

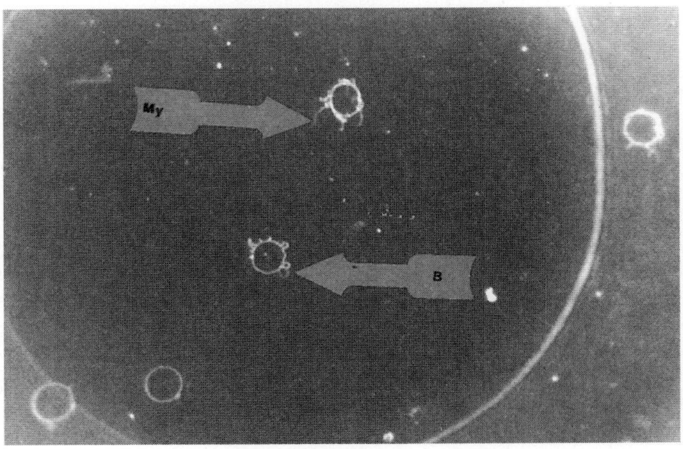

Abb. 1.8 Zelluntergang: blasige Ausbildungen an sterbenden Erythrozyten (B) und Myelinfäden (nach Enderlein: Chondriten) von der Erythrozytenmembran ausgehend (My)

Per definitionem pathologische Strukturen beobachtete REICH jedoch im Zusammenhang mit Untersuchungen frisch entnommenen Blutes Krebskranker. Hier zeigten sich (die Verwendung von Dunkelfeld-Mikroskopen vorausgesetzt) kleinste, virusgroße Partikel mit starker Eigenbeweglichkeit, die REICH als „T-Bazillen“ bezeichnete. Auch REICH konnte erfolgreiche Kultivierungsversuche durchführen, wobei er die genannten 0,2-0,5 µ großen Partikel in Herzbouillon bei 37 °C über 1-2 Tage inkubierte. Hinweise auf die Bedeutung des pH-Werts sind bei REICH nicht zu finden. Interessant ist ein Experiment REICHS, bei dem er aus einer Kultur von „T-Bazillen“, die er aus einer inkubierten Abstrichprobe seiner eigenen Zunge gewonnen hatte, eine Injektion an einer gesunden Maus durchführte. Die Maus erkrankte daraufhin an der Injektionsstelle an einem histologisch gesicherten Adenokarzinom. (13)
1955 führt GERLACH durch eine neue Veröffentlichung seine Untersuchungsergebnisse von 1937 weiter aus; in ausführlichen Untersuchungen, in denen er seine Technik stark verfeinert hat, weist GERLACH virusale Einschlüsse in malignen Tumorzellen nach. Er schreibt:

„Die Ausnutzung des für die Virusforschung neuzeitlich verfügbar gewordenen technischen Fortschritts, den die elektronenoptische Untersuchung bedeutet, bestätigt überzeugend, was bei Krebs bis dahin unter beträchtlich schwierigeren Umständen, mit weitaus unzureichenderen Mitteln erzielt werden konnte: die Anwesenheit von im Krebsgewebe vorhandenen, einen Entwicklungskreislauf aufweisenden, virusähnlichen Gebilden. Ob und wieweit derlei morphologische Befunde im Tumorgewebe Rückschlüsse auf die Tumorgenese gestatten, wird sich in Zukunft erweisen.“ (14)

1.4.5 Von der Hämatologie zur Biochemie – erste Spuren zu den Mitochondrien

1959 beschreibt NIEPER erstmals die bekannten Phänomene im Blut und Gewebe Krebskranker als „prämitochondriale“ bzw. „mitochondriale“Formationen. Ausführliche elektronenoptische und histologische Untersuchungen veranlassen NIEPER zu diesem Schluß. Er schreibt:

„Bei den Organellen aus Tumorzellen treten im Rahmen des autonomen Wachstums virusale Formen nach Art der onkogenen Viren auf, ebenso auch prämitochondrale Formationen. Die Befunde stehen im Einklang mit der sich immer mehr durchsetzenden Ansicht, nach der sich die Viren allgemein von zytoplasmatischen Strukturen ableiten. (...) Entsprechend der Kulturmöglichkeit auf toten Nährböden scheint es sich dabei definitionsgemäß nicht um echte Viren zu handeln. (...) Während wir mit lichtoptischen Mitteln (bis 1 800x) im wesentlichen (...) färbetechnische Untersuchungen durchgeführt hatten ((Färbeprozeduren mit Janusgrün, Anm. Kuno)), bedienten wir uns zur morphologischen Untersuchung der erwähnten Gebilde der Elektronenmikroskopie. (...) Untersucher LM erhielt ein bei 7000 U gewonnenes Zentrifugat der Kultur, wobei sich demnach kleinste Partikel noch nicht sedimentiert hatten ((es folgt eine ausführliche Beschreibung von Fixierungs-, Kontrastierungs- und Einbettungsverfahren, Anm. Kuno)). Es zeigt sich allgemein eine starke Osmophilie der dargestellten Gebilde. Die Außenmembran ist doppeltkonturiert, deren innere Schichte ist osmophob. Der Lipoidreichtum ist möglicherweise auch der Grund für die

intensive Janusgrün-Bindungsfähigkeit. Die Körperchen selbst sind 600 bis 1.000 mμ lang und 300 bis 600 mμ breit, oval (...). Die Innenstruktur zeigt Granulationen und Gebilde, die der elektronenoptische Untersucher von sich aus als Christae Mitochondrales deutete. (...) Jedenfalls ist auch nach diesen Befunden einmal das essentielle Vorkommen dieser Gebilde bei Krebs anzunehmen, zum anderen ihre Verwandschaft zu zytoplasmatischen Strukturen. (...) Ferner sei darauf hingewiesen, daß nach den Befunden von GRAFFI et al. onkogene Agentia Stoffwechselveränderungen induzieren, wie z. B. die Glykolyse, sodaß eine direkte Brücke zu den bekannten Stoffwechseleigenarten der Krebszelle geschlagen wird.“ (15)

In der gleichen Arbeit beschreibt NIEPER auch die Möglichkeit der Kultivierung der Gebilde auf Bouillon Caldo Normal bei einem pH von 7,5.
1972 publiziert Marcel BESSIS, ein französischer Hämatologe, ein imposantes Werk, in dem in exzellenter Weise zelluläre und zytoplasmatische Strukturen dargestellt und erläutert werden. BESSIS beschäftigt sich in seiner Arbeit nur am Rande mit den oben beschriebenen Phänomenen kleinster virusaler Formationen. Sein Interesse gilt der Gestaltung der Erythrozyten sowie der Ausbildung von Erythrozytenfilamenten, die von verschiedenen Autoren (z. B. A. LINKE) ebenfalls als diagnostisch verwertbares Kriterium in der Krebsfrüherkennung bezeichnet wird. Er belegt akribisch, daß es sich bei diesen Filamenten um Phospholipidverbindungen („myeline-forms“) an der Erythrozytenmembran handelt, die als biochemische Auflösungserscheinungen infolge Zellalterung, oder aber infolge der in der Mikroskopie benutzten Träger- oder Verdünnungslösung auftreten, ohne eine klinisch-pathologische Relevanz zu besitzen. (16)
Die von NIEPER als mitochondriale bzw. prämitochondriale Formationen beschriebenen Gebilde erscheinen bei BESSIS nur am Rande, wobei anzumerken ist, daß das Werk von BESSIS definiertermaßen kein Werk der Pathologie darstellt und Verbindungen zur Kanzerogenese nicht hergestellt werden. Die von den o. g. Autoren beschriebenen Phänomene werden von BESSIS am Rande behandelt und – ohne weitere Erklärungen – als „EHRLICH-HEINZ-BODIES“ bzw. „HOWELL-JOLLI-BODIES“ bezeichnet. An anderer Stelle führt er ein solches Phänomen als *„geronnenes Hämoglobin mit BROWN'scher Molekularbewegung“* auf (17). Immerhin konnte auch BESSIS in einem Fall die Anwesenheit von Mitochondrien innerhalb eines Erythrozyten aufzeigen, wobei er diesen Erythrozyten mit dem Begriff *„Sideroblast“* als pathologisch einstuft und den Krankheitsbildern der hypochromen und sideroblastischen Anämie zuordnet (18).

1.4.6 Beginn der eigenen Untersuchungen. Im Zentrum des Interesses: die Mitochondrien

In der Übersicht über die oben ausgeführten Publikationen zu zytoplasmatischen Phänomenen im Blut (und Gewebe) Krebskranker erkennt man eine Reihe beachtenswerter Ähnlichkeiten. Bedauerlich ist dabei die unterschiedliche Nomenklatur, die in der Forschung wie in der Laborpraxis zu den abenteuerlichsten Deutungen und Pathogenitätszuordnungen geführt hat. Die *Tab. 1.3* zeigt übersichtlich die wesentlichen, den jeweiligen Autoren zugeordneten Phänomene auf. Vor allem die letzten Untersuchungen bewogen mich im Zeitraum von 1982 bis 1988, die diesbezügliche Forschungsarbeit intensiver in Richtung der Zusammenhänge zwischen Rolle und Funktion der Mitochondrien mit den Entstehungsmechanismen der Krebskrankheit zu zentrieren.

Tabelle 1.3: Vergleichende Phänomenologie der verschiedenen Autoren

Beobachtetes Phänomen	Autor
Kleinste virusale Formationen mit heftiger Eigenbewegung im freien Serum, findbar bei malignen Geschwulstkrankheiten	v. Brehmer, Enderlein, Schilling, Gerlach, Reich, Nieper
Größere Formationen mit trägeren Bewegungen, teilweise in Nestern zusammengelegt, ovoide Formationen mit trudelnder Bewegung	Reich, Enderlein, Gerlach
Netzbildungen im freien Serum	Reich, Nieper, Enderlein
Befall der Erythrozyten mit kleinsten, eigenbeweglichen Formationen	Reich, v. Brehmer, Enderlein
Formationen im freien Serum unterschiedlicher Struktur und Größe, z. T. „Sporen“-, „Sprossen-“, „Hantel-“, „Schlauchformen“	Enderlein, v. Brehmer, Gerlach

Dabei wurde unsere Arbeit im wesentlichen auf zwei Ebenen durchgeführt:

1. Lichtoptische Begutachtung von Blutproben Krebskranker in unterschiedlichen Erkrankungsstadien im Vergleich zu Blutproben krebsgesunder Menschen und
2. Kontrolle dieser Befunde durch verschiedene immunhistochemische, biochemische und kulturelle Verfahren.

Unsere damaligen Untersuchungen waren darauf ausgerichtet, die Möglichkeit des Auftretens mitochondrialer Formen im freien Serum Krebskranker zu verifizieren. Anvisiertes Zwischenergebnis war die Beweisführung für die zentrale Rolle der mitochondrialen Dysfunktion in der malignen Transmutation von Körperzellen. Als erhofftes Ziel schwebte uns die Entwicklung eines Früherkennungstests vor, der mittels lichtoptischer oder biochemischer Verfahren eine Stoffwechselentgleisung der Mitochondrien zu objektivieren und zu lokalisieren in der Lage wäre.

1.4.7 Theoretische Grundlagen

Im Mittelpunkt des Interesses an der Pathobiochemie maligner Tumoren stehen die grundlegenden Arbeiten O. WARBURGS, der als erster eine Störung der mitochondrialen ATP-Synthese innerhalb von Tumorzellen bewies und hierfür mit dem Nobelpreis ausgezeichnet wurde (19). Die Arbeiten WARBURGS, aber weiterführend auch seiner Schüler und Nachfolger, zeigten, daß zelluläre Mutationen in Richtung maligner Transformation eine reversible Folge intrazellulärer Stoffwechselstörungen darstellen, die in den Mitochondrien lokalisiert sind. Inzwischen existiert hierzu eine ganze Reihe von Grundlagenarbeiten, die diese Zusammenhänge belegen, die aber gleichzeitig auch zeigen, daß diese Stoffwechselstörungen in unterschiedlichen Tumorarten unterschiedlich intensiv ausgeprägt sind (20-23).

Als jüngste mir vorliegende Publikation zu dieser Thematik bestätigt die Arbeit von SEYFARTH, einem Grundlagenforscher und langjährigen Mitarbeiter des Virologen GRAFFI, diese Hypothese:

„Dieser Normalablauf wird zum pathologischen Ablauf in der Tumorzelle, wenn kanzerogen wirkende Stoffe oder Elemente eine Dysfunktion der Mitochondrien herbeiführen. Das führt zwangsläufig bei der Entwicklung der Mikrosomen innerhalb ihrer Mitochondrien mit ihrer Funktionsänderung zur Defektmutierung. Der experimentelle Nachweis dieses Phänomens ergibt sich aus den durch Filtrierung isolierten pathologischen Mikrosomen und ihrer Wirkung durch Überimpfung.“(24)

Im Gegensatz zur differenzierten, normalen Gewebszelle, die vermittels ihrer Mitochondrien eine Energiegewinnung (ATP-Synthese) durch Übertragung von Wasserstoff (aus Nahrungssubstrat) und Sauerstoff (aus der Respiration und dem Hb-abhängigen Ionentransportsystem des Blutes) mit Hilfe der Zytochromoxydase bewerkstelligt, herrscht in der Tumorzelle ein „atavistisches“ Prinzip der Energiegewinnung vor. Die maligne Zelle, insbesondere die Tumormitochondrien, nutzen den Weg der anaeroben Glycolyse zur Gewinnung von ATP, wobei auf diesem Wege ein hoher Anfall an Milchsäure zu verzeichnen und die ATP-Ausbeute als defizitär zu bezeichnen ist. Es besteht also ein stetiges ATP-Defizit mit all seinen biochemischen Konsequenzen in der betroffenen Zelle (25).

Verschiedene Folgen dieser Pathobiosynthese sind seit langem bekannt und in vielen Arbeiten bestätigt. Die Vermutung geht dahin, daß die zentrale Irritation der ATP-Synthese im Phosphorylierungssystem (Atmungskette) der Mitochondrien liegt, in dem es durch Blockaden im Zytochromsystem zu einer Art zytogener Kettenreaktion kommt, die über die in Tab. 2 dargestellten Einzelschritte abläuft:

Die zelluläre Transformation ist danach als Folge einer biochemischen Kettenreaktion anzusehen, die ihre Ursache in endogenen und exogenen Noxen hat und zu verschiedenen biochemischen Entgleisungen führt (25-32).

Interessanterweise, und hier ist ein weiteres Indiz für meine hypothetischen Über-

legungen zu finden, führen biochemische Veränderungen in Mitochondrien auch zu einer Veränderung der morphologischen Gestalt dieser Mitochondrien (33-36). Dies wäre also eine Erklärung für die Vielgestaltigkeit der virusalen Formationen, die sich in der nativen Blutdiagnostik finden lassen.
Nun könnte mir der eine oder andere Leser vorwerfen, ich würde hinsichtlich der Frage, ob denn nun die maligne Transformation primär innerhalb der DNA stattfindet, oder aber die DNA-Mutation lediglich Folge eines intrazellulären Stoffwechselprozesses ist, übertriebene Verbissenheit in unwesentliche Detailfragen zeigen. Dem ist aber mitnichten so. Die Frage nach der Rolle möglicher Stoffwechselentgleisungen als Initiatoren der malignen Transformation ist insofern wesentlich, als solche Stoffwechselprozesse potentiell erfassbar und behandelbar wären, während die Schwierigkeiten einer Gentranslokation oder eines Genbruches heute bereits ganze Generationen von Genetikern unbefriedigt lassen, ganz abgesehen von den sich andeutenden Konsequenzen einer sich verselbständigenden Gentechnologie. Die Möglichkeit der Erfassung früher intrazellulärer Stoffwechselstörungen wäre gleichbedeutend mit einem effizienten Früherkennungstest, der seinen Namen verdient hätte: ein Krebstest mit Erkennungsmöglichkeit bereits vor der zellulären Transformation.

1.4.8 Ergebnisse eigener lichtoptischer Untersuchungen am Blut krebskranker und gesunder Menschen

Im Zeitraum von 1983 bis 1988 wurden in meiner Praxis einige hundert Blutproben Krebskranker auf die o. g. Phänomene untersucht. Zur Kontrolle wurden parallel etwa 50 Blutproben gesunder Menschen untersucht. Die Techniken der Probengewinnung und -untersuchung wurden im Verlauf der Untersuchungen weitestgehend standardisiert, wie unter „MATERIAL UND METHODEN“ beschrieben. Ziel war der Versuch einer Einschätzung, inwieweit die Durchführung einer Nativblutuntersuchung im Dunkelfeld-, bzw. Phasenkontrastmikroskop zu einer Aussage hinsichtlich Verlauf und Prognose einer Krebskrankheit herangezogen werden könnte. Im Falle verläßlicher Ergebnisse sollte als nächstes die Möglichkeit der Entwicklung eines Früherkennungstests geprüft werden. Vergleichend zur Nativblutuntersuchung wurden bei allen Patienten sowohl die klinischen Beobachtungskriterien als auch eine ausgedehnte immunologische Verlaufsdiagnostik herangezogen.
An dieser Stelle möchte ich der ARBEITSGRUPPE BIONFORSCHUNG in der DEUTSCHEN WILHELM REICH GESELLSCHAFT, namentlich H. LASSEK (Berlin), H. FROMME (Berlin) und M. GIERLINGER (München) für die Unterstützung, sowie meiner Kollegin M. BOJASCH (Zöschingen) für die aktive Mitarbeit danken.

Technische Ausrüstung

OLYMPUS-Forschungsmikroskop BH2 mit Hellfeld-, Dunkelfeld- und Phasenkontrast-Kondensatoren.
PARAMOUNT- und PANASONIC-Videoeinrichtung zur Langzeitbeobachtung und Dokumentation.

Material und Methoden

Die Probengewinnung des Nativblutes erfolgte am liegenden, ausgeruhten und nüchternen Patienten mittels Punktionskanüle Gr. 1,1. Die Blutentnahme erfolgte aus der ungestauten Kubitalvene (Ausschluß von Artefakten durch pH-Verschiebung im gestauten venösen System). Nach Entnahme der Blutprobe unter leichtem (!) Sog wird die Spritze mit einer Kanüle Gr. 20 bis zum Beginn der Untersuchung verschlossen. Die Begutachtung der ersten Probe wird baldmöglichst nach Entnahme durchgeführt. Hierzu werden die ersten 2–3 Tropfen Blut aus der Spritze verworfen. Anschließend wird ein kleiner Blutstropfen von ca. 2 – 3 mm Durchmesser auf einen entfetteten und sterilisierten Objektträger aufgebracht (Objektträger im Entfettungbad über 10 h in Äthanol 70 % : Äther 1:1, anschl. Heißluftsterilisation.).
Die Begutachtung der Blutprobe kann unverdünnt oder in Verdünnung mit NaCl 0,9 % im Verhältnis 1:1 durchgeführt werden.
Nach dem Aufbringen des Blutstropfens wird das Präparat mit einem Deckgläschen abgedeckt und mit einem Bleiklötzchen (1,0 g) beschwert, um eine gleichmäßige Verteilung zu erreichen. Nach etwa 2 Min. ist im Randbereich des Deckgläschens der (das Präparat nach außen abschließende) Gerinnungsvorgang abgeschlossen und die Betrachtung des Präparates kann beginnen.
Zur gründlichen Einschätzung auch der Zerfallsprozesse haben wir einen Betrachtungszyklus von

- sofort nach Entnahme,
- ca. 15 Min. nach Entnahme,
- ca. 45 Min. nach Entnahme,
- ca. 3 h nach Entnahme und
- ca. 24 h nach Entnahme eingehalten.

Eine Spätbetrachtung der Probe ist bis zu 50 h nach Entnahme möglich.

Fixierungs- und Färbetechniken

Übereinstimmend mit den Arbeiten von REICH und im Gegensatz zu den Untersuchungen von ENDERLEIN, VON BREHMER, GERLACH und SCHILLING halte ich eine Fixierung und Färbung von Ausstrichen zur Beurteilung für wenig zweckmäßig. Färbe-, Wasch- und Fixiervorgänge der Präparate ergaben in meinen

Untersuchungen meist eine Denaturierung und somit eine Zerstörung verschiedener Phänomene, die im (unbehandelten) Nativblut noch sichtbar waren.
Dergleichen Probleme traten beim Versuch auf, die lichtoptischen Phänomene im herkömmlichen Raster-Elektronenmikroskop zu betrachten: bei zweien solcher Versuche (mit freundlicher Unterstützung des Robert-Koch-Institutes in Berlin) waren in der REM-vorbereiteten Probe keine Phänomene mehr erkennbar, obgleich diese in der vergleichenden Dunkelfeldprobe sehr wohl vorhanden waren. Der Grund hierfür scheint die Denaturierung der Probe durch die notwendige Vorbehandlung mit Golddampf gewesen zu sein.

Isolierungs- und Kultivierungsversuche

Die Isolierung der im Nativblut erkennbaren Formationen bereitet wenig Schwierigkeiten:

1. Entnahme von 2 ml Venenblut wie beschrieben.
2. Kontrolle eines Tropfens zur Bestimmung des Gehalts an Formationen im Dunkelfeldmikroskop.
3. Zentrifugation der Blutprobe in sterilem Rundbodenreagenzglas mit 2 500-3 000 U/Min. über 10-15 Min.
4. Sterile Übertragung eines Tropfens des Überstandes (Serum) auf einen Objektträger.
5. Ggf. Übertragung eines weiteren Tropfens auf Nährböden.

Eigene bzw. im Auftrag durchgeführte Untersuchungen ergaben unterschiedliche und (z. Zt. noch) nicht verwertbare Befunde:

- Kultivierungsversuche von dunkelfeldpositiven Proben auf Standard-I-Bakterienböden (MERCKOPLATE®-Standard-I-Nähragar Nr. 10416) nach 24 h und 8 Tagen negativ.
- Kultivierungsversuche von dunkelfeldpositiven Proben auf Pilzagar (MERCKOPLATE®-Pilzagar nach KIMMIG Nr. 10421) nach 8 h, 5 Tagen und 30 Tagen negativ.
- DNA-Analyse einer dunkelfeldpositiven Probe am Robert-Koch-Institut der FU Berlin negativ
- DNA-Analyse einer dunkelfeldpositiven Probe im Max-Planck-Institut, München, ergab einen geringen Gehalt an Enterokokken-DNA.

1.4.9 Ergebnisse von Blutbefunden

Das frisch entnommene Blut krebskranker Menschen, z. T. aber auch das von Erkrankten mit chronisch-entzündlichen Erkrankungen wie Colitis ulcerosa, Ileitis terminalis, Encephalomyelitis disseminata etc. zeigt eine Reihe von Phänomenen, die beim definitiv Gesunden in der Regel nur unter bestimmten unphysiologischen Bedingungen (Eiweiß-Spitzenbelastung) oder erst in späten Zerfallsstadien des Blutes erkennbar werden. Diese Phänomene zeigen bei Krebskranken eine starke Parallelität mit dem Erkrankungsstadium, aber auch mit den Auswirkungen aggressiver Therapieschemata, v. a. während Strahlen- und Chemotherapien.

Zunächst fällt auf, daß das Blut Krebskranker schnell nach der Entnahme ein stark degeneriertes Bild bietet: Erythrozyten weisen starke Schrumpfungen auf, es besteht ein hoher Anteil an „Stechapfel-Erys". Häufig sind die Erythrozyten miteinander „verbacken", bilden Haufen von deformierten und zusammenhängenden Konglomeraten. Die sonst so eindrucksvolle Flexibilität der Erythrozyten ist aufgehoben, sie wirken starr und unbeweglich. Innerhalb der Erys zeigen sich Hämoglobin-Kristallisationen sowie zum Teil ein Befall mit kleinsten Formationen von heftiger Beweglichkeit.

Sehr früh nach der Entnahme des Blutes Krebskranker zeigt sich die Ausbildung massiver Fibrinnetze, in denen Erythrozyten wie auch Leukozyten „festhängen". Gegenüber dem Blut Gesunder ist das Serum des Krebskranken mehr oder weniger stark durchsetzt von kleinsten motilen Körperchen, die eine lebhafte Beweglichkeit zu besitzen scheinen. Die Größe dieser Körperchen ist an der Grenze der lichtoptischen Sichtbarkeit angesiedelt und wird von mir der Einfachheit halber als „virusal" bezeichnet.

Neben diesen kleinen virusalen Formationen finden sich häufig größere, ovoide Formationen, die in ihrer Bewegung langsamer, „trudelnder" erscheinen.

Die frühe Ausbildung von sog. „Erythrozyten-Friedhöfen" stellt ein weiteres Phänomen dar: in verschiedenen Blickfeldern zeigen sich Haufen teilaufgelöster oder aufgelöster Erythrozyten, teilweise sind nur noch die Zytoplasmaschatten der Erythrozyten erkennbar.

Ein ebenfalls häufig sichtbares Zeichen manifester Irritationen ist das „Geldrollen-Phänomen" der Erythrozyten: wie in Geldrollen zusammengelegt verharren die Erys starr und unbeweglich im Plasmastrom, mehr oder weniger eingebunden in Fibrinnetze.

Diese beschriebenen Erscheinungen zeigen sich bei Krebskranken überwiegend kurz nach der Entnahme des Blutes, also bereits in der ersten Betrachtung, wohingegen solche Erscheinungen bei gesunden Probanden meist erst 24 Stunden nach der Entnahme zu sehen sind. Die Massivität dieser Befunde korreliert häufig mit dem klinischen Bild des Patienten.

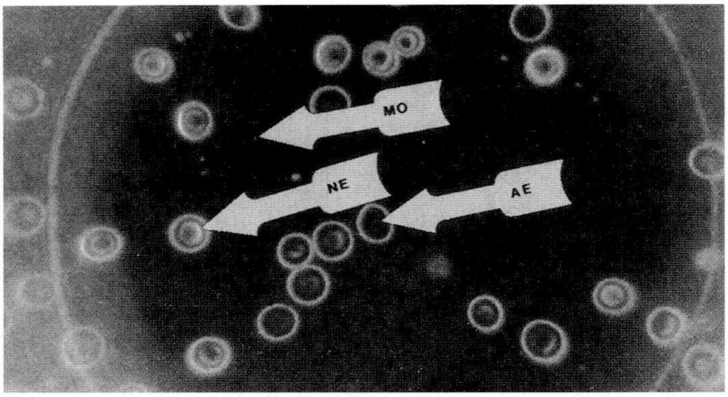

Abb. 1.9 Normaler Dunkelfeldbefund mit verteilten Erythrozyten, z. T. gut gefüllt mit zendtraler Delle (NE), z. T. etwas anämische Erys ohne sichtbare zebtrale Delle (AE). Daneben vereinzelt kleine virusale Formen M=). Dunkelfeldtechnik mit Grün-Polarisationsfilter

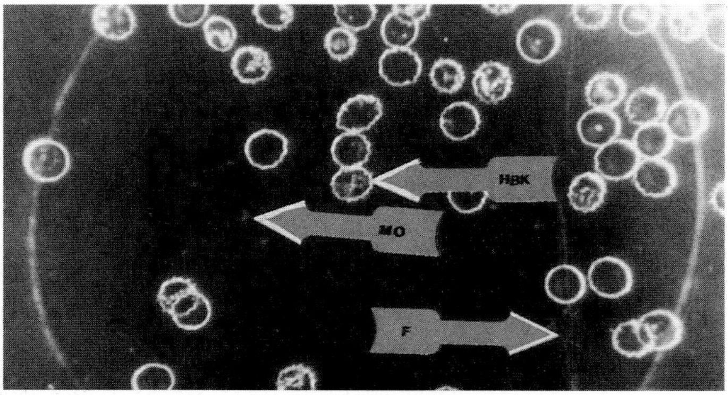

Abb. 1.10 Leicht pathologischer Befund, Erythrozyten mit beginnender „Stechapfelform", Ausbildung von Hämoglobin-Kristallisationen in der Erys (HBK) und leichten Fibrinfadenbildungen (F). Dunkelfelder ohne Filter

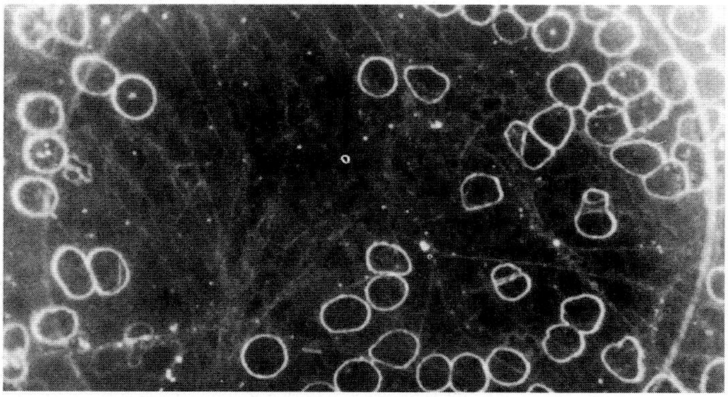

Abb. 1.11 Starre, unbewegliche Erythrozyten, festhängend in massiven Fibrinnetzen. Zustand eines Patienten unter Strahlentherapie. Dunkelfeld ohne Filter

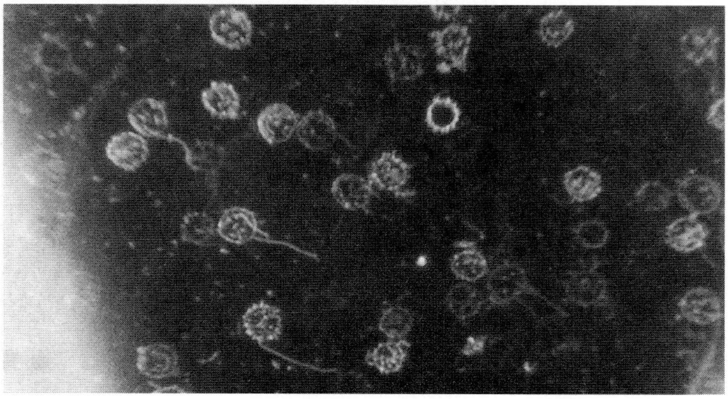

Abb. 1.12 Deformierte Erythrozyten, Fibrinnetze, Melinfäden, kleinere und größere Formationen. Stark pathologisches Bild

Schon 2-4 Stunden nach der Entnahme zeigt sich im pathologischen Blutbefund keinerlei Zellaktivität mehr, wohingegen beim Gesunden teilweise noch nach 50 Stunden Aktivität (bis hin zur Phagozytose der Makrophagen) erkennbar ist.

Artefakte

Der Vollständigkeit halber möchte ich auf die Möglichkeiten hinweisen, die sich durch eine falsche Behandlung der Objektträger und der Blutproben ergeben können und die zu teilweise erheblichen Fehldeutungen führen können: Lichtbrechungsphänomene im Dunkelfeldmikroskop, die durch eingedrungene Ölimmersion zustandegekommen sind, die Möglichkeit eingedrungener Glassplitter eines zerbrochenen Deckgläschens oder imposante Lichtbrechungs-Phänome am Rand des Deckgläschens: die getrockneten Erythrozytenrandbereiche wechseln in das Feld außerhalb des Deckgläschens, in dem sich nicht geronnenes Blutplasma befindet.

Frei in der Blutprobe umherschwimmende Leukoyztentrümmer werden von verschiedenen Labors fälschlicherweise immer wieder als „Glanzkörper“ bezeichnet und unterschiedlichen Erkrankungsbildern zugeordnet. Es handelt sich aber um einen Normbefund, der keine klinische Bedeutung hat.

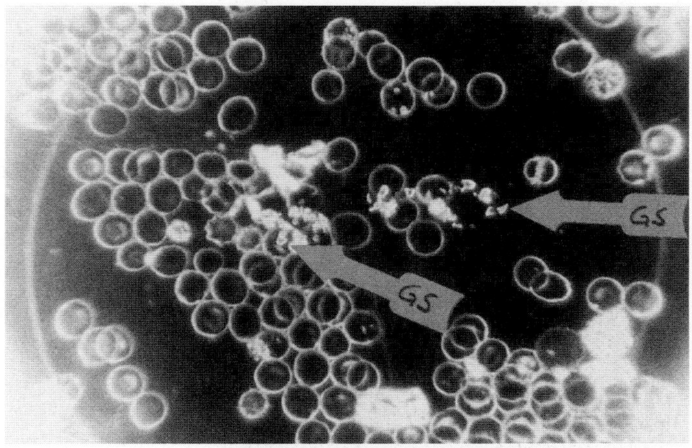

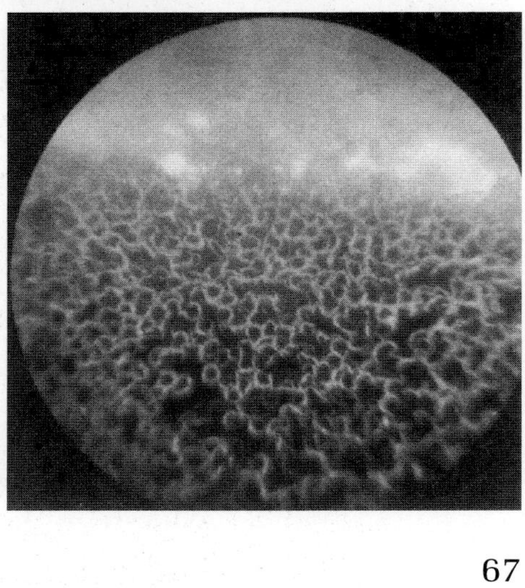

Oben: Abb. 1.13 Eingedrungene Glassplitter

Rechts: Abb. 1.14 Lichtbrechungsphänomene

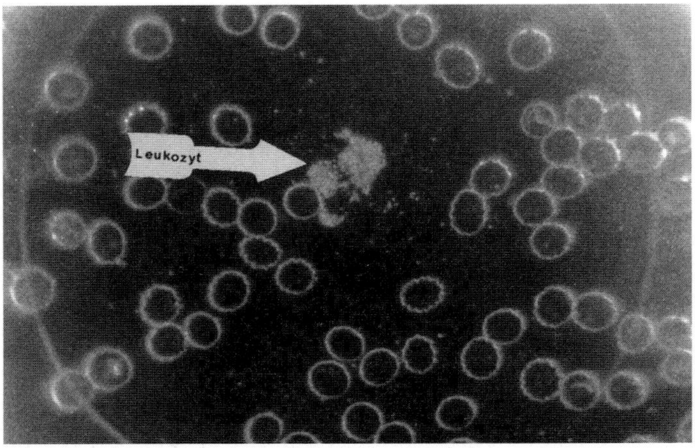

Abb. 1.15 Ein in Auflösung befindlicher Leukozyt

1.4.10 Ergebnisse biochemischer Messungen der organischen Säuren des Zitratzyklus an krebskranken und gesunden Menschen

Was die erwähnten Hypothesen zu den Zusammenhängen zwischen der Mitochondrienfunktion und der Entstehung maligner Transformationen angeht, so interessierte mich die Möglichkeit der Messung der organischen Säuren des Zitratzyklus (einem der wesentlichen energieliefernden biochemischen Prozesse der Mitochondrien) bei Gesunden und Krebskranken. Zielpunkt war die Frage, ob über diese (sehr aufwendige) Methodik die Erarbeitung eines effektiven Früherkennungs- und/oder Verlaufstests in der Krebstherapie möglich wäre. Durch glückliche Umstände und mit Unterstützung eines Institutes der FU Berlin hatten meine Kollegin M. BOJASCH und ich in den Jahren 1982 und 1983 die Möglichkeit, solche gaschromatografischen Untersuchungen an Blutproben unserer Patienten sowie (zur Kontrolle) an einer Gruppe von Heilpraktikerschülern durchzuführen.

Im Vorfeld zeigte sich, daß die diesbezügliche internationale Literatur wenig an Informationen, jedoch zahlreiche sich widersprechende Angaben zu den Referenzbereichen dieser Substanzen im menschlichen Blut aufzuweisen hatte. Wir waren deshalb darauf angewiesen, die uns vorliegenden Ergebnisse der Blutproben von gesunden Probanden als Referenzbereiche heranzuziehen. Zeitliche, personelle und finanzielle Faktoren erlaubten uns nur eine sehr eingeschränkte Durchführung dieser Untersuchung, die fraglos nicht als aussagefähig im streng wissenschaftlichen Rahmen gewertet werden kann. Wenn ich diese Ergebnisse dennoch hier publiziere, dann erstens, weil die Ergebnisse tatsächlich hochsignifikant unterschiedlich waren, und zweitens, weil ein Ansatz zur Entwicklung eines Früherkennungstests denkbar wäre. Möglicherweise kann dieser Ansatz andernorts weitergeführt und ausgebaut werden.

Material und Methoden

Es wurden Blutproben an liegenden, ausgeruhten und nüchternen Patienten aus der Kubitalvene entnommen. Die Proben wurden sofort anschließend zentrifugiert, abgesert und bis zur Aufbereitung und Analyse tiefgefroren.
Die Durchführung der Analysen der organischen Säuren des Zitratzyklus erfolgte mittels eines Gaschromatographen (VARIAN®-GC). Wir bestimmten Laktat, Pyruvat, Malat, Sukzinat, Fumarat, alpha-Ketoglutarat, Isozitrat, Zitrat und Oxalazetat. Als interne Standardisierungssubstanzen wurden Eikosapen und PBA verwandt.

Tabelle 1.4: Untersuchungsergebnisse in der Analyse organischer Säuren des Zitratzyklus bei krebsgesunden und krebskranken Menschen (n = 11)

Analyse (GC):	(Normalbereich)	Ergebnis-Mittelwert Krebsgesun de	Ergebnis-Mittelwert Krebskranke
Laktat	(6,84 – 11,2 mg %)	23,84	20,00
Pyruvat	(0,26 – 1,02 mg %)	0,68	1,85
Oxalazetat	(0,14 – 0,28 mg %)	*	*
alpha-Ketoglutarat	(0,001 – 0,01 mg %)	0,072	0,31
Sukzinat	(0,001 – 0,01 mg %)	0,06	0,20
Fumarat	(0,005 mg % **)	0,005	0,07
Malat	(0,019 – 0,0679	0,019	0,032
Zitrat	(1,3 – 1,67)	*	*
IsoZitrat	(nicht bekannt)	*	*

* Oxalazetat, IsoZitrat und Zitrat waren aufgrund methodischer Schwierigkeiten nicht meßbar
** Fumarat war in unseren krebsgesunden Proben nur in einem Fall nachweisbar

Die GC-Anlysen wurden durchgeführt an den Blutproben von:

6 klinisch gesunden Probanden (darunter 1 Probandin unter Fastenbedingungen),
3 Krebspatienten (1 Kollumkarzinom, 1 Gliazellsarkom, 1 Mykosis fungoides im Tumorstadium) sowie
1 Patient mit allergischen Kontaktekzem der Haut.

Referenzbereiche

Der uns vorliegenden Literatur wurden die folgenden Referenzbereiche entnommen, die auf den Untersuchungen von 9 verschiedenen Forschungseinrichtungen an 14 bis 183 gesunden Personen basieren (37-45):

Malat	0,019 – 0,067 mg%
Oxalazetat	0,14 – 0,28 mg%
Pyruvat	0,26 – 1,02 mg%
Laktat	6,84 – 11,2 mg%
Zitrat	1,3 – 1,67 mg%
alpha-Ketoglutarat	0,05 – 0,21 mg%

Für die organischen Säuren Sukzinat und Fumarat wies die Literatur keine Referenzbereiche aus, so daß wir unsere eigenen, an den gesunden Probanden ermittelten Werte als Referenzgröße angeben:

Sukzinat 0,006 – 0,01 mg%
Fumarat 0,005 mg% (Einzelwert).

Die Analysen von Zitrat und Oxalazetat waren aufgrund methodischer Schwierigkeiten nicht möglich, Isozitrat blieb in allen Proben unterhalb der Nachweisgrenze.
Die von uns bei unseren gesunden Probanden ermittelten Werte lagen weitgehend in den o. g. Bereichen.

Ergebnisse

Die Analyseergebnisse für die organischen Säuren des Zitratzyklus im Zusammenhang mit drei Krebserkrankungen, die alle in progredientem und tumoraktivem Zustand waren, ergaben z. T. hochsignifikante Verschiebungen im Vergleich sowohl zu den von uns untersuchten Gesunden als auch zu den internationalen Referenzwertangaben. Die der nachfolgenden Tabelle im Detail zu entnehmenden Ergebnisse sind die Mittelwerte der durchgeführten Untersuchungen. Dabei zeigt sich bei den an Krebs unterschiedlicher Lokalisationen Erkrankten ein signifikanter Anstieg der Fumarsäure (Fumarat), Äpfelsäure (Malat) und der Oxal-Bernsteinsäure (Sukzinat) sowie eine Erhöhung des Pyruvat. Überraschend war für uns der erhöhte Laktatspiegel sowohl bei den Gesunden als auch bei den an Krebs Erkrankten, wobei der Laktatspiegel der Krebspatienten unter dem der Gesunden lag. Möglicherweise spielt hier die außerordentliche Empfindlichkeit der Laktatbildung eine Rolle, da beispielsweise bei Bewegungen der Muskulatur sofort Laktat produziert wird.

1.4.11 Biochemische Schlußfolgerungen

Verschiedene pathobiochemische Besonderheiten der Krebszelle, aber auch einige Ergebnisse der beschriebenen Arbeiten aus dem mikrobiologischen und histologischen Bereich lassen die Vermutung realistisch erscheinen, daß Mitochondrien eine zentrale Rolle innerhalb der Kanzerogenese spielen. Der überwiegende Teil der aktiven, teilungsfähigen, maligne transformierten Tumorzellen benutzt für ihre ATP-Synthese das atavistische Prinzip der anaeroben Glykolyse. Zentrale Drehscheibe der ATP-Synthese stellt das in den Mitochondrien lokalisierte System der Phosphorylierung, also die Atmungskette, dar. Nebenwege der ATP-Synthese sind der Horecker-Zyklus und der Zitratzyklus. Produkt des Zitratzyklus (der Horecker-Zyklus ist im vorliegenden Themenrahmen vernachlässigbar) ist Pyruvat, welches (unter aeroben Bedingungen) in Azetyl-Koenzym A übergeführt wird und somit die Stufe I des Zitratzyklus initiiert (= Bildung von Zitrat). Unter

Tabelle 1.5: „Vom Reiz zur Tumorzelle"

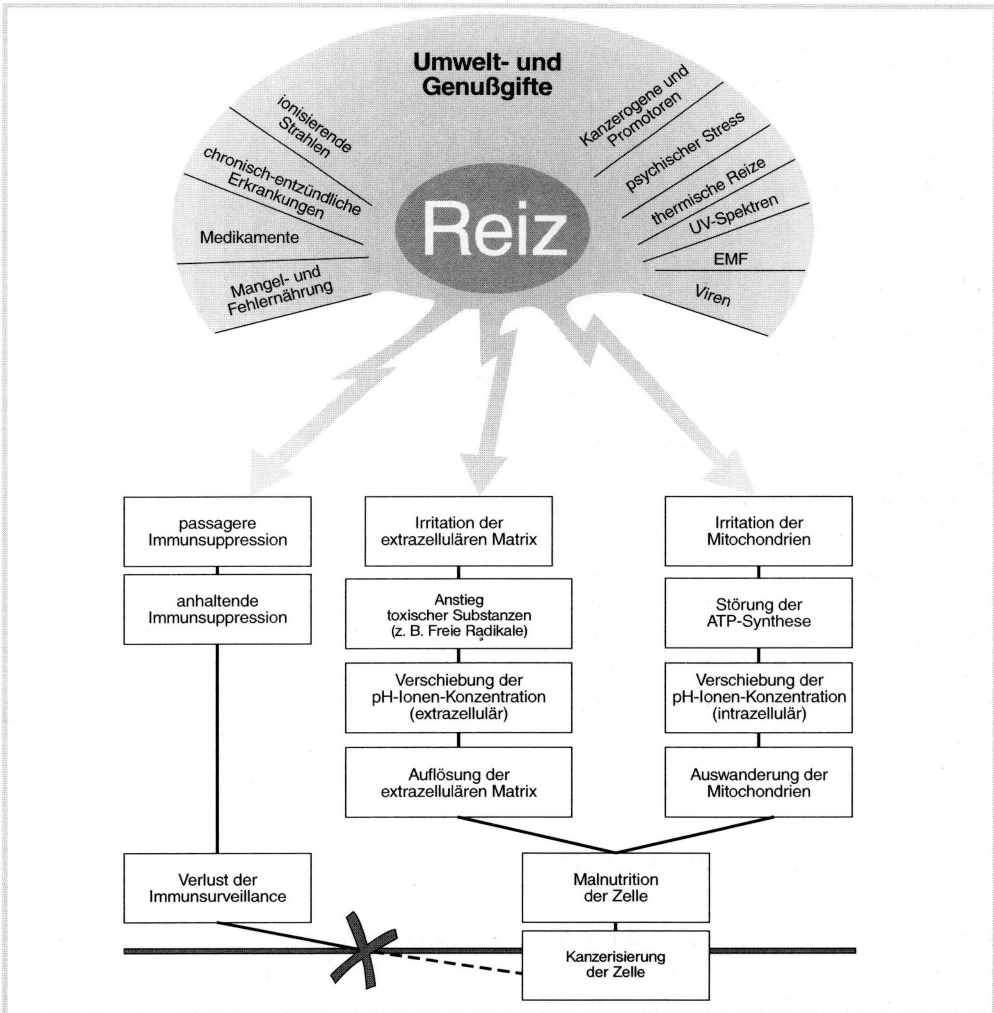

anaeroben Bedingungen, wie sie bei ausgedehnten Tumoren zu finden sind, kommt es jedoch statt zur Pyruvat- zur Laktatbildung (46, 47). Laktat verursacht wiederum eine Schädigung intra- und extrazellulärer Strukturen, so daß es zur „Rückvergiftung" der Zelle kommt. Sollten sich unsere o. g. Ergebnisse bestätigen, so könnte dies bedeuten, daß die biochemischen Irritationen nicht nur (wie bislang vermutet) auf der Atmungskette, sondern daneben auch im Zitratzyklus der Mitochondrien lokalisiert sind. Die Arbeiten RECKEWEGS und seiner Nachfolger deuten in diese Richtung und Therapieansätze mit homöopathisierten Nosoden der organischen Säuren des Zitratzyklus (Fa. HEEL, Baden Baden) zeigen in der Therapie verschiedener chronischer Erkrankungen auch tatsächlich gute Effekte.

1.4.12 Zytoplasmatische Schlußfolgerungen

Mitochondrien stellen kleinste, autonome und reduplikationsfähige, üblicherweise zellständige Kleinstorganismen dar, deren zentrale Rolle in der biochemischen Umwandlung zugeführter Nahrungssubstrate mit Sauerstoff zu Körperenergie und Körperwärme liegt. Die Größe der Mitochondrien liegt mit 0,2 – 1,0 µ am Rande der lichtoptischen Darstellbarkeit, die Formen sind außerordentlich variabel: Fäden-, Körnchen-, Stäbchen- und Hantelformen werden ebenso beschrieben wie Perlschnurformen (48 – 50).

Die Anzahl der Mitochondrien innerhalb einer Körperzelle schwankt ebenso stark wie ihre Konfiguration; sie können in bestimmten Geweben bis zu 25 % der gesamten Zellmasse ausmachen (Leberzelle)(51). Die Halblebenszeit der Mitochondrien wird auf 5 – 12 Tage geschätzt (52). Elektronenoptisch besitzen die Mitochondrien eine außerordentlich typische Struktur, die von intramitochondrialen Einstülpungen, den Cristae mitochondrales, geprägt ist; hier ist auch die biochemische Atmungskette lokalisiert (53).

Wenn wir die Strukturbeschreibungen der Untersucher dunkelfeldmiskroskopischer und/oder elektronenoptischer Phänomene im menschlichen Blut betrachten, so fällt auf, daß die Beschreibungen eine außerordentliche Ähnlichkeit mit den morphologischen Beschreibungen der Mitochondrien besitzen, auch wenn die jeweiligen Autoren bemüht sind, den Erscheinungen neue, jeweils den eigenen Vorstellungen entsprechende Namen zuzuordnen. Trotz dieser unterschiedlichen Nomenklaturen und trotz der verschiedenen Deutungen fällt ohne Frage auf, daß alle Autoren die gleichen Phänomene beschreiben, die sowohl im Blut gesunder Menschen (hier allerdings in geringer Zahl) als auch (massiv) im Blut schwerkranker Menschen zu finden sind.

Trägt man alle vorgenannten Fakten zusammen, ergibt sich – sofern man mir folgen mag – ein zusammenhängendes Bild eines biochemisch-zytoplasmatischen Puzzles:

- Alle Beschreiber der genannten zytoplasmatischen Phänomene im Dunkelfeldmikroskop beschreiben offenbar die gleichen Strukturen, nur mit jeweils anderen Worten.
- Alle Beschreibungen ähneln deutlich den morphologischen Beschreibungen menschlicher Mitochondrien, die inzwischen als autonome, bewegliche und reduplikationsfähige Kleinstlebewesen unterschiedlicher Form und Größe charakterisiert wurden.
- In biochemischen Untersuchungen zeigt sich eine z. T. erhebliche Stoffwechselstörung innerhalb der Mitochondrien der Tumorzellen.

Zusammenfassend kann davon ausgegangen werden, daß die Stoffwechselsituation innerhalb der malignen Zelle außerordentlich ungünstig, wenn nicht bedrohlich für die Existenz normal funktionierender Mitochondrien ist. Ausgehend von den Erkenntnissen um die Fähigkeit zur Diapedese von Zellen durch Gewebemembranen kann nun hypothetisch angenommen werden, daß Mitochondrien eine geschädigte Zelle verlassen. Das Auftreten von Mitochondrien im Blut wäre demnach ein Ausdruck der Suche von Mitochondrien nach optimalen Lebens- und Stoffwechselbedingungen. Das Blut in seiner nutritiven Funktion wäre demnach das optimale Medium für diese Mitochondrien.
Im Wissen, daß Mitochondrien gegenüber exogenen Reizen außerordentlich sensibel reagieren und beispielsweise durch die Behandlung mit Ultraschall in ihrer ATP-Synthese schwer gestört werden, wird uns deutlich, wie massiv die Zerstörung von Mitochondrien durch aggressive Therapieverfahren wie Chemo- oder Strahlentherapie sein muß. Verständlicherweise leitet sich hieraus auch ab, daß eine Heilung (gemäß ihrer Definition) durch die vorgenannten Maßnahmen unmöglich ist. Es kann durch diese Therapiestrategien im allerbesten Fall zu einer Defektheilung kommen, die über die gesamte Restlebenszeit des Betroffenen eine neuerliche Tumorbildung hemmt.
Bei Patienten, die diesen Therapien unterzogen werden, zeigen sich im peripheren Blut massenhaft derartige Formationen. Es liegt also der hypothetische Gedanke nahe, daß es sich bei den verschiedentlich beschriebenen Formationen tatsächlich um Mitochondrien handelt; und wenn dem so ist, dürfte die Forschung keine allzu große Schwierigkeit haben, auch den geweblichen Ursprung dieser Mitochondrien nachzuweisen, um hieraus eine Screeningmethode zur frühen Erfassung geweblicher (mitochondrialer) Störungen zu entwickeln.

1.4.13 Zusammenfassung

Ich war bemüht, Zusammenhänge zwischen vermuteten Stoffwechselstörungen innerhalb der Mitochondrien und der Entstehung von malignen Erkrankungen zu objektivieren. In diesem Rahmen erschien mir die Frage diskussionswürdig, ob

die in der nativen Untersuchung Krebskranker sichtbaren Phänomene möglicherweise Mitochondrien darstellen, die sich aufgrund der pathogenen Situation ihrer (erkrankten) Wirtszellen in das freie Serum exprimiert haben und so als zirkulierende, vielgestaltige und bewegliche virusale Formationen am Rande der lichtoptischen Darstellungsmöglichkeiten auftreten.
Weiter schien mir die Frage interessant, inwieweit 1. die native Dunkelfelddiagnostik und/oder 2. die biochemische Analyse der organischen Säuren des Zitratzyklus eine diesbezügliche Klärung bringen könnte. Diese Fragen möchte ich nach mehrjähriger Beschäftigung mit diesen Themen wie folgt beantworten:

ad 1.
Die native Untersuchung im Dunkelfeld- oder im Phasenkontrastmikroskop stellt eine untaugliche Methode zur Früherkennung maligner Erkrankungen dar. Wenn überhaupt, so erlaubt diese Methode lediglich eine grobe Einschätzung der Belastungssituation des betreffenden Patienten (so wie andere Verfahren dies auch und z. T. besser können). Keinesfalls aber kann sie zu einer Aussage hinsichtlich Art, Ausmaß und Prognose einer Erkrankung herangezogen werden.
Hilfreich ist dieser Ansatz eventuell bei der Verlaufsbeobachtung im Zusammenhang mit anderen (vornehmlich immunologischen) Blutuntersuchungen sowie im Rahmen der üblichen klinischen Verlaufsbeobachtung.
Als Methode der Objektivierung Kanzeröser oder präkanzeröser Prozesse scheint sie mir ebenfalls ungeeignet. Der lichtoptischen Darstellbarkeit (max. Vergrösserung 1 800 x) sind mit der herkömmlichen Technik schlicht Grenzen gesetzt.
Modifizierte Methoden, die in den letzten Jahren entwickelt wurden, wie die Inspektion der Erythrozytenmembranen und verschiedene Tests zur Begutachtung von Erythrozyten-Trocknungsmustern, erscheinen mir suspekt und weisen in der Literatur wenig Basis aus.
Interessant erscheint mir die in jüngster Zeit diskutierte Möglichkeit, mit einer neuen Lichtoptik (ERGONOM 400 nach OLBRICH) eine erheblich stärkere Vergrößerung in der Lebendbeobachtung von Zellen zu nutzen (54, 55). Vielleicht eröffnen sich hier noch neue Chancen, die Grenzbereiche zwischen Lichtoptik und (denaturierender) Elektronenoptik zu erschließen, um Zellbewegungen sowie intra- und extrazelluläre Aktivitäten zu beobachten.

ad 2.
Zweifelsfrei sind die von M. BOJASCH und mir durchgeführten Untersuchungen aufgrund ihres zahlenmäßig eingeschränkten Umfangs nur sehr bedingt aussagefähig. Angesichts der vorliegenden Ergebnisse fühle ich mich jedoch ermutigt, die eventuellen Stoffwechselstörungen innerhalb der Mitochondrien sowie die von mir hypothetisch postulierte Diapedese der Mitochondrien aus erkrankten Zellen heraus in das freie Serum, eingehender zu prüfen. Die mir zu Verfügung stehenden personellen und technischen (also letztlich auch finanziellen) Gegebenheiten

schließen eine intensivere Untersuchung dieser Phänomene aus. Vielleicht aber ist mein Beitrag eine Anregung, andernorts diesen Themenrahmen näher zu betrachten und die Bemühungen um eine Klärung erneut aufzunehmen.
Schlußendlich möchte ich nicht versäumen, auf die Eingeschränktheit eines nur biochemischen Blickwinkels hinzuweisen. Die ausgeführten biochemischen Phänomene im Rahmen der Krebsthematik stellen nur einen Teilbereich dar, sie bilden lediglich einen Ausschnitt aus einer ungeheuer komplexen Phänomenologie – der Phänomenologie des Krebses, die zu entschlüsseln fraglos eine enge Zusammenarbeit vieler Disziplinen erfordert: Biochemie, Immunologie, Neuroendokrinologie, Psychologie, klinische Onkologie, Erfahrungsheilkunde und nicht zuletzt sicher auch der Naturphilosophie. In diesem Sinne hoffe ich, einen Anstoß gegeben zu haben.

Literaturhinweise

1. HEINE, H.: Plädoyer für eine mehrdimensionale Logik in der Medizin, in: KREBSFORUM 23, S. 6, SynMed Verlag Berlin 1992
2. NAEGELI, O.: Blutkrankheiten und Blutdiagnostik, S. 351 Verlag von Veith & Co., unbek. Verlagsort, 1912
3. SCHELLER, E.F.: Krebsschutz, S. 33, Humata 1965
4. VON BREHMER, W.: Siphonospora Polymorpha n. Sp., ein neuer Mikroorganismus des Blutes und seine Beziehung zur Tumorgenese, in: Die Med. Welt 23, 1934
5. VON BREHMER, W.: ebenda, S. 5
6. VON BREHMER, W.: ebenda, S. 18,19
7. SCHILLING, V.: Untersuchungen über die Siphonospora Polymorpha v. Brehmer, Die Med. Welt, 1,2, 1934
8. BÖRNER, C., JANCKE, O.: ebenda
9. GIERLINGER, M., LASSEK, H.: Blutdiagnostik und Bionforschung nach W. Reich, in: Emotion 6, Eigenverlag Berlin 1984
10. GERLACH, F.: Ergebnisse mikrobiologischer Untersuchungen bei bösartigen Geschwülsten, in: Wiener Klin.Wochenschr. 47, S. 1609-1610, Wien 1937
11. ENDERLEIN, G.: Studien zum Krebsproblem, in: Archiv f. Entwicklungsgesch. d. Bakterien Bd. 1, Heft 3, S. 227ff
12. REICH, W.: The Cancer Biopathie, New York 1948
13. BOADELLA, D.: Wilhelm Reich, Leben und Werk, S. 187, Scherz 1981
14. GERLACH, F.: Zelleinschlüsse (Inclusion Bodies) bei Krebs, in: Der Krebsarzt 10, Nr. 3, S.142, 1955
15. NIEPER, H.A.: Über experimentelle und theoretische Grundlagen der Immunbiologie und Erregertheorie des Krebses, in: Ärztliche Forschung 5, S. 208, 212-214, 1959
16. BESSIS, M.: Blood Smears Reinterpretated, S. 52, Springer, Berlin 1977
17. BESSIS, M.: Living Blood Cells and Their Ultrastructure, S. 169,184,196,214, Springer, Berlin 1973
18. BESSIS, M.: ebenda S. 188f
19. WARBURG, O.: Über den Stoffwechsel der Tumoren, Springer, Berlin 1926
20. JUNG, H., SEEGER, P.G.: Der Stoffwechsel bösartiger Tumoren, in: Ärztliche Forschung 10, 1956
21. JUNG, H., OPITZ, E.: Über die Fortschritte in der Behandlung des Krebses, in: Münch. Med. Wochenschr. 38,39, 1926

22. JUNG, H.: Die Zerstörung der normalen Zell-Atmung als Ursache des Krebses, Medizinalpol. Verlag Hilchenbach 1960
23. WENDISCH, F.: Zellatmung und Krebs, in: Naturwissensch. 34, S. 190, 1947
24. JUNG, H.: Die Zerstörung der normalen Zellatmung als Ursache des Krebses (s. unter 22), S. 51ff
25. LUNARDI, J., ATTARDI, G.: Differential Regulation of Expression of the Multiple ADP/ATP Translocase Gens in Human Cells, in: Journ. Biol. Chem., S. 266(25), Pasadena/USA Sept.1991
26. MATSUNO, T.: Pathway of Glutamate Oxidation and its Regulation in the HuH13-Line of Human Hepatoma Cells, in: Journ. Cell. Phys. 148 (2), S. 290-294, Tokyo 1991
27. STEEN, R.G.:Characterization of Tumor Hypoxia by 31P MR Spectroscopy, in: Americ. Journ. Reontgenology 157 (2), 243-248, Seattle 1991
28. BAGGETTO, L.G., TESTA-PARUSSINI, R.: Role of Acetoin on the Regulation of Intermediate Metabolism of Ehrlich Ascites Tumor Mitochondria; its Constribution to Membrane Cholesterol Enrichment Modifying Passive Proton Permeability, in: Arch. Biochem. Biophys. 283 (2), S. 241-248, Villeurbanne/France 1990
29. ARGILLES, J.M., LOPEZ-SORIANO, F.J.: Why do Cancer Cells Have Such a High Glycolytic Rate? in: Med. Hypothesis 32 (2), S. 151-155, Barcelona, 1990
30. DIKSHTEIN, E.A., VASILENKO, I.V.: Oxireductase Activity in the Cells of Stomach Cancer, in: Vaprosi Onkologii 25, Leningrad 1979
31. DUCTU, R. et al.: Histochemical Patterns in Human Breast Tumors, in: Acta Histiochem. 64, Jena 1979
32. BOJASCH, M., KUNO, M.D.: Analysen der organischen Säuren des Zitratzyklus im menschlichen Blutserum, Arbeitsmanuskript Berlin 1982, veröffentlicht in: NATURHEILPRAXIS 10, München 1993
33. YU, Y.: Ultrastructural Study of Adenolymphoma, Chung-Hua-Kou-Chiang-Hsueh-Tsa-Chih 26 (3) S. 155-157, Peking 1991
34. KATOKA, R., HYO, Y., HOSHIYA, T., MIYAHARA, H., MATSUNAGA, T.: Ultrastructural Study of Mitochondria in Oncocytes, in: Ultrastruct. Patholog. 15 (3), S. 231-239, Kashihara/Japan 1991
35. KANEDA, K., KATAOKA, M., KISHIYE,T., YAMAMOTO, H., WAKE, K.: The Intracellular Distribution of Cell Organelles in Natural Killer Cells During the Cytolysis of Bound Tumor Cells, with Special Reference to the Rod-Cored Vesicles, in: Arch. Histolog. Cytology 54 (1), S. 69-79, Tokyo 1991
36. NORDMANN et al.: Analysen bei 14 Probanden, in: Clin. Chim. Acta 12, S. 304, 1965
37. ZAREMBSKI und HODGKINSON: Analysen bei 15 Probanden, in: Biochem. Journ. 96, S. 717, 1965
38. TSIRIMBAS und STICH: Analysen bei 21 Probanden im Ruhezustand, in: Klin. Wochenschr. 38, S. 1196, 1960
39. RECHENBERGER und BENNDORF: Analysen bei 183 Probanden, in: Zeitschr. f. Klin. Med. 154, S. 649, 1949
40. HUMMEL et al.: Analysen bei 14 Probanden, in: Journ. Biolog. Chim. 180, S. 1225, 1949
41. HUCKABEE: Analysen bei 69 Probanden im Ruhezustand, in: Journ. Clinic. Invest. 37, S. 244, 1958
42. HUCKEBEE: Analysen bei 69 Probanden im Normalzustand, in: Americ. Journ. Med. 30, S. 833, 1961
43. KÄSER et al.: Analysen bei 40 Probanden, in: Clinic. Chim. Acta 6, S. 337, 1961
44. ZAREMBSKI und HODGKINSON: Analysen bei 15 Probanden, in: Biochem. Journ. 96, S. 717, 1965
45. JUNG, H.: Die Zerstörung der normalen Zellatmung...(s. unter 22), S. 51f
46. SCHELLER, F.: Krebsschutz...(s. unter 3), S. 55ff
47. BUCHER, O.: Zellorganellen, Mitochondrien, in: Cytologie, Histologie und mikroskopische Anatomie des Menschen, S. 35, Huber, Bern 1984

48. GERLACH, F.: Ergebnisse mikrobiologischer Untersuchungen bei bösartigen Geschwülsten, Zelleinschlüsse (Inclusion Bodies) bei Krebs, in: der Krebsarzt 10, S. 1605, 1955
49. BESSIS, M.: Living Blood Cells and Their Ultrastructure, S. 35, Springer, Berlin 1973
50. BUCHER, O.: Zellorganellen...(s. unter 47), S. 35
51. ebenda
52. KARLSON, P.: Biochemie, S. 294, Thieme, Stuttgart 1972
53. RANDOLL, U.G., ZÄNKER, K.S., OGILVIE, A., DEHMLOW, R., OLBRICH, K.: Ultrastrukturelle zelluläre Membranprozesse on-line im Vitalmikroskop, in: Dt. Zeitschr. f. Onkol. DZO, 24 (5), S. 120ff, Verl. f. Med. Dr. E. Fischer, Heidelberg 1992
54. RANDOLL, U.G., ZÄNKER, K.S., OGILVIE, A., ZITZMANN, R., OLBRICH, K.: Vitalmikroskopische Ultrastrukturdarstellung von Plattenepithel- und Plattenepithelkarzinomzellen des Otopharynx, in: Dt. Zeitschr. f. Onkol. DZO, 24(3), S. 57ff, Verl. f. Med. Dr. E. Fischer, Heidelberg 1992

1.5 Tumorpsychologie – einige unorthodoxe Gedanken zum Thema Psycho-Sozio-Onkologie

„Die Wissenschaft verhält sich zur Weisheit
wie die Tugendhaftigkeit zur Heiligung:
sie hat keine Liebe und weiß nichts
von einem tiefen Gefühl
des Ungenügens und der Sehnsucht.

Solange unter Kultur wesentlich
Förderung der Wissenschaft verstanden wird,
geht sie an dem leidenden Menschen
mit unbarmherziger Kälte vorüber,
weil die Wissenschaft überall nur Probleme
der Erkenntnis sieht
und weil das Leiden eigentlich innerhalb ihrer Welt
etwas Ungehöriges und Unverständliches,
also höchstens wieder ein Problem ist.“

aus: F. Nietzsche, Schopenhauer als Erzieher,
Diogenes, Zürich 1977

1.5.1 Einführung

Es existieren seit etwa 15 Jahren etliche Standardwerke zur Fragestellung, ob und inwieweit psychische und soziale In- und Umweltbedingungen die Bereitschaft zu Krebs fördern oder verstärken könnten. Richtungsweisend hierfür sind die Namen LESHAN, SIMONTON, und GROSSARTH-MATICEK.

Ich will und kann in dem nachfolgenden Beitrag nicht der müßigen Frage nachgehen, ob eine bestimmte Persönlichkeitsstruktur zu einer Verstärkung des Krebsrisikos beitragen kann. Diese Arbeit möchte ich anderen überlassen, die davon mehr verstehen als ich: Medizinstatistiker, Psychologen und Sozialwissenschaftler.

Ich möchte vielmehr das psychosoziale „Energiefeld“ beschreiben, das den Krebs und den Krebskranken umgibt und das sein Leben und seine Wesenszüge häufig schon lange vor Diagnosestellung kennzeichnen. Es ergeben sich hierbei auffällige Parallelen zum Kapitel 2.9 (Homöopathie), und möglicherweise münden diese Vernetzungen in spätere (auch therapeutisch umsetzbare) Erkenntnisse der „Psycho-Sozio-Neuroimmunologie“.

Vielleicht hilft dieser Beitrag aber auch, Berührungsängste von Therapeuten gegenüber Krebskranken abzubauen.

Selbstverständlich gibt es auch in meinen Beobachtungen strukturelle Ähnlichkeiten in den Krankheits- und Psychoanamnesen Krebskranker. Der häufig beschriebene „vernünftige Funktionalismus" gehört hier ebenso dazu, wie Einbrüche, Lebenskrisen und ungelebte Sehnsüchte, die gerade Krebskranke auf Nachfrage hin beschreiben. Aber wer hätte diese Einbrüche, Krisen und Sehnsüchte nicht? Die Frage nach der „Krebs-Persönlichkeit" erscheint mir nach meinen Erfahrungen nachvollziehbar, allerdings gleichzeitig grob vereinfachend. Wir versuchen hier offenbar auch im Bereich der „alternativen Medizin" vereinfachende monokausale Ursache-Wirkungs-Prinzipen zu entwickeln, die uns bestenfalls nicht weiterbringen.

Die Erschütterung menschlicher Grundstrukturen ereignet sich täglich viel häufiger, als wir annehmen möchten. Die Gesichter der Kinder im kriegsgeschüttelten ehemaligen Jugoslawien zeigten uns diese Erschütterungen ebenso wie die von rechten Straßenbanden überfallenen Hilfe- und Asylsuchenden in deutschen Aufnahmelagern.

Doch neben diesen „lauten" und akuten Erschütterungen spielen sich vergleichbare Dramen tagtäglich hinter den hübschen weißen Gardinen unserer Wohnhäuser ab: Die in ihrer Ehe wiederholt vergewaltigte Frau (die vielleicht die Vergewaltigung schon nicht mehr als Gewalt empfinden kann); der arbeitslos gewordene Arbeiter, der sich nicht mehr in der Lage sieht, seine Familie zu ernähren; die an der subjektiv empfundenen Brutalität und Kälte unserer Gesellschaft zerbrechende Lehrerin oder auch der ehemalige Offizier der DDR-Grenztruppen, der in dem Untergang des DDR-Staates sein gesamtes Lebens- und Weltbild zu Staub werden sieht. Sie alle erleben kürzere oder längere Erschütterungen, die ihre Spuren im tiefsten Inneren hinterlassen. Ein Teil dieser Menschen wird diese Erschütterungen aus eigener Kraft oder mit Hilfe eines Partners oder Therapeuten überwinden. Bei anderen hingegen werden sie nicht folgenlos bleiben. Sie werden als tiefe innere und lebensfeindliche Energie überdauern, und es bedarf dann nur noch einiger kleinerer Anstöße, um letztlich in die lebensfeindliche (todesersehnende) Energie des Krebses zu münden.

Wer sich mit der Krebsthematik lange und gründlich beschäftigt, wird früher oder später gezwungen sein, sich mit der Ebene des „Bösen" auseinanderzusetzen. Es ist kein Zufall und kein Versehen, daß Krebs als bös-artige Erkrankung bezeichnet wird. Nicht nur das zerstörerische und asoziale Verhalten der malignen Zellklone gegenüber dem „gesunden" Gewebe läßt diese Krankheit als bösartig erscheinen, auch die psychischen und sozialen, ja selbst die energetischen Ebenen, die den an Krebs Erkrankten umgeben, prägen und beeinflussen, deuten eine dunkle Bösartigkeit an. Mit dem Erleben seiner Umwelt nach der Krebsdiagnose, mit dem Erfahren der unterschiedlichen Reaktionen auf diese Diagnose, erfährt der Krebskranke sehr plötzlich seine „Andersartigkeit".

Aus der Sicht seiner Umwelt gehört er nun zu einer Spezies Mensch, die (noch lebend) bereits zu den Toten gehört. Mitleid, Distanz und Isolation sind Erfahrungen, die diejenigen Krebskranken erleiden, die offen mit der Krankheit umzugehen gewillt sind und die ihre Krebskrankheit gegenüber ihrer Umwelt nicht zu verheimlichen suchen.

Von diesen Erfahrungen ist auch derjenige nicht ausgeschlossen, der sich schwerpunktmäßig therapeutisch mit dem Krebs beschäftigt. Die onkologische Betätigung konfrontiert mich nicht selten mit Aussagen wie: *„Wie kannst du dich denn ausschließlich mit Krebskranken beschäftigen, das ist doch frustrierend...“, „Wie bewältigst du denn eine solch schwere Arbeit...“* oder (der Rat des psychotherapeutisch halbkundigen Kollegen) *„Spüre doch mal nach, was du mit dem Tod zu tun hast, wenn du eine solche Arbeit machst...“*. Auch derjenige, der sich therapeutisch mit Krebs beschäftigt, wird skeptisch als jemand betrachtet, der sich mit dem Okkulten, dem Dunklen, dem Grenzbereich menschlichen Lebens umgibt, der also dem Bösen zumindest näher zu stehen scheint als der übliche klassische Homöopath oder Neuraltherapeut, der sich im üblichen breiten Krankheitsspektrum seiner Praxis bewegt. Auf das rein pekuniäre Moment, welches als häufiges Argument zu hören ist, habe ich in anderen Publikationen bereits hingewiesen, will es aber der Vollständigkeit halber anfügen: *„Deine Patienten sterben dir doch sowieso ganz schnell weg...“*.

Ich möchte nachfolgend versuchen, die Bösartigkeiten, die den Themenrahmen Krebs umspannen, ein wenig lichter, ein wenig durchschaubarer zu machen. Ich will dies in Form eines Aufsatzes deutlich machen, den ich einfach aus dem Kopf auf das Papier schreibe, wenig gefiltert und nicht sehr wissenschaftlich. Die Bösartigkeit und das Dunkle, welche den Krebs umgeben, lassen sich nur schwer in Schubladen oder bestehende Begrifflichkeiten einordnen, zuallerletzt in psychoanalytische oder psychotherapeutische. Es handelt sich m. E. vorwiegend um eine energetische Problematik, wobei der Versuch, diese in psychotherapeutische Begriffswelten zu transponieren, scheitern muß; dies ist sicher auch der Grund dafür, daß sich nur sehr sehr wenige Psychologen und Psychotherapeuten intensiv mit diesem Thema auseinandersetzen wollen.

1.5.2 Aggressive Terminologie

„Krebs ist Satan“, antwortet eine meiner Patientinnen auf meine Frage, was diese Krankheit ihr symbolisiere. Satan, das Böse an und für sich, das Zerstörende, Quälende, Schuldige und das dunkle Moment menschlichen Lebens. Wenn wir die onkologische Fachsprache näher betrachten und vor allem die Auswirkung dieser Begriffswelten auf psychosoziale Interaktionen, so fällt eine Häufung destruktiver und aggressiver Begrifflichkeiten ins Auge. Bösartige Zellen, asoziale Zellklone, invasives Wachstum, Proliferation und Destruktion, Killerzellen, Target-Zellen, Immunüberwachung, Kobaltbombe, Strahlenbunker, Zytostatika-Regimes usw. usw. Die Liste solcher Begrifflichkeiten, die in kaum einem anderen Krankheits-

geschehen so eminent im Vordergrund der verbalen Kommunikation zwischen Arzt und Patient stehen wie bei Krebs, ließe sich beliebig lang fortsetzen.
Es ist zu fragen, wo die Ursachen für die Entwicklung einer solch aggressiven Begriffs- und Bilderwelt liegen, wie sich diese auf die psychosozialen Interaktionen von Krebskranken auswirkt. Die Aussage „Krebs ist Satan" ist zumindest eine der Folgen dieser Terminologie, aber vielleicht spiegelt sich in der energetischen Entstehungsebene von Krebs dieses „Satanische", dieses „Böse" bereits wider? Einige Autoren vertreten diese Ansicht. Krebs als nicht gelebte, nicht ausgelebte dunkle Seite menschlichen Lebens, dies scheint zunächst eine ungeheure Vision. Andererseits ist zumindest die Folge der oben beschriebenen aggressiven und destruktiven Bilderwelt und Wortwahl in der Onkologie eine zwangsläufige Konfrontation des Betroffenen mit dem Thema des Bösen. Krebspatienten werden mit der Diagnose Krebs, also mit der Existenz aktiver bösartiger Zellen in ihrem Körper, in eine Auseinandersetzung mit dem Bösen katapultiert. Die Konsequenz und die Folgen sind m. E. sehr stark davon abhängig, inwieweit der betreuende Therapeut sich auf eine solche Auseinandersetzung einzulassen bereit ist. Meist, vor allem in den orthodoxen Krebskliniken und onkologischen Praxen, wird den Patienten die Konfrontation mit diesem Problemfeld abgenommen. Der Arzt erscheint als weißer und wissender Retter in der Not, als kampfbereiter Ritter, der dem drohenden Drachen den Kopf abzuschlagen bereit ist. Operation, Strahlentherapie und Zytostatika stellen die scharfen Schwerter der weißen Ritter dar, dabei werden im Angesicht des satanischen Drachen schwerwiegende Nebenwirkungen gerne in Kauf genommen, geht es doch um eine ganz existenzielle Auseinandersetzung. „Wo gekämpft wird, fließt Blut", scheint das Motto, und der Sieg über den satanischen Drachen „Krebs" erlaubt scheinbar den Einsatz aller Mittel. In dem Kampf der orthodoxen Medizin gegen den Krebs steht nicht selten der Kampfesruf „Tod dem Tod" im Vordergrund der Kommunikation mit dem Betroffenen. Es wird der Eindruck vermittelt, die vermeintlich omnipotente Medizin könne auch im Angesicht massiver Metastasierungen auf einen Sieg zielen; dabei scheint allerdings sehr oft eine Atmosphäre zwischen Arzt und Patient den Raum zu bestimmen, als wäre die bereits zu Beginn verlorene Schlacht unausgesprochene Verabredung zwischen beiden. Der Patient ist zunächst dankbar, daß der „weiße Ritter" statt seiner selbst den Drachen erlegt, daß die Auseinandersetzung mit der Frage nach dem Bösen nicht geführt werden muß. Alles unausgesprochen Befürchtete, das Siechtum, der Schmerz, der Tod, unterliegt einer stillschweigend verabredeten „Top-secret"-Kennzeichnung.
Doch dieser Kampf und der vermeintlich erste Sieg (z. B. durch eine operative Entfernung des Tumors) ist in Wahrheit ein Pyrrhus-Sieg. In einem sehr hohen Prozentsatz vermeintlich erfolgreicher Erstbehandlungen von Krebs erweist sich der abgeschlagene Kopf des Drachens als Teil eines Medusenhauptes. Zweittumoren, Rezidive und Metastasen nach der Erstbehandlung sind ein seit langem bekanntes und gefürchtetes Phänomen in der Onkologie. Die Krebskrankheit ist

also nicht geheilt, indem der sichtbare Teil in Form des Tumors beseitigt wird. Wir stehen vor einem Eisberg-Phänomen, die Krankheit ist in die klinisch unsichtbare Phase „zurückgeschnitten", und Patient wie Arzt werden bei einem der gemeinsamen Folgetreffen (klinische Nomenklatur: „Nachsorge") in einem hohen Prozentsatz ein Nachwachsen des Drachenkopfes feststellen müssen.
Die Hoffnung des Betroffenen (und des Arztes), die Konfrontation mit dem dunklen und bösen Anteil des Lebens ließe sich vermeiden, erweist sich als trügerisch. Hinzu kommt, daß zumindest der Betroffene in der vermeintlich rezidivfreien Zeit psychosozial stigmatisiert ist und sich mit den Vorurteilen des sozialen Umfeldes auseinandersetzen muß. Ein Krebskranker gilt in unserer Gesellschaft noch immer als Todgeweihter, und ich bitte nicht zu unterschätzen, in welch hohem Maße Krebs in der Bevölkerung noch immer als ansteckungsverdächtig gilt. Der mit der Diagnose Krebs behaftete Mensch wird, sofern er die Diagose nicht völlig verheimlicht, isoliert. Krebskranke gelten als Todeskandidaten und unsere vehement leistungs- und erfolgsorientierte Gesellschaft beantwortet das Auftreten von Krebs mit Isolation. Dabei kann diese Isolation durchaus maskiert auftreten: das Mitgefühl und das Mitleid, welchem sich Krebskranke plötzlich ungewohnt gegenübersehen, ist das Mitleid mit einem vermeintlich Todesbedrohten. Die Erfahrung des Krebskranken, plötzlich ungewollt und ungewohnt betreut und versorgt zu werden, kann bei ihm das Gefühl erzeugen, „anders zu sein", oder ihm (auch fatal in der Konsequenz) einen sekundären Krankheitsgewinn infolge der Krebsdiagnose verschaffen. Wenn beispielsweise der Ehemann, die Kinder, die Eltern oder der Partner nach der Krebsdiagnose endlich die langersehnte Zuwendung und Zärtlichkeit gewähren, die Jahre vorher vermißt wurde, kann dies die fatale Folge haben, daß (unbewußt) die psychosozialen Folgen des Krebses als positiv umbewertet werden. Es wird also dem Krebskranken auf der unbewußten Ebene nahegelegt, nicht gegen die Krankheit zu kämpfen. Ich habe in diesem Zusammenhang schon etliche Male erlebt, wie sich Betroffene in dieses positive Krankheitserleben fallen ließen, mit der Folge eines ausgedehnt langen und das soziale Umfeld außerordentlich belastenden Krankheitsverlaufes, der durch keine Maßnahme in eine Besserungsphase zu bringen war.

1.5.3 Verzicht

Hinzu kommt die bei Krebskranken oft zu findende Grundstruktur einer hohen Verzichts- und Leidensbereitschaft. Bei allem Vorbehalt gegenüber einer kategorischen Typisierung von Menschen in ein Arzneimittel- oder Persönlichkeitsbild, kann ich aus meiner Erfahrung bestätigen, daß Krebskranke in ca. 80 % der Fälle in einer nahezu unerträglichen Verzichtshaltung verharren. Man könnte fast sagen, daß onkologische Patienten für die orthodoxe Hochschulmedizin außerordentlich bequeme Patienten sind, die sich fast allen medizinischen Torturen wi-

derspruchslos unterziehen. Das böse, zornige, rebellische und trotzige Moment der psychischen Struktur scheint völlig negiert und spielt sich dennoch gleichzeitig in aller Dramatik auf der zellulären (Krebs-) Ebene ab. Der Krebskranke fügt sich in die gegebene Situation ein, unterwirft sich, und nicht selten scheint der Betroffene in der Leidenserfahrung einen Lebenssinn zu finden; zumindest ist Leiden den meisten Krebskranken kein unbekannter Begriff.
Aus meiner Sicht ist die Essenz der Krebsproblematik (im psychosozialen Rahmen) die tiefe Störung der Identitätsentwicklung unter (oder infolge?) weitestgehender Verdrängung oder Verneinung des bösen Anteils.
Jürgen BECKER, homöopathischer Arzt aus Freiburg, beschrieb mir in einem Gespräch die homöopathisch-energetische Grundproblematik des Krebses wie folgt:

„...im Arzneimittelbild von Carcinosin können wir den Geist des Krebses verstehen. (...) Carcinosin hat sehr viel zu tun mit Verzicht, mit der Haltung: auf das, was mir gut tun würde, muß ich sowieso verzichten. Meine Aufgabe ist, so zu sein, wie die anderen mich haben wollen. (...)
Für mich ist Krebs eine Dimension von vielen möglichen Dimensionen körperlicher Erkrankung. Es gibt rein psychische Beschwerden, psychovegetative Beschwerden, funktionelle Beschwerden mit organischem Einschlag und organische Beschwerden, wie z. B. Rheuma. Darunter, eine Etage tiefer, gibt es – noch tiefer weggepackt ins Unbewußte, ins Materielle – die bis in den Zellkern weggepackten Beschwerden, und diese ganze Dimension aller bis in den Zellkern weggepackter Beschwerden, die heißen Krebs, oder die typischste Form davon ist Krebs.
Die Krankheit ist das Ins-Unbewußte-Gefallene und das Unbewußte ist der Körper. Das In-Den-Körper-Gefallene und der Körper ist sonst unbewußt, denn das, was in unseren Körperzellen los ist, fühlen wir nicht, erleben wir nicht, und es muß wieder ins Bewußtsein gehoben werden und somit lebbar werden. Und das, was bei Krebs ans Licht gebracht werden muß, ist tief im Untersten vergraben. Die Zelle ist das zentrale Materielle, was wir haben."

***Frage:** „Es gibt doch aber auch andere aus dem Zellkern entstehende Erkrankungen, also z. B. gutartige Tumoren. Warum ist es da so unterschiedlich?"*

***J. Becker:** „Weil da nicht so viel Bösartigkeit hineingesteckt wurde. Die Patienten müssen lernen, böse zu sein."*

***Frage:** „Demnach ist Krebs ungelebte und ganz tief weggepackte Bösartigkeit, die aus dem Schatten, aus dem Körper wieder ins Bewußtsein geholt wird?"*

***J. Becker:** „Ja, das läßt sich an einem Beispiel verdeutlichen: was tun kleine Kinder, wenn man ihnen etwas wegnimmt? Sie schreien und strampeln und wehren sich. Das ist gesundes Bösesein. Diesem gesunden Bösesein entspricht der physiologische Umgang mit entstehenden Krebszellen: sie werden gefressen. Ein kleines, heftiges Bösesein entsteht im Leben, es wird aussortiert und dann verschwindet es auch gleich wieder. Krebskranke können das nicht mehr. Bösesein ist nicht erlaubt, das nicht gelebte Bösesein wird immer weggesteckt, weggesteckt und richtig tief eingestampft, bis es im Zellkern so ein Ausmaß angenommen hat, das es zu Krebs wird."*

(Quelle: Das aktuelle Interview: zur Rolle der Homöopathie in der Ganzheitlichen Krebsbehandlung, Manfred D. Kuno und Barbara Schäfgen im Gespräch mit dem Freiburger Arzt und Homöopathen Jürgen Becker, in: KREBSFORUM 28/1993, SynMed Verlag Berlin).

1.5.4 Harmonie

Ein weiterer essentieller Aspekt bei Krebs, neben dem Aspekt des Verzichts, ist die Harmonie. In kaum einem Krankheitszusammenhang ist das Streben nach Harmonie so ausgeprägt, wie Psychogramme Krebskranker belegen. Für Harmonie wird nahezu alles geopfert, Krebskranke sind kaum in der Lage, intensive Auseinandersetzungen zu führen, und sind kontinuierlich bemüht, Streit zu schlichten, Kritik zu entschärfen und Verletzungen zu verdrängen. Ihr Ziel ist die Harmonisierung des Umfeldes. Diesem Ziel werden auch alle persönlichen Bedürfnisse, Sehnsüchte und Wünsche geopfert; es wird ein enormer Kraftaufwand betrieben, um die alles umgebende Unruhe zu beruhigen. Die Verbindung von Verzichtsstruktur und Harmoniebestreben zwingt zum Aufrechterhalten einer stetig erneuerungsbedürftigen Fassade. Jede emotionale Unruhe wird skeptisch begutachtet und allermeist als negativ bewertet. Kaum einmal kann Kritik als positiv und konstruktiv bewertet werden, allzuoft wird hinter konstruktiv-freundschaftlicher Kritik eine Störung der inneren und äußeren Harmonie befürchtet.

1.5.5 Schuld

In diesem psychostrukturellen Spannungsfeld liegt der Gedanke sehr nahe, Satan selbst, oder zumindest dunkle (nicht klar definierbare) Kräfte, wären kontinuierlich bemüht, Disharmonie zu verursachen. Dieser Gedanke wird durch die im Themenrahmen Krebs bestehende (weiter oben beschriebene) destruktive Nomenklatur verstärkt. Der Krebskranke sieht sich offenbar im Spannungsfeld der Auseinandersetzung zwischen Gut und Böse, wobei das Problem ist, daß das Böse in ihm selbst gewachsen ist. Dies bestärkt ihn wiederum in einem weiteren elementaren Glauben, nämlich der tiefen Überzeugung, an dem, was ihm geschieht, selbst Schuld zu tragen. Schuld ist neben Verzicht und Harmoniebestreben das dritte große Thema, mit dem Krebskranke beständig beschäftigt sind.

1.5.6 Ein Beispiel

Ein 50jähriger Geschäftsmann aus Niedersachsen kommt wegen eines Magentumors in meine Praxis. Nach dem Abtragen des ersten Eindrucks eines psychisch stabilen und sehr lebensfrohen, vitalen Managers, der sein Leben ebenso gut im Griff hat wie seine Geschäfte, kommt nach einigen Gesprächen über das Thema Bösartigkeit eine der Kausaebenen seiner Erkrankung zum Vorschein. Mitte der vierziger Lebensjahre verliebt er sich in eine 20 Jahre jüngere Frau, die ihn intellektuell, sinnlich und in seiner romantischen Genußebene verwöhnt wie keine Frau zuvor. Die Zeit vom Kennenlernen zur Heirat ist kurz und er dankt ihr ihre

Liebe mit massiver finanzieller Zuwendung: er baut ihr „ihr Traumhaus“, ein ausgedehntes, schloßartiges Anwesen in Niedersachsen inklusive Reitstall und Pferden. Er beschenkt sie mit allem, was sie als für ihr Leben unverzichtbar andeutet. Zwölf Monate nach ihrer Heirat erkennt er, daß sie einen Liebhaber hat und stellt sie diesbezüglich zur Rede. Sie ist (so seine Beschreibung) von einer zur anderen Minute ein vollständig anderer Mensch, sagt ihm, daß sie ihn eigentlich nie wirklich geliebt habe, daß ihr seine Sexualität schon sehr lange widerlich sei. Er versteht nicht, was geschieht, versucht zu argumentieren, sie umzustimmen, zu harmonisieren, obgleich er eigentlich (wie er mir in den Gesprächen sagt) das bedrängende Gefühl hat, er müsse sie mit seiner Schrotflinte erschießen. Die Verletzung seiner Identität ist massiv. Seine Reaktion ist typisch. Er verläßt das gemeinsame Haus (welches er ihr später zum Abschied schenkt, und in dem sie bis heute mit ihrem neuen Mann lebt), geht in die USA, baut die dortige Tochterfirma unter immensem Kraftaufwand aus und kehrt drei Jahre später nach Deutschland zurück, um sich einer Therapie seines inzwischen aufgetretenen Magenkarzinoms zu unterziehen.

1.5.7 Therapeutische Konsequenzen

Das Beispiel deutet an, worum es geht: der Patient erleidet eine sehr plötzliche und außerordentlich tiefgreifende Erschütterung seiner Identität. Sein Selbstwertgefühl als Mann, Liebhaber und Genießer werden in kürzester Zeit derart in Frage gestellt, daß er spontan denkt: ‚ich will sie erschießen'. Er ist in seiner (krebstypischen) Struktur jedoch nicht fähig, die erfahrene Bösartigkeit „gesund“ zu beantworten, im Gegenteil hält er die Frau für psychisch irritiert, versucht zu harmonisieren, zu entkräften, zu beruhigen (HARMONIE). Nachdem ihm dies mißlingt, geht er weg (VERZICHT), kanalisiert alle in ihm hochschießende Energie in Arbeit und versucht zu vergessen. Bis zu unseren Gesprächen übrigens ist er bemüht, Gründe für das Verhalten der Frau in seiner eigenen Lebensweise zu finden (SCHULD).

Nicht immer sind die psychosozialen Kausaebenen der Krebskrankheit so offen und so leicht eruierbar. Nicht immer sind es auch solche akuten und einbrechenden Erschütterungen. Leise und über lange Zeit gelebte Erschütterungen, Mißbräuche und Identitätskrisen sind es häufiger, die sich letztlich als Schatten in der Zelle zur geweblichen Bösartigkeit ausbilden.

Die therapeutischen Konsequenzen aus dem dargestellten psycho-sozio-onkologischen Bereich liegen zunächst auf der Hand, sind aber in der Praxis oft sehr schwer umsetzbar. Die Kollegin Schäfgen hat in dem weiter oben bereits erwähnten Beitrag Möglichkeiten aufgezeigt, mit Unterstützung von NLP-Techniken und homöopathischen Interventionen einen Zugriff auf diese bösen Ebenen zu bekommen und diese zu kanalisieren. Eminent wichtig in der therapeutischen Arbeit sind die folgenden Schritte, die es zu erreichen gilt:

1. Erschütterung der bestehenden Glaubenssätze und -systeme, parallel Aufbau positiver und gesunder Glaubenssätze und -systeme.
2. Hochheben des Bösen und Dunklen Anteils in die bewußte Ebene.
3. Kanalisieren der Bösartigkeit.
4. Aufbau eines positiven und egozentrischen Selbstbildes.
5. Therapeutische Information und Hilfestellung im sozialen Umfeld.

Die von mir in diesem Rahmen angewandten Techniken sind sehr unterschiedlich und stark auf die Problemstellung und die Person bezogen. Trancearbeit und Tiefenentspannung mit Visualisierung, bestimmte NLP- und gestalttherapeutische Elemente, sowie homöopathische Intervention sind die Mittel der Wahl, wobei meine Therapie keinem psychotherapeutischen Klischee folgt. Wichtig ist die neue Aktivierung und Kanalisierung des Bösen Anteils, dabei kann dies beispielsweise durch die Gabe von CANCERINUM C200 um eine Tumoroperation herum gut eingeleitet werden. Der zentrale Punkt ist, daß der Betroffene um seine Bösartigkeit weiß und sie akzeptiert. Schon allein dies läßt die bestehenden, tiefsitzenden Strukturen (Verzicht, Harmonie und Schuld) in Frage stellen. In vielen Fällen (guter therapeutischer Verläufe) ist es hierdurch den Krebskranken erstmals möglich, die eigenen tiefen Lebensziele, Träume, Sehnsüchte und Visionen zu betrachten, zu formulieren und (im besten Fall) umzusetzen.
Ich halte diese Arbeit im Rahmen einer ganzheitlich orientierten Krebstherapie für unverzichtbar. In den Fällen, in denen diese Arbeit mit dem Bösen nicht durchführbar ist, ist auch eine noch so gut eingestellte und koordinierte substanzielle Therapie letztlich wirkungslos.

Literaturhinweise: siehe am Ende des Kapitel 2.11 (Wege der psychoonkologischen Begleitung).

KAPITEL 2
KREBSDIAGNOSTIK, KREBSBEHANDLUNG UND -NACHSORGE

2.1 Zum Problem der „Wissenschaftlichkeit“

Eine der Hauptkritikpunkte der orthodoxen Hochschulmedizin gegenüber unseren „komplementären" Ansätzen in Krebstherapie und Krebsdiagnostik ist der des mangelnden „wissenschaftlichen" Fundaments. Da viele unserer Denk- und Handlungsansätze aus der Empirie stammen, d. h. Resultate unserer praktischen Erfahrung und von Einzelbeobachtungen sind, herrscht Mißtrauen. Die orthodoxe Medizin traut uns im wesentlichen aus zwei Gründen nicht zu, Einfluß auf tatsächliche medizinische Entwicklungen nehmen zu können:
Dies ist zum einen unsere oft nicht nachprüfbare und nicht-universitäre Ausbildung. Es wird bestritten, daß derjenige, der im Rahmen seiner Ausbildung nicht ein langjähriges Studium der kausalanalytischen Wissenschaften durchschritten hat, zur Anwendung wesentlicher Diagnose- und Therapieverfahren in der Medizin befähigt ist.
Zum anderen unterstellt man uns, daß wir aufgrund unserer Unfähigkeit außerstande seien, unsere Denk- und Handlungsansätze in einer für die Wissenschaft allgemein verständlichen Form zu vermitteln und reproduzierbar zu gestalten. Uns wird vorgeworfen, nicht überprüfbare und reproduzierbare Diagnose- und Therapieverfahren anzuwenden, uns einer Nachprüfung zu entziehen und uns damit einer „wissenschaftlichen Legitimation" zu verweigern.
In beiden Punkten ist die Kritik angebracht und ist dennoch kein Grund für unseren Berufsstand, sich mit gesenktem Kopf in den Schmollwinkel zurückzuziehen. Im Gegenteil, was im Rahmen der universitären Ausbildung zur Heilkunde oft vergessen (oder verschwiegen) wird, ist der Umstand, daß es die Empirie ist, die den Impuls für die Entwicklung neuer Wege in der Medizin gibt. Gerade im Bereich der Onkologie zeigen sich verschiedene Entwicklungen, die diesen Weg (von der Empirie über das Experiment zur Therapie) gegangen sind und nach langen Jahrzehnten des „Belächelt-werdens“ heute von der etablierten Medizin zunehmend übernommen (um nicht zu sagen vereinnahmt) werden. Beispiele hierfür sind die sich heute zunehmend etablierende SYSTEMISCHE ENZYMTHERA-

PIE, die auf den empirischen Fleißarbeiten von BEARD, WOLF, RANSBERGER und INDERST beruht und die lange Zeit in der Medizin (als wirkungslose Substitution von Nahrungsenzymen) verunglimpft wurde. In den letzten etwa 5 Jahren wurde der Enzymtherapie nachträglich, v. a. durch die Ergebnisse der Forschung im Bereich der Adhäsionsmoleküle, ihre Wirksamkeit bestätigt (näheres hierzu in Kap. 2.7).

Ein weiteres Beispiel ist die MISTELTHERAPIE, die aus der Geisteswissenschaft und der Signaturenlehre der Anthroposophie hervorging. Über Jahrzehnte zunächst als unwirksam und später (weil sie sich ausbreitete) als gefährlich eingestuft, wird sie heute von nahezu jedem Hausarzt rezeptiert und ist in den onkologischen Kliniken als begleitende Therapie akzeptiert. Es ist die kausalanalytische Wissenschaft, die sich derzeit der Mistel annimmt, ihre Inhaltstoffe erforscht und sich darum bemüht, das wirksame Prinzip zu „entdecken" (näheres hierzu in Kap. 2.4).

Die Behandlung mit VITAMIN A und seinen Derivaten ist ein weiteres Gebiet, auf dem die onkologischen Gralshüter zum Umdenken gezwungen waren. Während dem Vitamin A (seit langem von orthomolekular-medizinischer Seite als wirksam in der Krebstherapie eingestuft) über Jahrzehnte erst Unwirksamkeit und später Gefährlichkeit (Hypervitaminose) nachgesagt wurde, wird ihm inzwischen in den onkologischen Lehrbüchern ein gesondertes Kapitel eingeräumt und es wird in wissenschaftlichen Studien vielerorts untersucht. Seine Wirksamkeit v. a. in der Behandlung der Plattenepithelkarzinome ist heute evident (näheres hierzu im Kap. 2.6).

Als ein letztes prägnantes Beispiel sei die HYPERTHERMIE erwähnt. Während lange Zeit den Versuchen, den an Krebs erkrankten Organismus zu überwärmen, mit Lächeln (Überwärmungsbäder) oder strenger Kritik (Pyrogeninjektionen zur Fiebertherapie) begegnet wurde, laufen dieser Tage hochdotierte Studien zur Untersuchung der Hyperthermie bei Karzinomen (z. B. Uniklinikum Rudolf Virchow in Berlin); zudem werden gerätetechnische Entwicklungen zur lokalen oder systemischen Gewebshyperthermie enorm vorangetrieben (siehe auch Kap. 2.8).

An dieser Stelle mögen diese wenigen Beispiele genügen, um die harsche Ablehnung der Hochschulonkologie gegenüber Entwicklungen, die nicht aus dem Laborexperiment stammen, ad absurdum zu führen. Nicht nur die Bestätigung (und Vereinnahmung) solcher erfahrungsheilkundlicher Behandlungsmethoden durch die Schulmedizin läßt an der Aufrichtigkeit der etablierten Krebsforschung zweifeln. Die engstirnige Arroganz und Lehrmeisterei, und vor allem die juristischen Winkelzüge der Rechtsanwälte etablierter onkologischer Fachgremien sollten uns nicht davon abbringen, unsere Stärke und unser Selbstbewußtsein in der Empirie zu erkennen.

Erinnert sei in diesem Zusammenhang an das Phänomen der „Spontanremission", d. h. der vollständigen Rückbildung von Tumoren ohne jede therapeutische Maß-

nahme (geschieht dies übrigens im Zusammenhang mit der Gabe eines als unwirksam eingestuften Medikaments, so wird von „Placeboeffekt“ gesprochen). Dieses Phänomen ist bis heute von der Krebs-Grundlagenforschung nicht erklärt, weil nicht sein kann, was nicht sein darf. Im Zweifelsfall wird in solchen Fällen eher noch die eigene Ausgangsdiagnose in Frage gestellt, als daß eine mögliche Wirksamkeit eines als unwirksam postulierten Medikaments diskutiert wird (wie ich selbst in meiner Praxis erleben mußte).
Am Beispiel der „schärfsten und modernsten Waffe“ der Onkologie, der Chemotherapie, kann uns jeder weitere Respekt am aufgeputzten weißen Lehr- und Forschungskitteldogmatismus vergehen. So zeigen die Fleißarbeiten von U. ABEL sehr deutlich, wie es um die „Wissenschaftlichkeit“ der Wissenschaft selbst bestellt ist. In seiner Veröffentlichung weist er nach, daß die weltweit mit immensem Aufwand betriebenen Studien zum Nachweis der Wirksamkeit des einen oder anderen Zytostatika-Protokolls den eigenen postulierten Ansprüchen an Wissenschaftlichkeit nicht genügen. Und nicht nur das, er belegt akribisch die Unwirksamkeit der allermeisten Zytostatikabehandlungen zumindest bei den soliden epithelialen Tumoren.
Es ist mit Befriedigung zu konstatieren, daß im „eigenen Lager“ der orthodoxen Hochschulmedizin diesbezüglich Bewegung und Kritik zu registrieren ist. Gerade das „schärfste Schwert“, das Hauptinstrument der orthodoxen Lehrmedizin, mit dem die Effizienz und Aussagekraft einer Methode gemessen und als wirksam oder unwirksam eingestuft wird, gerät zunehmend in das Kreuzfeuer der medizininternen Kritik: die RANDOMISIERTE, PLACEBOKONTROLLIERTE DOPPELBLINDSTUDIE.
In einer Veröffentlichung aus dem Jahr 1996 nimmt sich J. HORNUNG dieses Problemfeldes kritisch und konstruktiv an, wenn er in der Einführung schreibt:

„Es sollte aber gesehen werden, daß die Grenzen der Anwendbarkeit der randomisierten Doppelblindstudie sich in allen Bereichen der Medizin auftun. (...)
Die randomisierte, placebokontrollierte Doppelblindstudie ist ein theoretisch begründetes Konstrukt, welches empirisch kaum zu validieren ist. Die Auseinandersetzung um die Brauchbarkeit dieses Instruments und die Gültigkeit der Ergebnisse seiner Anwendung spielt sich auf rein argumentativer Ebene ab, ohne daß ein praktischer Beweis dafür zu erbringen wäre. Im Gegenteil werden immer mehr Schwächen des Instruments bekannt.“

HORNUNG und andere Grundlagenforscher der etablierten Medizin bemühen sich darum, Alternativen zu den derzeit angewandten Methoden der klinischen Forschung zu entwickeln. Dies bedeutet aber eben auch, daß unser Berufsstand als Vertreter und Garant eines erfahrungs- und naturheilkundlichen Wissensschatzes den Kopf nicht zu beugen braucht. Wenn es uns gelingt, die in der Medizin wahrnehmbare Bewegung in Richtung eines Paradigmenwechsels zu nutzen, wenn es uns gelingt, uns diskussionsfreudig und verständlich darzustellen, werden wir an einer ganzheitlichen und humanen Medizin der Zukunft teilhaben können.

Literaturempfehlungen

ABEL, U.: Die zytostatische Chemotherapie fortgeschrittener epithelialer Tumoren, eine kritische Bestandsaufnahme, Hippokrates, Stuttgart 1996 (2. überarbeitete Auflage)
FISCHER, S.: Stimulation der Immunabwehr durch Mistelinhaltsstoffe, Hippokrates, Stuttgart 1996
HECKEL, M.: Ganzkörperhyperthermie und Fiebertherapie, Hippokrates, Stuttgart 1990
HORNUNG, J.: Forschungsmethoden in der Komplementärmedizin, Über die Notwendigkeit einer methodologischen Erneuerung, Schattauer, Stuttgart 1996
DEGOS, L., PARKINSON, D.R.: Retinoids in Oncology, Springer, Berlin 1995
RANSBERGER, K., INDERST, R. et al.: Naturheilkundliche Behandlungsmethoden, Forum Medizin Verlagsges., Gräfelfing 1996
STREFFER, Ch., HERBST, M., SCHWABE, H.: Lokale Hyperthermie, Dt. Ärzteverlag, Köln 1986
WRBA, H., KLEINE, M.-W. et al: Systemische Enzymtherapie, MMV Medizin Verlag, München 1996.

2.2 Direkte und indirekte krebsdiagnostische Verfahren

2.2.1 Einführung

Der Wunsch nach einer möglichst frühzeitigen Erfassung von Tumorerkrankungen ist in allen Bereichen der Medizin ausgeprägt; ihre Bedeutung für die Aussicht auf einen Behandlungserfolg ist unumstritten. In einem sehr hohen Prozentsatz von diagnostizierten Tumoren liegt bei Diagnosestellung bereits eine lokale (lymphogene) oder ferne (hämatogene) Metastasierung vor. Die rein lokale Behandlung des Primärtumors durch z. B. die operative Therapie muß in einem solchen Fall uneffektiv und für alle Seiten frustrierend bleiben. Die Progression der Krebskrankheit ist zu diesem Zeitpunkt bereits vorprogrammiert und es bleibt eine Frage der Umstände und der Zeit, bis die Metastasen eine klinisch nachweisbare Größe erreicht haben. Unumstritten ist also die Bedeutung einer frühen Erfassung des Krebses.

Umstritten ist hingegen, wann eine Krebserkrankung als solche zu bezeichnen ist. Bereits bei immunologischen und biochemischen Veränderungen, die erfahrungsgemäß in eine Tumorbildung münden können, oder erst ab dem Auftreten eines malignen Tumorzellverbandes?

2.2.2 Schulmedizinische Verfahren

Schulmedizinischerseits sind nahezu alle diagnostischen Verfahren auf die Suche nach Tumoren ausgerichtet. Dies entspricht dem derzeit vorherrschenden medizinischen Weltbild.

Immunologische und biochemische Untersuchungsverfahren, die „Vorstufen“ der Tumorbildung nachzuweisen suchen, werden skeptisch betrachtet oder lediglich im Rahmen von Grundlagenstudien betrieben.

Dementsprechend sind die modernen medizinischen Diagnoseverfahren im wesentlichen bildgebende Verfahren, die die Tumorexistenz nachweisen und dessen Entwicklung (z. B. unter der Behandlung) beobachten. Im Vordergrund der diagnostischen Verfahren stehen Ultraschall-, Röntgen-, Kernspin- und Magnetresonanz-Verfahren, endoskopische Untersuchungen sowie diverse nuklearmedizinische Kontrastmitteltechniken.

2.2.3 Tumorbiopsie

Ist ein Tumorgeschehen (eine Raumforderung) in den bildgebenden Verfahren gesichert und lokalisiert, bemüht sich die Schulmedizin um eine Klärung der „Dignität", d. h. der Frage, ob die im bildgebenden Verfahren sichtbare Raumforderung gutartiger oder bösartiger Natur ist. In der Regel sollte diese Frage, sofern möglich, intraoperativ geklärt werden, indem (wie in der Chirurgie üblich) der Tumor aus seinem geweblichen Bett herausgetrennt und per „Schnellschnitt" histologisch untersucht wird. Im Falle leicht erreichbarer Tumoren (z. B. suspekte Lymphknoten oder Hauttumoren) ist dies in der Regel durch einen kleinen Eingriff realisierbar, bei größeren Tumoren oder intrakavitären Tumoren (z. B. des Bauchraumes oder des Thorax) wird dies im Rahmen einer umfassenden Operation per Schnellschnitt geklärt.
In einigen Fällen empfehlen die Mediziner den Patienten eine Tumorbiopsie, in der dem suspekten Tumor per Nadel eine „Gewebsstanze" entnommen wird. Diese Gewebeprobe wird dann in der Regel an die Histologie versandt und nach ca. 10 Tagen liegt der Befund vor. Diese zehn Tage können u. U. ein zuviel an Zeit sein, weil der Tumor durch die Nadelbiopsie verletzt, und damit möglicherweise künstlich eine Verbindung zum Gefäßnetz geschaffen wurde. Aus meiner Sicht besteht hier die Gefahr der Provokation einer Metastasierung, deshalb sollte die Biopsie nur in wenigen Einzelfällen durchgeführt werden, in denen eine andere Klärung der Dignität (z. B. über Tumormarker oder im Rahmen einer Operation) nicht möglich ist. Es erscheint wenig einleuchtend, warum ein Tumor per Biopsie verletzt werden soll, wenn nachträglich eine operative Therapie sowieso vorgesehen ist. Die Gefahr einer intravasalen Tumorzellverschleppung erscheint mir allzu groß.

2.2.4 Laboranalytik

Zu den genannten diagnostischen Methoden kommt die Laboranalytik hinzu, die

1. direkte und indirekte Tumornachweisverfahren (Tumormarker und tumorassoziierte Substanzen)

und

2. den Nachweis von tumorbedingten Organfunktionsstörungen (klinische Chemie, Hämatologie)

umfaßt.

Tumormarker und tumorassoziierte Substanzen

Hierbei wird versucht, im Blut von Erkrankten tumorspezifische Oberflächenantigene (= Tumormarker) nachzuweisen, oder aber Substanzen, die vom Tumor produziert werden (z. B. Hormone). Dabei haben die jeweiligen Substanzen in der Regel eine gewisse Organspezifität, d. h. es existieren spezifische Tumormarker für die jeweils zu untersuchenden Organbereiche.

Als klassische Tumormarker gelten:
Karzinoembryonales Antigen (CEA), Tissue polypeptide antigen (TPA), Karzinom-Antigen (CA) 125, CA 15-3, CA 19-9, CA 50, CA 72-4, Mucin-liked carcinoma antigen (MCA), Squamous cell carcinoma antigen (SCC), neuronspezifische Enolase (NSE) und prostataspezifisches Antigen (PSA).

Als tumorassoziierte Parameter gelten:
Prolaktin, Lutealhormon (LH), thyreostimulierendes Hormon (TSH), alkalische Phophatase, Serotonin, Kalzitonin, Metanephrine, Vanillinmandelsäure (VMA), ACTH, beta-HCG, alpha-1-Fetoprotein, saure Prostataphosphatase (PAP), sowie (eingeschränkt) der Tumor-Nekrose-Faktor (TNF) und neuerdings die Bestimmung von Antikörpern gegen das p53-Gen (p53-Ak) (s. *Tab. 2.1*).

Tabelle 2.1: Tumormarker und Organspezifität

Organbereich	Tumormarker
Hypophyse	Prolactin, ACTH, LH, TSH
Schilddrüse	Kalzitonin, NSE
HNO-Bereich	SCC, CEA
Ösophagus	SCC, CEA
Magen	CEA, CA 19-9, CA 72-4, TPA
Pankreas	CEA, CA 19-9, (CA 50)
Leber	a-1-FP, CEA, CA 19-9
Kolon, Sigma, Rektum	CEA, CA 19-9, (CA 50)
Lunge	Plattenepithel: SCC, CEA kleinzellig: CYFRA 21-1, NSE, CEA
Mammae	CEA, MCA, CA 15-3, TPA
Niere, Blase	CEA, TPA
Uterus, Zervix	CEA, TPA, SCC, HCG
Prostata	PSA, PAP, CEA
Hoden	a-1-FP, HCG
Haut (Melanom)	Protein S 100

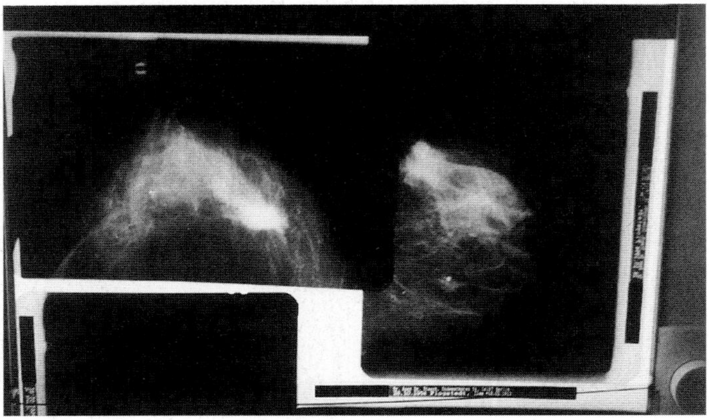

Abb. 2.1 Mammografischer Nachweis eines Mamma-Ca

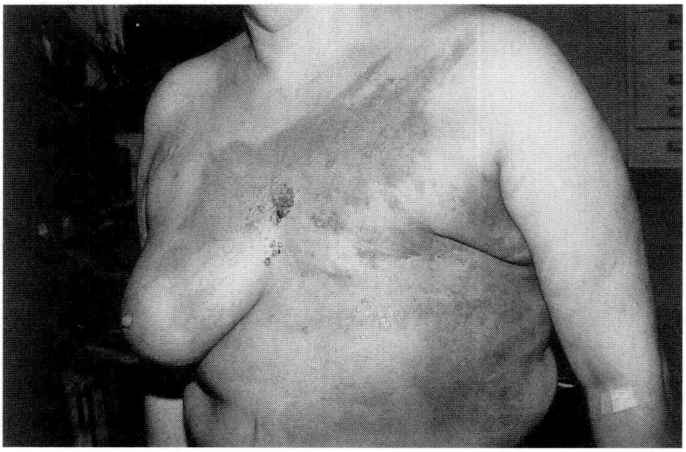

Abb. 2.2 Hautmetastasen nach Brustamputation

Der Bedeutung der Tumormarker und der tumorassoziierten Substanzen bei Krebs hängt auch davon ab, ob ein Tumormarker in der präoperativen Phase bestimmt worden ist. Ist ein Tumormarker vor der Tumorentfernung signifikant erhöht, kann er im weiteren Verlauf recht zuverlässig als Parameter für die Effektivität der Therapie genutzt werden.

Beispiel: bei einer mammakarzinomverdächtigen Patientin wird vor der Entfernung eines suspekten Knotens in der Brust Blut abgenommen, um eine Tumormarkersuche durchzuführen. Während die Patientin bereits operiert wird, analysiert das Labor die Blutprobe (in diesem Fall auf die Tumormarker MCA, CEA, CA 15-3 und TPA). Ist einer dieser Marker signifikant erhöht, kann er lebenslang für die Patientin als Therapie- und Krebskontrolle genutzt werden. Nach (vollständiger) Entfernung des Tumors normalisiert sich der Tumormarker in der Regel nach

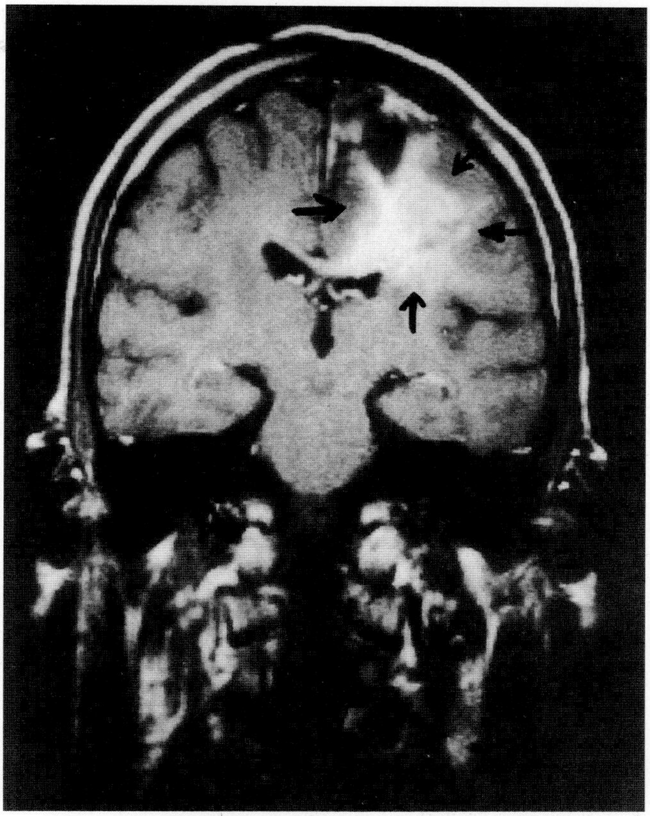

Abb. 2.3 Tumornachweis durch CT; Frontalhirn-Tumor

2 – 8 Wochen bis zum Normbereich. Tut er dies nicht, besteht dringender Verdacht auf verbliebene Resttumorzellen oder gar auf bereits vorhandene Metastasen. Entwickelt sich der Tumormarker in den Normbereich zurück, kann er lebenslang im Rahmen der Nachsorge in bestimmten Intervallen untersucht werden. Steigt er irgendwann wieder kontinuierlich an, so begründet dies den dringenden Verdacht auf eine erneute Krebsaktivität bei der Patientin.
Der Nachteil der Tumormarker und tumorassoziierten Substanzen ist ihre mangelnde Spezifität, die beispielsweise im Falle einer Infektion erkennbar wird. So kann ein Tumormarker (auch beim Gesunden) im Rahmen eines grippalen Infektes pathologisch ansteigen. Falls der Marker nach Ausheilung des Infektes nicht wieder in den Normbereich zurückkehrt, wäre eine weiterführende klinische Diagnostik unumgänglich.
Die Aussagekraft von Tumormarkern und tumorassoziierten Substanzen ist umstritten, und häufig wird bei einem Verdacht auf ein Karzinom der Patient ohne weiteres in die Klinik zur OP geschickt. Sehr oft wird die präoperative Tumormarkersuche durch den Hausarzt unterlassen, sei es aus Unkenntnis, Desinteresse oder einfach aus Gründen des Praxisbudgets.

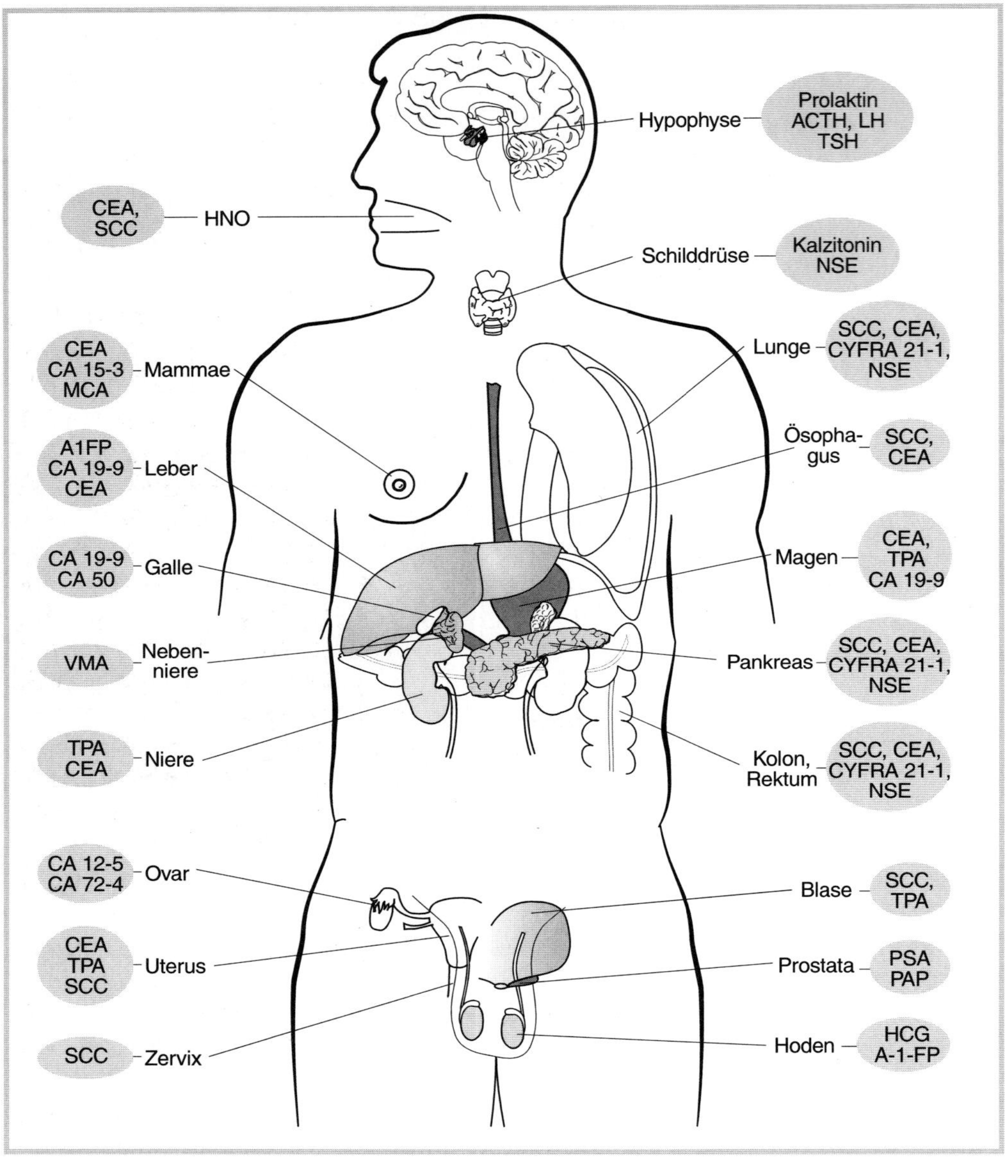

Abb. 2.4 Tumormarker und Organlokalisation

Nach unseren Praxiserfahrungen ist die Tumormarkerdiagnostik (im Zusammenhang mit anderen Verfahren) eine wertvolle Methode zur Einschätzung des Therapieverlaufs, aber auch in der orientierenden Krebsdiagnostik.

2.2.5 Verfahren der „komplementären" Onkologie

Im Vordergrund steht das Interesse, bereits in einem präklinischen Stadium (in dem also das Tumorgeschehen noch nicht klinisch fassbar ist) oder aber in der posttherapeutischen Phase (in der das Tumorgeschehen wieder in den klinisch unsichtbaren Bereich zurücktherapiert worden ist) effektive Diagnostik zu betreiben. Als „Früherkennung im prätumorösen Stadium" könnte das angestrebte Ziel beschrieben werden.
Zu den Verfahren der „komplementären" Diagostik zählen einerseits hochmoderne, wissenschaftlich begründete Methoden, wie z. B. immunologische Techniken (s. hierzu Kap. 1.3), biochemische Verfahren (s. hierzu Kap. 1.4) und die Bestimmung von Tumormarkern und tumorassoziierter Substanzen. Andererseits finden sich in diesem Rahmen auch verschiedenste Verfahren, die (auch unter den Therapeuten) in ihrer Aussagekraft umstritten sind. Diese Testverfahren mögen sich in der Hand Einzelner bewährt haben, die seit langem damit arbeiten und entsprechende Erfahrung in der Interpretation besitzen; sie mögen auch im Einzelfall zur begleitenden Behandlung hilfreich sein, sind allerdings für die generelle und spezifische krebsdiagnostische Routine m. E. nicht zu empfehlen, da ihnen eine reproduzierbare Grundlage fehlt, sie widersprüchliche Ergebnisse aufweisen, zu störanfällig sind oder noch nicht ausgereift erscheinen.
Zu den letzteren Verfahren, die ich aus den genannten Gründen auch nicht ausführen möchte, zählen besonders

- die zytoplasmatische Dunkelfeldmikroskopie (meine Kritik ist in Kap. 1.4 ausgeführt),
- Bluttrocknungs- und -kristallisationsverfahren (z. B. nach BOLEN-HEITAN, LINKE, PFEIFFER, SELAWRY, KEALIN)
- bioelektrische und Bioresonanz-Verfahren (z. B. Verfahren nach VOLL, VINCENT, KAPFF-LAUTENSCHLÄGER, MANDEL u. a.)
- Radiästhesie, Augendiagnostik
- biochemische Verfahren (z. B. nach WITTING, GUTSCHMIDT, RILLING, ABDERHALDEN u. a.).

2.2.6 Immunologische Parameter

Hinsichtlich der immunologischen Diagnostik ist eine (möglichst präoperative) Ausgangs- und Verlaufsdiagnostik möglich und empfehlenswert. Es geht dabei darum, die Immunlage in Anwesenheit des klinisch gesicherten Tumorgeschehens zu objektivieren, um daraus immuntherapeutische Konsequenzen abzuleiten und den individuellen Behandlungsverlauf unter immunmodulierender Therapie zu beobachten, ggf. eine Überstimulation zu vermeiden.

Zur orientierenden Ausgangsdiagnostik kann hierzu ein RECALL-Antigentest (Stempeltest), wie beispielsweise IMMIGNOST® oder MULTITEST MERIEUX®, verwandt werden, der einen ersten groben Eindruck von der zellvermittelten Immunität verschafft. Zur genaueren (Verlaufs-) Diagnostik erscheint er mir allerdings nicht geeignet (zudem ist er verschreibungspflichtig). Hier sollte eine differenziertere Betrachtung der quantitativen und qualitativen Immunität herangezogen werden, wie dies mittels Bestimmung der LYMPHOZYTEN-SUBPOPULATIONEN in der Durchflußzytometrie, mit Hilfe von LYMPHOZYTEN-TRANSFORMATIONS-Tests mit geeigneten Mitogenen und/oder durch Bestimmung der ZYTOKIN-Überstände im Serum möglich ist.

Diese Untersuchungen legen fest, welche Störungen des Immunsystems beim einzelnen Patienten die Krebsentwicklung begünstigt haben. Nähere Hinweise auf diese Verfahren, auf die Rolle der einzelnen Zellpopulationen und auf Normbereiche finden Sie in Kap. 1.3 (Tumorimmunologie).

Empfohlene weiterführende Literatur: s. Anhang des Kap. 1.3 (Tumorimmunologie).

2.3 Klassische tumordestruktive Verfahren

2.3.1 Einleitung

Die moderne Hochschulmedizin hat in den letzten Jahrzehnten die Verfahren der Tumordestruktion fraglos wesentlich ausgebaut und differenziert. Neben den drei klassischen Verfahren „Stahl, Strahl, Chemo" haben sich die Hormontherapie (bzw. Antihormontherapie) sowie Behandlungen mit Zytokinen hinzugesellt. Alle diese Verfahren beschränken sich in ihrer Anwendung auf die gezielte Zerstörung von malignen Zellen, wobei z. T. dramatische Nebenwirkungen in Kauf genommen werden müsen, die meist ihrerseits wieder eine – inzwischen sehr differenzierte – Behandlung erfordern.
Parallel haben sich im Zuge von intensivierten Forschungen um die Wirksamkeit „komplementärer" Verfahren auch in diesem Bereich Ansätze ergeben, direkt tumordestruktiv wirksam werden zu können. Dies betrifft insbesondere die hochdosierten Anwendungen von Vitamin A, Vitamin B3 (Nikotinamid), Vitamin D, Vitamin K, Selen und Glutathion, die Anwendung hoher Misteldosen und die Hyperthermie. Alle genannten Anwendungen entstammen traditionell dem Bereich der „erfahrungsheilkundlichen" Krebstherapie. Zum Teil werden diese Ansätze heute von den etablierten Forschungseinrichtungen untersucht, oder (insbesondere Vitamin A, Mistel und Hyperthermie) bereits im Rahmen klinisch-onkologischer Behandlungskonzepte eingesetzt (näheres hierzu in den Kapiteln 2.4, 2.6, und 2.8).
Das Ziel einer zukünftigen Onkologie sollte allerdings der kombinierte und koordinierte Einsatz herkömmlicher und komplementärer Verfahren sein, der sowohl von den Grundlagen her wie auch in der täglichen Praxis vielerorts bewährt ist.

2.3.2 Operative Therapie

Ohne Frage stellt die operative Intervention auch heute noch die schnellste, effektivste und (bei entsprechender Technik) schonendste Methode dar, Tumoren zu entfernen oder drastisch zu reduzieren. Im Berufsstand der Heilpraktiker existieren traditionell einige Vorbehalte gegenüber v. a. exzessiven operativen Verfahren, die teilweise auf vernünftiger Kritik gegenüber Methoden der „heroischen" und radikalen Chirurgie basieren. In der Regel werden heute die operativen Techniken jedoch sehr schonend durchgeführt, bis hin zu den modernen Techniken der „minimal-invasiven Chirurgie" (MIC), die die Tumorentfernung mittels endoskopischer Methoden und zum Teil sogar nur in lokaler Anästhesie gestatten. Es hat sich offenbar im Laufe der Geschichte der Tumorchirurgie erwiesen, daß radi-

kale Operationstechniken nicht unbedingt auch eine Verbesserung der Rezidiv- und Metastasierungsrate oder eine Verbesserung der Gesamtüberlebensrate garantieren. Hinzu kommt die Tatsache, daß die Tumorchirurgie heute unter weitestgehender Vermeidung der intraoperativen Tumorverletzung vorgeht, so daß eine intraoperative Metastasenaussaat heute doch recht unwahrscheinlich ist. Auch die Technik der Elektrokauterisation, d. h. der Operation mit dem „heißen Messer" (= Kauter), gewährleistet einen schnellen thermischen Gefäßverschluß, so daß auch hier das Risiko einer intraoperativen Metastasenaussaat vergleichsweise gering ist. Dennoch ergeben sich auch beim operativen Vorgehen gewisse Risiken, die beispielsweise auf z. T. sehr ausgeprägten peritumorösen Gefäßnetzen beruhen. Auch ist in manchen Geweben der Tumor nicht unbedingt makroskopisch vom gesunden Gewebe abzugrenzen, so daß die Gefahr der intraoperativen Tumorverletzung auch bei größter Vorsicht gegeben ist.
Andere Argumente gegen eine operative Tumorentfernung stammen aus ethisch-religiösen Bereichen und sind somit rein individuell begründet und nicht allgemein gültig. Ferner gibt es diffuse Ängste, denen jede realistische Grundlage fehlt (z. B. „der Tumor streut, wenn Luft herankommt..."). Letztere Gründe zur Ablehnung operativer Techniken sind m. E. ethisch und moralisch nicht zu vertreten. Es gilt zu bedenken, daß jeder nicht entfernte Tumor

1. eine ständige Metastasierungsquelle,
2. eine enorme psychische Belastung für Patienten und Angehörigen,
3. eine immunologische Belastung und nicht zuletzt
4. eine hohe toxische Belastung des Erkrankten (durch metabolische Ausschüttung von Tumortoxinen) darstellt.

Insofern sollte der Grundsatz gelten, daß ein operabler Tumor auch entfernt werden sollte. Im optimalen Fall wird der Betroffene kurze Zeit mit komplementären Methoden vorbehandelt (z. B. Mistel, Thymus, D-Galaktose, Hyperthermie oder orthomolekularen Substanzen), um ein intraoperatives Metastasierungsrisiko zu minimieren und die Rekonvalenszenz und Wundheilung zu beschleunigen.

2.3.3 Strahlentherapie

Die ersten Anwendungen der (Röntgen-) Strahlentherapie bei einem Hautnaevus durch FREUND datieren in das Jahr 1896. Seitdem nahm die Strahlentherapie (zunächst noch bei etlichen auch nicht-malignen Erkrankungen) einen fulminanten Aufschwung, zumal der beobachtete biologische Effekt, v. a. auf maligne Zielzellen, teilweise beeindruckend war (und ist). Die Entwicklung der Strahlentherapie war jedoch auch durch die auf die Anwendung folgenden dramatischen Nebenwirkungen am gesunden Gewebe gekennzeichnet, denn eines der Haupt-

probleme war die Fokussierung der Strahlenwirkung möglichst nur auf die Zielzellen.
Die Strahlentherapie basiert auf einem biophysikalischen Effekt, der bis heute nicht lückenlos erklärt werden kann, bis heute also eigentlich hypothetisch und experimentell ist. Die Auswirkung ionisierender Strahlen auf biologische Systeme (Zellen und Gewebsverbände) wird durch

1. Berechnung der Strahlenart und Strahlendosis,
2. hypothetische Dosis-Wirkungs-Kurven und
3. den beobachteten biologischen Effekt erklärt.

Die wesentliche Wirkung ionisierender Strahlen kommt durch die lokale Absorption im Zielgewebe zustande, der eine dreistufige Reaktionskette folgt: die physikalische Reaktion (Umwandlung der Ausgangsenergie), die chemische Reaktion (v. a. Bildung freier Radikale) und die biologische Reaktion der Zelle.
Die Hauptwirkung (die im Rahmen der Strahlentherapie auch angestrebt wird) ist die Veränderung bzw. Schädigung von Proteinen, also beispielsweise der Nukleinsäuren des Zellkerns. Die DNS der Zelle erfährt (je nach Strahlenexposition) Brüche an den Einzel- und Doppelsträngen, was den Zelltod zur Folge hat. Zelluläre Repairmechanismen haben dennoch die Fähigkeit, die DNS-Brüche ganz oder zum Teil zu reparieren. Gelingt dies nicht, geht die Zelle unter, oder es kommt zur Zellmutation. Hier liegt auch die Gefahr der Tumorauslösung durch die Strahlentherapie.
In den meisten Fällen ist die Strahlenwirkung (neben der Strahlenart und der Strahlendosis) abhängig von der Sensibilität der bestrahlten Zelle. So unterliegen beispielsweise Lymphozyten dem sofortigen Zelltod durch Strahlung, während andere Zell- und Gewebsarten nur in bestimmten Zellteilungsphasen strahlensensibel sind. Je höher die Proliferationsrate der jeweiligen Zellen, desto höher der zu erwartende Strahlenschaden.

Praxis der Strahlentherapie

Wie eingangs ausgeführt, reagiert nicht jede Zelle gleich auf die Einwirkung von Strahlen. Dies bedeutet praktisch, daß Strahlentherapien auch nur dann effektiv sind, wenn es sich um schnell wachsende, aggressive Tumorzellen handelt. Aber auch bei weniger strahlensensiblen Tumoren werden einige „Tricks" angewandt, um die (möglichst selektive) zerstörende Wirkung zu verstärken, denn neben den o. g. Faktoren (wie z. B. die jeweilige Zellteilungsphase der Zellen) sind weitere Umfeldbedingungen mitentscheidend für das Ausmaß der Strahlenwirkung im Gewebe, so z. B. der Hämoglobinspiegel der Patienten und damit die Sauerstoffversorgung, die Gewebstemperatur, aber auch der parallele Einsatz von Medikamenten.

Genutzt wurden diese Erkenntnisse der Strahlenphysik und -biologie, um in Versuchen, beispielsweise kombiniert mit der Strahlentherapie, bestimmte Zytostatika einzusetzen. Hierbei wurde entweder ein großer Teil der malignen Zellen in einer bestimmten Zellteilungsphase „arretiert" („Synchronisations-Methode"), oder die Reparaturenzyme der Tumorzellen wurden medikamentös inaktiviert. Auch hat man Substanzen eingesetzt, die die DNS-zerstörende Wirkung der Strahlentherapie verstärkten.
Andere Versuche zur Steigerung der selektiven Strahlenwirkung zielten darauf ab, den Sauerstoffdruck in den (überwiegend hypoxischen) Tumorzellen zu Beginn der Strahlentherapie zu erhöhen, beispielsweise in Sauerstoff-Überdruckkammern.
Die allermeisten dieser Versuche, die Strahlensensibilität von Tumoren zu erhöhen, erwiesen sich in der klinischen Anwendung als wenig erfolgreich (Hemmung der Repairenzyme), oder wurden wegen der hohen Nebenwirkungen (Synchronisationstherapie) oder des hohen Aufwandes (Sauerstoffüberdruck-Bestrahlung) wieder verworfen. Lediglich die platinhaltigen Zytostatika werden auch heute noch häufig mit Strahlenanwendungen im Sinne einer Analogtherapie angewandt und können hier auch niedriger als normal dosiert werden.
Weiterhin interessant und effektiv scheint die Kombination der Strahlenbehandlung mit der Ganzkörper-Hyperthermie zu sein, da die zuvor erwärmten Tumorzellen mit deutlich höherer Vulnerabilität auf Strahlung reagieren, während gesundes Gewebe verschont bleibt (Grundlegendes zur Hyperthermie siehe in Kap. 2.8).

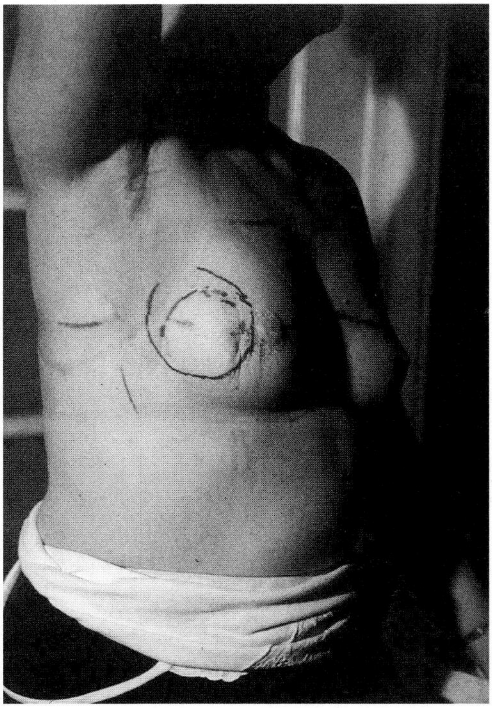

Abb. 2.5 Mammakarzinom unter Strahlentherapie

Strahlenschutzstoffe

Als logische Folge der Entwicklung der Strahlen- und Nuklearforschung wurde nach Substanzen gesucht, die eine möglichst selektive Schutzwirkung für das gesunde Gewebe bieten können. Im wesentlichen wurden für diesen Zweck zwei Substanzgruppen entdeckt und verwandt, die beide als „Radikalenfänger" wirksam sind und mit dem molekularen Sauerstoff konkurrieren, der die Schädigungen durch die freien Radikale an der Zelle fixiert. Zum einen werden hierfür sog. SH-Gruppen-Spender verwandt, deren bekanntester Vertreter das reduzierte Glutathion ist, und zu denen auch L-Zystein und Zysteamin zählen. Als weitere Substanz wird derzeit „WR 2721" untersucht, ein ebenfalls schwefelhaltiger Radikalenfänger, der aus einer Strahlenschutzstudie der US-Armee stammt.
Bei Drucklegung bestanden Zulassungen für das reduzierte Glutathion als Arzneimittel mit der Indikation Begleittherapie zur Zytostatikabehandlung (v. a. bei platinhaltigen Zytostatika) für den italienischen Markt (TATIONIL®, Boehringer Mannheim Italia) sowie für "WR 2721" mit ebensolcher Indikation in Deutschland (ETHYOL®, Essex Pharma).
Während in der Anwendung des reduzierten Glutathions bislang keine Nebenwirkungen beobachtet werden konnten, ist der Einsatz des AMIFOSTIN durch eine hohe Quote von Nebenwirkungen (v. a. Übelkeit, Erbrechen, Kreislaufreaktionen) limitiert.
Nähere Informationen zum Glutathion entnehmen Sie bitte dem Kapitel 2.6 (Orthomolekulare Medizin).

Indikationen für die (alleinige) Strahlentherapie

In der Regel wird die Strahlenbehandlung mit anderen Methoden kombiniert, nur wenige Tumorarten sind durch alleinige, primäre Strahlentherapie in eine komplette Remission zu bringen:
Dies sind lokalisierte Tumoren und/oder Tumoren mit hoher Proliferation (z. B. Hodenseminom, Morbus Hodgkin im Stad. I und II, isoliertes Plasmozytom, Spinaliom sowie Larynxkarzinom im Stad. I und II).
Alle anderen Tumorarten sind in der Regel mit Radiotherapie nur palliativ behandelbar.
Die aktuelle (onkologische) Literatur weist aus, daß von allen Tumorpatienten insgesamt nur etwa 33 % in eine vollständige und anhaltende Remission gebracht werden können, davon 17 % durch Strahlentherapie, 15 % durch Operation und 1 % durch Chemotherapie. Dabei gibt es durchaus kompetente Autoren, die diese Zahlen für wesentlich zu hoch angesetzt halten.

Tabelle 2.2: Zytostatika- und Strahlenschutzstoffe (Antidota), Teil 1

1. Schutzstoffe gegen Zytostatika *a) Allopathika*		
Substanz /Potenz	**Medikamentenname**	**Wirkung**
Ascorbinsäure	Vitamin C	Antioxidanz
a-Tokopherol	Vitamin E	Antioxidanz
Glutathion		Antioxidanz
Lenograstin	Granocyte®	Knochenmarkprotektion
Filgrastin	Neupogen®	Knochenmarkprotektion
Mesna	Uromitexan®	Schleimhautschutz gegenüber Cyclophosphamiden
Kalziumfolinat	Calciumfolinat biosyn®	Antidot gegen Folsäureantagonisten (Methotrexat®)
Natriumthiosulfat	Natriumthiosulfat®	Antidot gegen Alkylanzien
Amifostin	Ethyol®	Knochenmark-, Nephro-, Neuroprotektion
b) Homöopathika		
Asparagus C 30		Detoxifikation von Asparaginase®
Vinca C 30		Detoxifikation von Vincaalkaloiden (Vincristin®, Vinblastin®
Platinum met. C 30		Detoxifikation von Platinderivaten (Cisplatin®/Platinex®
Lachesis C 3o		Knochenmarkprotektion
Phosphorus C 30		Knochenmarkprotektion
Nux vomica C 30		Detoxifikation von Zytostatika, Antiemetikum unspezifisch
Medikament		**Wirkung**
c) Sonstige		
Derivatio H®		allgemeine Detoxifikation

Die in dieser Tabelle aufgeführten Substanzen sind entweder allopathische, im Sinne von Antidota angewandte Stoffe, oder aber homöopathische Substanzen, die aus der praktischen Anwendung im Sinne der Detoxifikation stammen. Zusammenstellung ohne Anspruch auf Vollständigkeit.

Tabelle 2.2: Zytostatika- und Strahlenschutzstoffe (Antidota), Teil 2

2. Schutzstoffe gegen Strahlenwirkungen *a) Allopathika*		
Substanz	**Medikamentenname**	**Wirkung**
Ascorbinsäure	Vitamin C	Antioxidanz
a-Tokopherol	Vitamin E	Antioxidanz
Glutathion		
Amifostin	Ethyol®	Gewebsschutz vor Strahlenschäden
Eisen-III-hexacyanoferrat-II	Radiogardase®	Antidot gegen radioakt. Caesium
b) Homöopathika		
Radium bromatum* C 30		
Caesium met.* C 30		Spezifische Detoxifikation radioaktiver Metalle
Plutonium* C 30		"
X-rax* C 30		Folgen von Röntgenbestrahlungen
Causticum C 30		"
Apis C 30		Folgen von Strahlenwirkungen v. a. im Schleimhautbereich
Cantharis C 30		"

*) Die gekennzeichneten Homöopathika sind aufgrund einschlägiger Bestimmungen über Einfuhr und Vertrieb radioaktiver Substanzen in Deutschland nicht erhältlich.

2.3.4 Chemotherapie

Die Geburtsstunde der Chemotherapie, d. h. der Behandlung mit zytotoxischen Substanzen, deren Ursprünge in der Kampfmittelforschung liegen, schlug zur Zeit des Zweiten Weltkriegs. Während eines Bombenangriffs der Alliierten auf den italienischen Hafen Bari wurde 1942 ein Kriegsschiff zerstört, welches das Kampfgas „Stickstoff-Lost“ (Gelbkreuz) geladen hatte. Hunderte von Soldaten und Hafenarbeitern, die mit diesem Stoff in Kontakt gekommen waren, zeigten in den Wochen danach Zeichen einer z. T. erheblichen Knochenmarkschädigung sowie Schäden an den Oberflächenepithelien v. a. der Atemwege. Der Kampfstoff hatte zu einem fast vollständigen Verschwinden der weißen Blutzellen und zu einer Zerstörung großer Teile der sich schnell teilenden Epithelzellen der Atemwege geführt. Auf der Grundlage dieser Beobachtungen wurde das erste Zytostatikum entwickelt, das Cyclophosphamid (heutiger Medikamentenname z. B. ENDOXAN®). In den Folgejahren wurden fast monatlich neue Zytostatika, jeweils mit anderen Angriffspunkten an der Zelle, entwickelt, und dieser (finanziell hochinteressante) Zweig der Krebsforschung und Pharmaindustrie ist bis heute in schwungvoller Bewegung

Zytostatika zeigen ihre zerstörerische Wirkung an verschiedenen Orten der Zelle und in verschiedenen Phasen der Zellteilung. Diese Wirkung bezieht sich nicht selektiv auf die Tumorzelle, sondern auf alle sich schnell teilenden Zellen des Körpers. Dementsprechend sind die zu erwartenden Nebenwirkungen der Chemotherapie auch problematisch, weil hochtoxisch: Zerstörung von Zellen der Haut und der Hautanhangsgebilde (v. a. Haarfollikel), des gesamten Magen-Darm-Epithels und der gastrointestinalen Mikroflora, der Atemwege, der ableitenden Harnwege und vor allem des Knochenmarks (Immunsuppression) sind je nach eingesetzter Substanz zu erwarten. Daneben sind die allermeisten Zytostatika selbst krebserregend, was zu einem großen Problem in der Onkologie beiträgt, nämlich der Ausbildung von „Zweittumoren" nach „erfolgreicher" Ersttherapie.

Nach der ersten Phase der „Monotherapien" (Einsatz einzelner Zytostatika) und dem Versuch der „Synchronisationstherapie" (zeitlich abgestimmter Einsatz verschiedener Zytostatika) steht heute in der modernen Onkologie die Kombinationstherapie im Vordergrund.

Der anfängliche Enthusiasmus legte sich jedoch schnell wieder, denn nur bei einigen wenigen und seltenen Krebsarten konnte die Chemotherapie vollständige und anhaltende Rückbildungen der Krankheit erreichen, so etwa bei den akuten Leukämien (v. a. im Kindesalter) und einigen systemischen Lymphoblastosen, den kindlichen aggressiven Weichteilsarkomen und Lymphomen sowie bei den gonadalen Tumoren (Hoden, Ovarien).

Auch heute noch ist der („kurative") Ansatz der Chemotherapie auf diese Tumorformen beschränkt. Die (verbreiteten) soliden epithelialen Tumorarten (Magen-Darm, Atemwege, Pankreas, Leber und Gallenwege, Brustdrüse, Zervix und Uterus etc. pp.) können mittels Chemotherapie nicht geheilt werden.

Aus diesem Grund erscheint der Einsatz der (nebenwirkungsreichen, immunsuppressiven und selbst krebserregenden) Chemotherapie auch nur in den o. g. Fällen gerechtfertigt. Eine Ausnahme stellen vital bedrohliche Tumorstadien epithelialer Tumoren dar, wie z. B. drohender Verschlußikterus bei Lebertumoren und -metastasen, drohender Ileus bei Darmtumoren, ausgeprägte Hirnmetastasen oder obstruierende Lungentumoren. In diesem Bereichen kann durch die alleinige Chemotherapie, oder durch Kombination mit Strahlentherapie, eine Linderung der Beschwerden sowie eine Verlangsamung des Krankheitsverlaufs erreicht werden, mehr aber auch nicht.

Aus Gründen der erheblichen Nebenwirkungen sollte der Einsatz der Chemotherapie aber sehr eng limitiert sein. Bei Patienten, in deren Erkrankungsverlauf noch (wenn auch geringe) Aussicht auf Heilung auch durch andere Maßnahmen besteht, sollte auf Chemotherapie verzichtet werden.

2.3.5 Hormon- bzw. Antihormontherapie

Einige Tumorarten unterliegen einer möglichen Hormonstimulation. Sie haben an ihrer Zelloberfläche Rezeptoren ausgebildet, an denen Hormone binden, die in der Folge die Tumorzelle zur Proliferation anregen können. Dies gilt beispielsweise für einige Mammakarzinome, für das Prostatakarzinom, das Nierenzellkarzinom, und das Endometriumkarzinom.
Die klinische Onkologie versucht in solchen Fällen, die Hormonwirkung zu blokkieren, indem (je nach Tumortyp)

a) gegengeschlechtliche Hormone (Androgene, Gestagene) oder
b) hormonhemmende Substanzen (Gonadotropin-Releasing-Hormon-Analoga, Aromatasehemmer, synthetische Antiandrogene, Antiöstrogene) verabreicht werden, oder indem man versucht,
c) die Hormonproduktion durch operative oder strahlentherapeutische Kastration zu unterbinden.

Die Wirksamkeit dieser Therapien ist beim Nierenzell-, Endometrium- und Prostatakarzinom unbestritten. Sie wird beim Mammakarzinom kontrovers diskutiert, eine Heilung erscheint bei den beiden letztgenannten Tumorformen eher unwahrscheinlich. Die Nebenwirkungen einer künstlich hervorgerufenen Endokrinopathie (v. a. Osteoporose) sowie die psychosozialen Folgen (Eingriff in die Sexualität, Libido- und Erektionsverlust etc. pp.) sind hier in jedem Fall erheblich.
Einen Sonderfall stellt die Therapie mit dem Nebennierenrindenhormon Kortison dar. Kortison wird in vielen Fällen als Ergänzung von Strahlen- und Chemotherapien eingesetzt, da es eine entzündungshemmende, antiödematöse und nebenwirkungshemmende Wirkung aufweist. Zudem hat es gewisse metabolische Wirkungen, weshalb es sich im Rahmen der Tumorkachexie zum adjuvanten Einsatz anbietet.
Im Zusammenhang mit Chemotherapie bei den lymphatischen Leukämien, bei Lymphomen und beim Plasmozytom soll es eine Verbesserung der Gesamtüberlebenszeit erbringen. Der Effekt beim zusätzlichen Einsatz auch beim Mamma- und Prostatakarzinom wird kontrovers beschrieben. Eine weitere Wirkung des Kortisons ist die milde Stimulation der Lymphopoese; es führt zu einer beschleunigten Ausschüttung und Reifung von Lymphozyten.

2.3.6 Zusammenfassung

Eine Heilung von Krebserkrankungen ist durch die alleinige klinisch-onkologische Behandlung in der Regel nicht zu erreichen. Die Frage, warum diese Therapien dann eigentlich durchgeführt werden, vor allem angesichts der z. T. erheblichen Nebenwirkungen und der drastischen Einschränkung der Lebensqualität, ist berechtigt. Der alleinige Verweis auf die hohe Wirksamkeit bei einigen (eher seltenen) Tumorformen kann die Akzeptanz der aggressiven Therapien nicht begründen. Auch der Hinweis auf „signifikante" Verlängerungen rezidivfreier Intervalle und Überlebenszeiten gibt nicht genügend Evidenz zum Einsatz aggressiver Verfahren, wenn (und dies muß geschehen!) nach der Lebensqualität innerhalb dieses gewonnenen Zeitraumes gefragt wird.
Einzig die möglichst frühe operative Intervention hat Sinn und erscheint einleuchtend bei potentieller Aussicht auf Heilung.
Fraglos werden die meisten Menschen, die absehbar in wenigen Monaten versterben werden, alle nur denkbaren Nebenwirkungen in Kauf nehmen, um Zeit zu gewinnen. Doch dies kann ja wohl nicht die tragende Säule und das Selbstverständnis der onkologischen Medizin sein...
Es gibt inzwischen auch vertretbare komplementäre Verfahren, die ein hohes „wissenschaftliches" Niveau erreicht haben und die vor allem in der Regel nebenwirkungsfrei oder -arm sind. Wenn die Onkologie in Zukunft aus ihrem derzeitigen Krisenmanagement heraus möchte, wird sie sich diesen Verfahren nicht verschließen können. Dies ist meine Hoffnung und die Hoffnung vieler Krebskranker, die noch immer (und sehr oft unnötig) an isoliert durchgeführten aggressiven Therapieschemata zu leiden haben.

Quellen und weiterführende Literatur

HUHN, D., HERRMANN, R.: Medikamentöse Therapie maligner Erkrankungen, G. Fischer Verl., Stuttgart 1995
LINDNER, H., KNESCHAUREK, P.: Radioonkologie, Schattauer, Stuttgart 1996
SCHERER, E., SACK, H.: Strahlentherapie. Springer, Berlin 1996
SCHMOLL, H.-J., HÖFFKEN, K., POSSINGER, K.: Kompendium Internistische Onkologie, Springer, Berlin 1996
SEEBER, S., SCHÜTTE, J.: Therapiekonzepte Onkologie, Springer, Berlin 1993
SSK-Veröffentl.d.Strahlenschutzkommission (Bd. 33): Molekulare und zelluläre Prozesse der Entstehung stochastischer Strahlenwirkungen, G. Fischer Verlag, Stuttgart 1995
VON HERRATH, D. et al.: Amifostin zur Zytoprotektion gegen Nebenwirkungen der Kombinationstherapie mit Cyclophosphamid und Cisplatin bei Patientinnen mit Ovarialkarzinom, DER ARZNEIMITTELBRIEF 1 (31), S. 6, Westkreuz Verlag, Berlin 1997
VON HERRATH, D. et al.: Reduziertes Glutathion zur Prävention der Cisplatin-induzierten Neurotoxizität, DER ARZNEIMITTELBRIEF 4 (30), S. 31, Westkreuz Verlag, Berlin 1996

2.4 Die Mistel in der humanen Krebstherapie

2.4.1 Einführung

Seit Einführung der Mistel in die Behandlung menschlicher Krebserkrankungen durch R. STEINER um 1920 hat sich die Forschung, sowohl hinsichtlich der botanischen Sonderstellung dieser Pflanze als auch bezüglich der wirksamen Inhaltsstoffe, sehr intensiviert. Vor allem in den letzten 10 Jahren ist eine weitgehende Analyse der Substanzen möglich geworden, die in der Mistelpflanze enthalten sind, ja es konnten viele Mechanismen geklärt werden, die die Wirksamkeit der Mistel bei der Anwendung am Menschen kennzeichnen.
Ohne Übertreibung kann die Mistel heute zu den am besten untersuchten Pflanzen gezählt werden. Es existieren heute insgesamt rund 1 100 Fachpublikationen zur Mistel; dazu zählen etwa 50 publizierte klinische Studien, die nach wissenschaftlichen Kriterien durchgeführt wurden und die die Wirksamkeit der Mistel im Rahmen der Krebsbehandlung belegen (HORNUNG, J. 1989)
Dementsprechend nimmt auch das Kapitel „Misteltherapie“ den größten Raum in diesem Buch ein; es entspricht dem hohen Stellenwert, der der Mistel in der Krebstherapie zukommt.

2.4.2 Einige Worte zur Lektin-Diskussion

Die letzten etwa zehn Jahre der Mistelforschung sind gekennzeichnet durch eine Diskussion zur Frage, welcher der wesentlich wirksame Inhaltsstoff der Pflanze im Rahmen der Krebstherapie ist. Dabei kristallisierten sich kontroverse Positionen bezüglich des Wirkstoffes „Mistellektin“ heraus, die im Hinblick auf die praktische Anwendung nicht unbedingt sehr hilfreich sind. Auswüchse dieser Diskussion sind gar Versuche bestimmter Pharmahersteller, das Mistellektin I synthetisch herzustellen. Bislang hat sich jedoch erwiesen, daß eine effiziente Behandlung am Menschen lediglich erwartet werden kann, wenn das gesamte komplexe Inhaltstoffgemisch der Mistelpflanze angewandt wird. Es kann den geneigten Anwendern manchmal den Eindruck vermitteln, daß diese mythologische Pflanze uns ihre (therapeutische) Gunst entzieht, wenn wir versuchen, sie in ihre Einzelteile zu zerlegen oder gar zu synthetisieren. Dies mag kausalanalytisch orientierten Naturwissenschaftlern ein Schmunzeln entlocken oder Kopfzerbrechen bereiten, entspricht jedoch der alten Geschichte dieser keltisch-druidischen Heilpflanze.

Bei allem Verständnis für den Wunsch, definierte und standardisierte Inhaltstoffe für die Therapie zur Verfügung zu haben, sollte nicht übersehen werden, daß ein komplexes Gemisch aus (v. a. phytotherapeutischen) Substanzen oftmals den isolierten (oder gar synthetisierten) Präparationen überlegen ist. Abgesehen davon, daß **alle** auf dem Markt befindlichen Mistelpräparate standardisiert sind (die Standardisierung auf eine Leitsubstanz ist ein „Muß“ in der Medikamentenherstellung), erscheint es sehr fraglich, ob die Fixierung auf das Mistellektin I tatsächlich eine Verbesserung der Misteltherapie erreichen kann. Alle bislang vorliegenden Studien zeigen jedenfalls sehr unterschiedliche, z. T. kontroverse Ergebnisse. So belegen aktuelle Untersuchungen von SCHEER et al., daß Mistelextrakte eine unterschiedliche Zusammensetzung der Inhaltstoffe aufweisen, je nach Wirtsbaumspezifität. Der in den verschiedenen Mistelsorten gefundene Gehalt beispielsweise an Mistellektin I hatte jedoch keinen Einfluß auf die tumorhemmende Wirkung des jeweiligen Mistelextraktes. SCHEER schlußfolgert aus seinen Untersuchungen:

„Die vorliegenden analytisch-chemischen sowie die präklinischen Befunde zeigen, daß je nach Wirtsbaum unterschiedliche inhaltstoffliche Zusammensetzungen der Mistelpräparate resultieren, die zu individuellen biologischen Wirkungen führen, unabhängig vom Gesamtlektingehalt. Es gibt daher allen Grund zur Annahme, daß nicht nur ein oder zwei auserwählte sog. Wirksubstanzen für bestimmte Wirkungen (z. B. in biologischen Testverfahren), bzw. gar für die Wirksamkeit der Mistel verantwortlich sind, sondern daß vielmehr der Gesamtextrakt wirksamkeitsbestimmend ist.“(8)

Eine andere aktuelle Studie von BÜSSING et al. untersuchte die zytotoxischen und immunologischen Wirkungen von Mistelextrakten unterschiedlicher Herkunft. Dabei stellten sich deutliche Unterschiede der wirtsbaumspezifischen Wirkung in der Anwendung am Menschen heraus. Nach Gabe beispielsweise von Tannenmistel-Extrakten (Viscum Album ssp. Abietes) zeigte sich bei gesunden Probanden lediglich eine leichte Steigerung der Ausschüttung von Interleukin-1-beta, was nach Ansicht der Autoren auf eine Anregung der Monozyten/ Makrophagen schließen läßt. Anders die Situation nach Applikation von Tannenmistel bei Krebskranken; hier kam es zu einer deutlichen Vermehrung von Interleukin-2-Rezeptor-exprimierenden T-Lymphozyten sowie zu einem Anstieg der natürlichen Killerzellen. (9)

Die Diskussion um die Frage, ob nun „MLI-standardisierte“ Mistelpräparate oder Präparate, bei denen es sich um einen wässrigen Gesamtauszug handelt, zu bevorzugen sind, wird sicher noch einige Zeit andauern.

Eine Therapieschematisierung im Sinne generell empfohlener Dosen („1 ng Mistel pro KG Körpergewicht“) halte ich jedoch für weit an der Realität der Misteltherapie vorbeizielend. Die Mistel wird auch weiterhin ihre optimale Wirkung nur im Rahmen einer streng individuell zu bestimmenden Dosis entfalten, die sich eng an die jeweiligen Gegebenheiten (Immunstatus, individuelle Reaktionsgrenze, Temperaturverhalten etc. pp.) zu halten hat. Aus diesem Grunde ist es auch sehr schwer, schematisierte Empfehlungen für Baumsortenwahl und Dosis der Mistel bei den verschiedenen Tumorerkrankungen und -verläufen zu geben. Es bedarf nach wie vor der langen praktischen Erfahrung des Therapeuten in der Anwendung am Krebspatienten. Die von mir nachfolgend angegebenen Empfehlungen verstehen sich deshalb auch nur als richtungsweisend und müssen im Einzelfall in der täglichen Praxis nachgeprüft und ggf. an die individuellen Gegebenheiten angepasst werden. Dies gilt vor allem für die weiter unten ausgewiesenen Empfehlungen für die Baumsortenwahl entsprechend der Tumorlokalisation (siehe „Baumsortenwahl").

2.4.3 Die Botanik der Mistel

Die Mistel besitzt verschiedene botanische Eigenschaften, die ihr innerhalb der Pflanzenwelt ohne Frage eine Sonderstellung zuteil werden lassen und möglicherweise erklären, warum die Aussagen mancher Mistel- und Krebsforscher, „man bleibe an der Mistel kleben, wenn man beginne, sich mit ihr zu beschäftigen", durchaus zurecht bestehen. Dieses „Klebenbleiben" an der Mistel liegt sicher nicht nur daran, daß der klebrige (visköse) Schleim der Mistelbeeren einen festhielte. Sieht man sich die botanischen Eigenschaften der Mistelpflanze näher an, so kann der Gedanke Rudolf STEINERs nachvollzogen werden, der die Mistel als „irrsinnige" Pflanze bezeichnete:

„Würde man nicht zu stark Anstoß erregen damit, so könnte man sagen, wenn man hinschaut auf die Mistelbildungen und die wirksame Natur in Betracht zieht: diese wirksame Natur ist dabei irrsinnig geworden, sie macht alles zur Unzeit in bezug auf die Mistel. Das aber ist gerade dasjenige, was man eben wiederum benützen muß, wenn auf der anderen Seite der menschliche Organismus physisch irrsinnig wird, und das wird er ja zum Beispiel gerade in der Karzinombildung."(1)

Und tatsächlich, viele Phänomene der Mistelbotanik stehen gegen die uns bekannten Verhaltensweisen von Pflanzen.

2.4.4 Verbreitung und Vermehrung der Mistel

Auffallend sind die kugeligen Mistelbüsche besonders in der Herbst- und Winterzeit, wenn die Bäume nach und nach ihr Blattwerk verlieren. Vogelnestern ähnlich sind sie nun in den kahlen Baumkronen deutlich erkennbar, vor allem auf den Wirtsbäumen an Seen, Bächen oder Flußläufen, da die Mistel bevorzugt an feuchten Standorten wächst. Auffallend ist weiterhin, daß die Mistel in Regionen besonders stark verbreitet ist, in denen Wälder, z. B. durch Borkenkäferbefall oder sauren Regen, vorgeschädigt sind. Dabei ist zu beachten, daß nicht die Mistel ihren Wirtsbaum schädigt oder schwächt, sondern daß der Mistelbefall dort einsetzt, wo bereits Schäden bestehen. Auch ist bemerkenswert, daß Mistelbefall

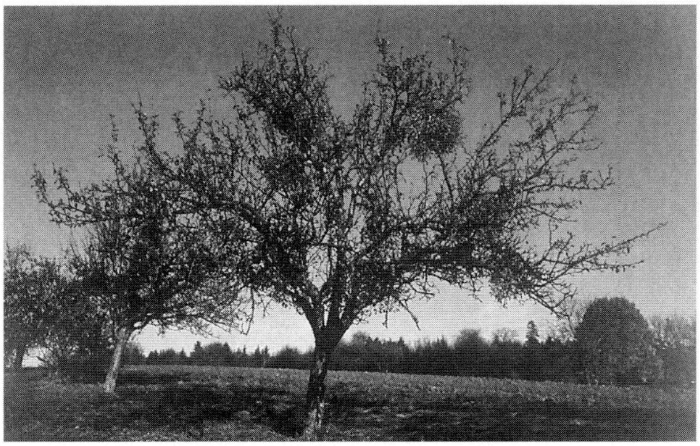

Abb. 2.6 Misteltragender Apfelbaum

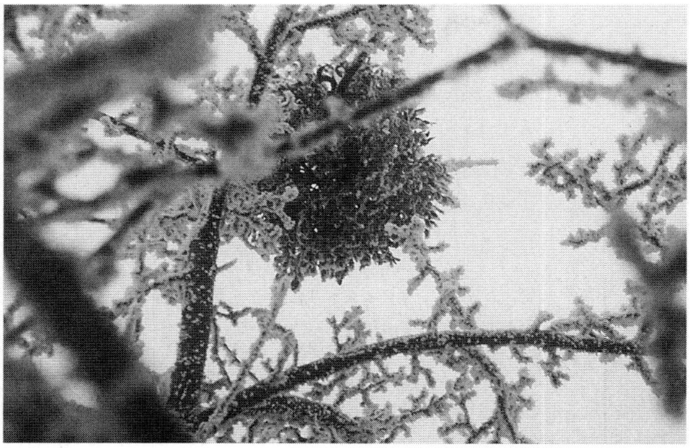

Abb. 2.7 Mistelbusch

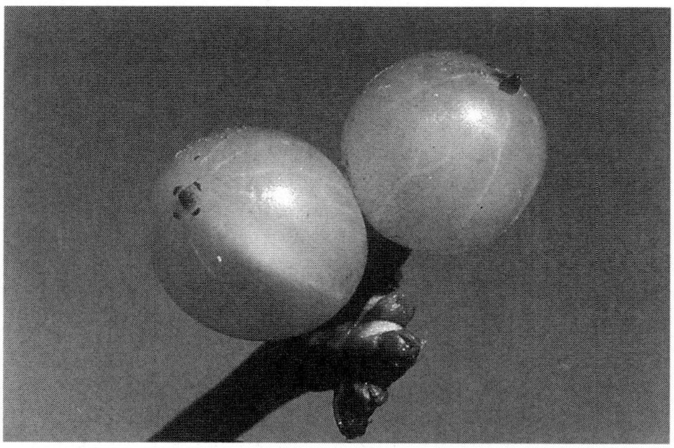

Abb. 2.8 Mistelbeeren
(Alle Fotos: NOVIPHARM GmbH)

besonders dort massiert auftritt, wo Rutengänger eine verstärkte „Erdstrahlung“ registrieren, also über Verwerfungen der Erdkruste oder über Wasseradern (2).

Bevorzugte Wirtspflanzen der (europäischen) Mistel sind Bäume; aber auch auf Sträuchern ist sie zu finden, wie beispielsweise auf dem Weißdorn. Innerhalb der Baumwelt wächst die Mistel vorwiegend auf Apfelbäumen, Kiefern, Tannen, Birken, Pappeln und Weiden, seltener auch auf Ulmen und Eichen. Außerhalb Europas sind Mistelgewächse ebenso auf dem Ahorn, der Kastanie und dem Walnußbaum zu finden, allerdings unterscheiden sich außereuropäische Mistelarten von den heimischen Pflanzen hinsichtlich ihrer biochemischen Inhaltstoffe und werden nicht zur Herstellung arzneilicher Mistelpräparate verwandt. Eine Ausnahme bildet die koreanische Mistel, die seit kurzem Gegenstand von Untersuchungen ist und die in bestimmten Analysen (v. a. zur Reaktivität gegen humane Tumorzellinien)ähnliche Reaktionsmuster wie die europäische Mistel aufweist (3).

Zur Verbreitung benötigt die Mistel verschiedene Vogelarten, allen voran die Misteldrossel, die die winterlichen Beeren aus den Misteln herauspicken. Nach der Passage durch den Verdauungstrakt der Vögel werden die nun hautlosen Kerne ausgeschieden und bleiben an Baumästen kleben, wo sie bis zum darauffolgenden Frühjahr (etwa bis Mai) sprossen und eine Verbindung mit dem Wirtsbaum eingehen. Im Verlauf der nächsten Jahre verfestigt die Mistel diese Verbindung und etwa ab dem 5. Jahr beginnt die Pflanze erstmals zu blühen.

Geografische Verbreitung

Die geografische Verbreitung der Mistel kann als weltweit bezeichnet werden, wobei allerdings lediglich die europäische Mistel (botanische Bezeichnung: Viscum Album L. Europ.) aufgrund ihrer biochemischen Inhaltstoffe zur Krebstherapie geeignet ist. Diese Mistelgattung zeigt besonders häufiges Vorkommen in Mitteleuropa, v. a. in Deutschland, Österreich, der Schweiz, England, Frankreich und den Beneluxstaaten, aber auch in verschiedenen Ländern Osteuropas wie Tschechien, Slowenien, Polen und Russland. (4)

Botanische Eigenarten der Mistelpflanze

Wie weiter oben ausgeführt, beginnt die Mistel ihre Kontaktaufnahme mit der Wirtspflanze, nachdem die angedaute Mistelbeere aus dem Verdauungstrakt von Vögeln auf einen Ast gefallen ist. Hierbei ist die erste Besonderheit, daß die Mistelsamen, welche auf die Erde fallen, absterben – die Mistel kann den Erdkontakt nicht verkraften, sie benötigt die Wirtspflanze. Obgleich dieses Phänomen zunächst eine botanische Verbindung zu den Epiphyten der Tropenwälder nahezulegen scheint, wird dieser Eindruck beim näheren Hinsehen nicht bestätigt, denn die tropischen Epiphyten gehen nur dort an, wo zwischen Wirtspflanze und Keim ein wenig Erde liegt, beispielsweise in Astgabelungen. (5, 6)
Die Mistel ist also eine erdferne Pflanze, und das keltische Ritual der Mistelernte besagt, daß die vom Baum gepflückte Mistel dann ihre heilende bzw. heilige Wirkung verliert, wenn sie auf den Boden fällt, also Kontakt mit der Erde hat.
Im weiteren Verlauf ihrer Entwicklung nimmt die Mistel Verbindung zum Wirtsbaum auf, indem sie in einem Zeitraum von fünf Jahren bis zur ersten Blüte **passiv** in das Holz des Wirtsbaumes vordringt und einen „Senker“ bildet. Im ersten Jahr bildet sich, ausgehend von diesem „Senker“ eine Art Haftscheibe aus, die den jungen Trieb im Holz verankert. Im weiteren Verlauf wird der Senker durch das Holzwachstum mehr und mehr in den Baum aufgenommen und umschlossen. Dabei dringt der Senker (durch das Wachstum des Baumes) nach und nach von der Borke zum eigentlich Holz vor. Im Rahmen dieser Entwicklung bilden sich parallel zum Holz gelagerte wurzelähnliche Ausläufer. (7)
Auch in der weiteren Pflanzenentwicklung weist die Mistel ungewöhnliche Verhaltensweisen auf und unterscheidet sich dadurch deutlich von anderen blühen-

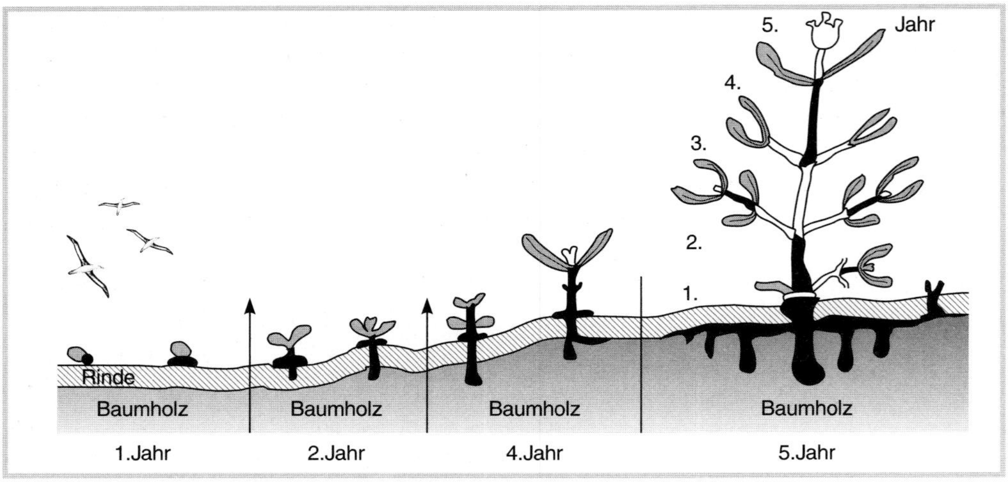

Abb. 2.9 Entwicklung der Mistel

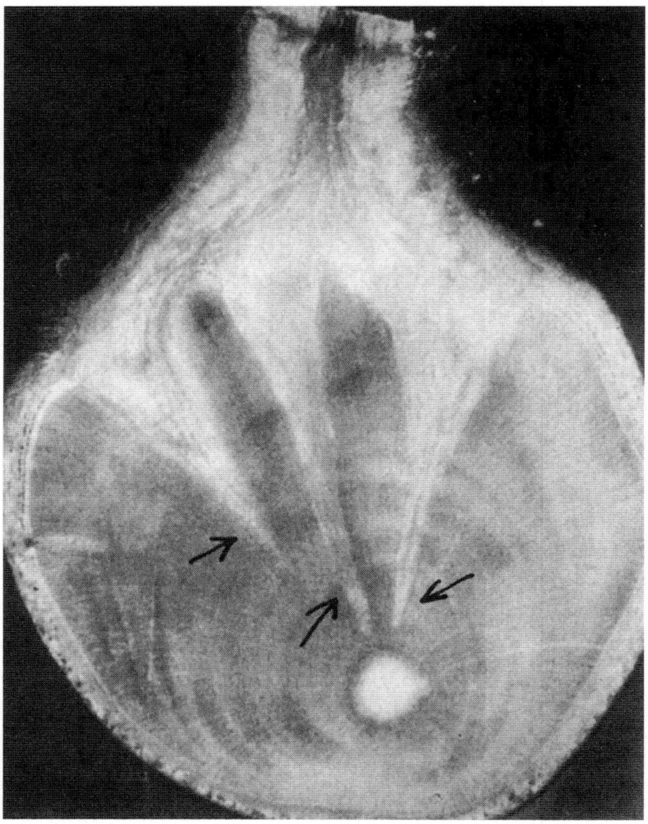

Abb. 2.10 Der Querschnitt eines misteltragenden Astes zeigt, wie sich der Mistel-Senker im Laufe der Jahre tief in dem Gehölz verankert hat; seine zapfenartigen Ausläufer reichen fast bis zum Zentrum des Gehölzes (Foto: NOVIPHARM GmbH)

den Pflanzengattungen. Die sich nun entwickelnden immergrünen Blätter zeigen sich auf der Blattober- und -unterseite in Bau und Funktion gleich und nehmen halbspiralartige Formen an; dazu sind die Blätter (wie auch die Zweige) an ihren Sproßpunkten mit gelenkähnlichen Verbindungen ausgestattet, ähnlich wie die Extremitäten von Insekten. In ihrem Wachstum entwickelt sich die Mistel (entgegen allen anderen Pflanzen) unabhängig vom Sonnenlicht. Ihre Wachstumsrichtung ist ebenso zur Erde wie zur Sonne hin ausgeprägt. Hierdurch entwickelt sich die typische kugelige Gestalt der Pflanze.
Ungewöhnlich ist weiterhin die Jahresrhythmik der Mistel. Im Gegensatz zu den meisten anderen Pflanzen ist der Winter (Februar) die Blütezeit der Mistel.
Wir sehen, daß die in der Krebstherapie in den letzten Jahren zunehmend an Interesse gewinnende Mistelpflanze eine Reihe von ungewöhnlichen Eigenschaften besitzt, die der botanischen bzw. biologischen Struktur, Form und Rhythmik des Wirtsorganismus diametral gegenüber stehen. In Gestalt dieser Pflanze, die nicht nur auf den naturverbundenen Forscher Rudolf STEINER eine Faszination ausübte, hat die Natur (oder haben die Götter?) uns die Möglichkeit an die Hand gegeben, ein anderes, sicher erweitertes Bild von einer epochalen Erkrankung zu entwickeln, die mit den Denk- und Handlungsmöglichkeiten der modernen Naturwissenschaften nur unzureichend erfaßbar und behandelbar ist.

2.4.5 Von der botanisch-mystischen zur medizinischen Dimension

Nachfolgend soll versucht werden, Indikationen und Kontraindikationen, Applikationsform und Dosierung von Mistelpräparaten in der Krebstherapie am Menschen darzulegen.
Gleich zu Beginn dieses Abschnittes sei jedoch nochmals darauf hingewiesen, daß die Mistel in der Krebsbehandlung einer hochindividuellen Dosierung und Applikationsweise unterliegt und daß (erwünschte und unerwünschte) Reaktionen auf die Gabe von Mistelinjektionen von Fall zu Fall erheblich variieren können, so daß der vorliegende Beitrag lediglich als eine Einführung in die Misteltherapie verstanden werden darf. Schematisierende Ratschläge zur Misteltherapie, wie etwa die Hinweise auf die zu wählenden Baumsorten als auch die Empfehlungen zur Applikationsweise können sich im Einzelfall als wenig hilfreich erweisen, wenn beispielsweise eine Brustkrebserkrankung nach anfänglicher Besserung unter der 3 x wöchentlichen s.c.-Injektion von HELIXOR® M (Apfelbaum-Mistel) plötzlich nicht mehr auf die Behandlung anspricht. Es kann dann durchaus notwendig sein, sowohl das Mistelpräparat als auch die Baumsorte, möglicherweise gar die Applikationsform, zu verändern. Die Erfahrung, daß eine Patientin mit Brustkrebs plötzlich wieder gut mit einem Tumorrückgang reagiert, nachdem die Behandlung auf 2xwöchentliche intravenöse Gaben von VYSOREL® P (= Kiefer-Mistel) umgestellt wurde, ist keine Seltenheit.

Der Grundsatz in der immunbiologischen Krebstherapie lautet etwa so: Krebs ist eine hochindividuelle systemische Erkrankung, die der individuellen und an die vorliegende Situation angepassten Behandlung und Betreuung bedarf. Mir sind von Vorträgen über die Mistel die immer wieder auftauchenden frustrierten Fragen geläufig, wie, wann und wo denn nun die Mistel appliziert werden sollte. Wohl kaum ein Themenkomplex ist gerade den hochschulindoktrinierten Medizinern so unübersichtlich, wie der der Misteltherapie, gerade weil die Mistel in der Krebsbehandlung ein ungewohnt hohes Maß an individuellem Vorgehen erfordert. So ist sicher auch der vorliegende Beitrag für viele Leser/innen unübersichtlich, allerdings liegt es im Wesen der Sache, daß die theoretische Vermittlung empirischen Wissens schwerer durchführbar ist als das Erlernen vorgegebener Schemata. Ich kann in diesem Zusammenhang nur raten, sich bei erfahrenen Therapeuten sachkundig zu machen, eine gewisse Zeit dort zu assistieren und dann die Misteltherapie vielleicht auch erst einmal am eigenen Körper „zu probieren".

2.4.6 Die Mistel wird „hoffähig“

Wer bereits seit mehr als 10 Jahren in der biologischen Krebstherapie tätig ist, kann sich sicher noch an die Reaktionen der klinischen Onkologen erinnern, die die Erwähnung der Mistel in der begleitenden Krebstherapie mit Worten wie „Das können Sie auch gleich in den Ausguß tun“ oder „Mistel ist bestenfalls unwirksam“, oder gar „Die Mistel enthält gefährliche pflanzliche Fremdeiweiße“ abkanzelten. Heute hat sich die Situation (zumindest in Deutschland) deutlich gewandelt; gegen eine begleitende Misteltherapie haben nur noch die wenigsten „Schulmediziner“ etwas einzuwenden, sofern die Mistel nicht das operative Vorgehen ersetzen soll, und wer will dies schon ernsthaft fordern?

Grundlage dieses Sinneswandels sind sicher die in den letzten Jahren deutlich verstärkten Bemühungen zur Klärung der Wirkungsweise der Mistel. Gleichzeitig haben aber auch die Erkenntnisse zu immunologischen Aspekten der menschlichen Tumorentwicklung zugenommen. Spätestens seit Auftreten der virusbedingten Immunschwächekrankheit AIDS (1980), die ja häufig auch mit der Bildung von Tumoren einhergeht, kennt nahezu jeder Arzt die Möglichkeit immunologischer Untersuchungen, wenn auch die Erfahrung in deren Interpretation noch unzureichend ist. Trotzdem kann man festhalten, daß nahezu jedem Krebspatienten, der dies wünscht, heute bereitwillig eine Misteltherapie verordnet und von den Krankenkassen erstattet wird, eine Tatsache, die vor 10 oder 15 Jahren noch undenkbar gewesen wäre.

Gegenwärtig lassen sich, grob gesprochen, zwei Denk- und Handlungslinien in der Misteltherapie erkennen. Dies ist zum einen der der anthroposophisch-geisteswissenschaftlichen Schule des Rudolf STEINER verbundene Ansatz, der die Wirkung der Mistel aus ihrem komplexen Gemisch von Inhaltsstoffen wie auch aus den spezifischen Gewinnungs- und Herstellungsverfahren ableitet. Die überlieferten und dokumentierten Anleitungen aus der empirischen Medizin, verbunden mit ganzheitlichen Forschungen (unter der Berücksichtigung der Einbindung des Menschen in seine Umwelt), sind hier die Leitlinien des Denkens und bestimmen das Handeln.

Auf der anderen Seite ist die Mistel in den letzten Jahren mehr und mehr in das Interessenfeld der modernen, kausalanalytisch ausgerichteten Hochschulmedizin gerückt, sicher nicht zuletzt deshalb, weil die Therapieansätze der „modernen Onkologie" in den letzten ca. 6 Jahrzehnten im wesentlichen ohne signifikanten Erfolg in der Bekämpfung der Krankheit Krebs geblieben sind (Ausnahmen, wie die Behandlung der kindlichen Tumor- und Systemerkrankungen bestätigen auch hier die Regel).

In der Vorbereitung zu dem vorliegenden Beitrag habe ich einen der weltweit eingerichteten medizinischen Zentralcomputer (in diesem Falle MEDLINE) befragt. Ich habe mir eine Übersicht von internationalen Publikationen zum Stichwort „Mistel und Krebs" ausdrucken lassen, wobei hier nur die Titel der international renommiertesten Fachpublikationen Berücksichtigung finden. Ich erhielt eine Zusammenstellung von 85 wissenschaftlichen Arbeiten, die unterschiedliche Fragestellungen in diesem Themenrahmen zu beantworten suchten bzw. beantworten konnten:

Tabelle 2.3: Anfrage MEDLINE, Mistel und Krebs, Publikationen von Anfang 1983 bis 2.HJ. 1992.

Studienthema (Spezifizierung)	Anzahlder Publikationen
1) In-vitro-Untersuchungen und experimentelle Arbeiten insgesamt	39
-Studien zu Mistellektin:	20
-Studien zu anderen Inhaltstoffen	4
-Studien zum Gesamtextrakt	15
2) Tierexperimentelle Arbeiten insgesamt	20
-Studien zu Mistellektin	14
-Studien zu anderen Inhaltstoffen	4
-Studien zum Gesamtextrakt	2
3) klinische Studien insgesamt	13
-Studien zu Mistellektin	3
-Studien zu anderen Inhaltstoffen:	0
-Studien zum Gesamtextrakt:	10
4) Dokumentationen	7
5) Studien zur außereuropäischen Mistel	2
6) Sonstige (Übersichts-) Arbeiten	9

Wir sehen an dieser Zusammenstellung deutlich, daß sich das Interesse an der Analyse und isolierten Betrachtung der Wirksamkeit einzelner Inhaltstoffe der Mistel in den internationalen Forschungsbemühungen niederschlägt. Ob dieser Trend der Mistel gerecht wird, die ja aus der geisteswissenschaftlichen und empirischen Medizin stammt, vor allem aber, ob dies in der praktischen Therapie am erkrankten Menschen hilfreich sein wird, wird sich erweisen.

2.4.7 Inhaltsstoffe der Mistel

Parallel zur geisteswissenschaftlichen Betrachtung der Bedeutung der Mistel, ihrer Mythologie und Sonderstellung in der Botanik, hat sich seit Anfang der dreißiger Jahre die medizinisch-analytische Forschung zur Mistel stark entwikkelt. So sind seit Beginn der modernen Mistelforschung nach und nach Inhaltsstoffe der Mistel identifiziert worden. Bis heute sind neben den (medizinisch besonders interessanten) Lektinen vor allem verschiedene Flavonoide, Phenylpro-

Tabelle 2.4: Inhaltsstoffe von Viscum album L. nach D. SCHLODDER

Strukturtypen	Stoffklassen	Wirkungen auf Tumorzellen	Wirkungen auf Immunzellen
Glykoproteine	Mistellektine I, II und III	Zytotoxizität durch Hemmung der ribosomalen Proteinsynthese	Freisetzung von TNF-α IL-1, IL-2, IL-6 Steigerung der NK-Zell- u. Phagozytoseaktivität
Polypepide	Viskotoxin	Zytotoxizität durch Lecks in Zellmembranen	Steigerung der Aktivität zytotoxischer T-Zellen
Aminosäuren	Arginin	Hemmung der Tumorinduktion im Tierversuch	
Polysaccharide	Arabinogalaktane Galakturonane		Steigerung der NK-Zell- u. Phagozytoseaktivität
Oligosaccharide		Tumorhemmung im Tierversuch	Interferon-γ–Freisetzung Steigerung der NK-Zell-Aktivität
Flavonoide	Quercetin und Derivate	Hemmung der Kollagenase-IV-Aktivität Tumorhemmung im Tierversuch	

(aus: D. Schlodder, „Wie läßt sich die Misteltherapie des Krebses optimieren?“, in: KREBSFORUM 26, S. 115 ff, SynMed Verlag, Berlin 1992)

pane, Lignine, Alkaloide, Viskotoxine, Aminosäuren, Polysaccharide und Vitamin C bekannt.
Zuletzt wurde von einer kroatischen Forschergruppe ein spezifisches Protein (Tumor basic protein, TBP) entdeckt. Die Inhaltsstoffe sind z. T. außerordentlich instabile und durch äußere Einwirkungen leicht veränderbare Substanzen, die z. B. schon nach Temperaturschwankungen Veränderungen in ihrer Wirksamkeit aufweisen. Ungeachtet der verschiedenenorts laufenden Bemühungen um Isolierung und Prüfung einzelner Bestandteile des komplexen Wirkstoffgemisches der Mistel hat sich bislang jedoch immer die Überlegenheit des gesamten Inhaltsstoffkomplexes gegenüber einzelnen, isoliert eingesetzten Substanzen erwiesen. Auch dann, wenn sich im Laborexperiment oder im Tierversuch beispielsweise das isolierte Mistellektin I als besonders intensiv in seiner tumorhemmenden Wirkung zeigte, konnte in der klinischen Studie (die Erfahrungen in der Praxis bestätigen dies) ein wesentlicher Erfolg immer nur mit dem gesamten Pflanzenextrakt aus der Mistel erzielt werden.

2.4.8 Mistelpräparate

In dem in der Bundesrepublik üblicherweise befragten Standardwerk der pharmazeutischen Industrie, der sog. „Roten Liste“, sind ab der Kennziffer 86.1.A.1. (Ausgabe 1997) in der Rubrik „pflanzliche Zytostatika und Metastasenhemmer“ sechs verschiedene Mistelpräparate aufgeführt:

ABNOBAVISCUM®, EURIXOR®, HELIXOR®, ISCADOR®, LEKTINOL® und VYSOREL®. Insgesamt sind auf dem bundesdeutschen Arzneimittelmarkt derzeit also sechs verschiedene Mistelpräparate erhältlich, deren Gabe bei Krebs indiziert ist und die die für die komplementäre Behandlung der Krebserkrankung wesentlichen Merkmale besitzen: substanzieller Gehalt an Wirkstoffen aus dem Presssaft der Mistelpflanze und Zubereitung als Injektionspräparat.

ISCADOR®, das älteste eingeführte Mistelpräparat in der Krebstherapie, wird von der WELEDA AG (Arlesheim, Schweiz) hergestellt. Es handelt sich um einen wässrigen Extrakt aus der Mistel-Gesamtpflanze, der bei der weiteren Verarbeitung einem speziellen Fermentierungsvorgang unterzogen und z. T. mit Metallzusätzen versehen wird, die nach anthroposophischen Gesichtspunkten ausgewählt werden (meist Quecksilber, Kupfer oder Silber). Den Metallzusätzen wird eine spezifische Organwirkung nachgesagt. ISCADOR® ist für die subkutane Verabreichung zugelassen und weist wirtsbaumspezifische Unterschiede auf.

HELIXOR®, ebenfalls ein wässriger Pflanzenauszug aus der Mistel, der allerdings nicht alle Teile der Mistelpflanze enthält (z. B. nicht den „Senker“) und dem keine weiteren Zusätze zugegeben werden, stammt von der Firma HELIXOR Heilmittel

GmbH aus dem süddeutschen Rosenfeld. HELIXOR® ist in Deutschland für die subkutane Applikation zugelassen. Entsprechend der Wirtsbaumherkunft gibt es das HELIXOR® A (Tannen-Mistel), P (Kiefer) und M (Apfel).

VYSOREL®/ISOREL®, das aus dem österreichischen Pörtschach (Kärnten) stammende Mistelpräparat, stellt einen weiteren wässrigen Mistelextrakt dar, in dem die gesamte Pflanze einschließlich des Senkers enthalten ist. Die Zulassung für ISOREL® gilt in Österreich für die subkutane und die intramuskuläre Injektion; in der Bundesrepublik ist dieses Präparat unter dem Handelsnamen VYSOREL® für die subkutane Applikation zugelassen. Herstellerin ist die Firma NOVIPHARM/ Pörtschach und Pforzheim. Wie bei HELIXOR® unterscheiden wir auch hier je nach Wirtsbaumherkunft die Sorten VYSOREL® A (Tanne), P (Kiefer) und M (Apfel).

Alle vorgenannten Präparate stammen aus Firmen, die der anthroposophischen Menschenkenntnis und Heilweise verpflichtet sind.
Dies gilt auch für das Präparat ABNOBA-VISCUM®, ein Ampullenpräparat mit kolloidaler Lösung aus der Mistelpflanze. Die Konzentration des Mistelextraktes ist in diesem Präparat sehr niedrig, jedoch liegt ABNOBAVISCUM® in einer sehr breiten Baumsorten-Palette vor: Ahorn-, Apfel-, Birken-, Eschen-, Kiefern-, Mandelbaum-, Tannen- und Weißdornmistel.
Nicht aus der anthroposophischen Medizin stammen die Präparate EURIXOR® (MEDISCULAP GmbH, Fellbach) und LEKTINOL® (MADAUS AG Köln), die beide als „lektinoptimierte" Mistelpräparate bezeichnet werden.
Es handelt sich um Präparate, die neben der subkutanen Anwendung auch für die intravenöse Applikation zugelassen sind. EURIXOR® und LEKTINOL® unterscheiden keine Baumsortenherkunft und empfehlen sich für eine lektinstandardisierte Anwendung (1 ng Mistellektin pro kg Körpergewicht).

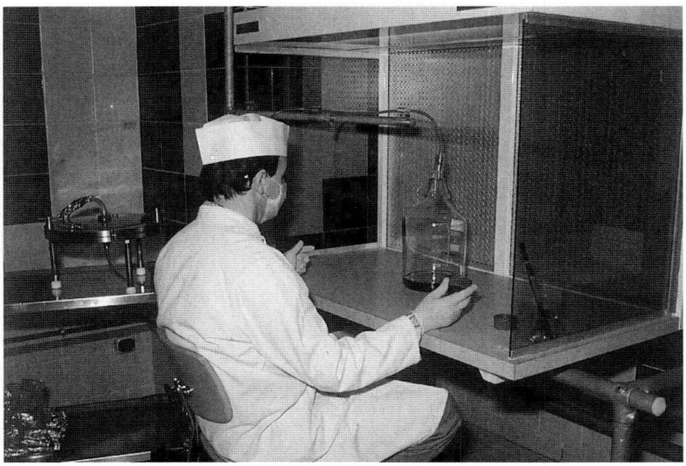

Abb. 2.11 Mistelverarbeitung im Labor (Foto: NOVIPHARM GmbH)

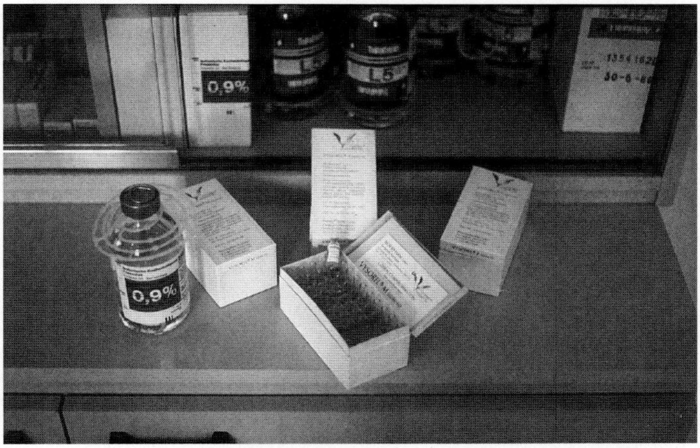

Abb. 2.12 Mistel-Fertigpräparat (hier zur Infusions-Zubereitung)

Alle o. g. Mistelpräparate (mit Ausnahme des VYSOREL®) enthalten Zusatzstoffe wie NaCl, Na-dihydrogenphosphat, Na-hydroxid u. a. Lediglich bei VYSOREL® liegt der reine wässrige Auszug aus Viscum Album vor.
Das in den Vorjahren im Handel befindliche Präparat PLENOSOL®(r) wird heute nicht mehr für die Krebstherapie empfohlen, die Indikation wurde auf die Behandlung rheumatoider Erkrankungen beschränkt.
Weitere mistelhaltige Arzneien befinden sich zwar im Handel, jedoch sind diese m. E. zur Krebstherapie weniger geeignet, da sie entweder lediglich rein homöopathische Aufbereitungen (z. B. VISCUM COMP.® der Firma HEEL) oder nur ausgewählte Teile der Mistelpflanze (z. B. RABJUVEN®) enthalten , oder lediglich als Tropfen-, Tabletten- oder Teezubereitungen vorliegen und damit für die Krebstherapie ungeeignet sind.

2.4.9 Baumsortenwahl

Die Frage, welches Mistelpräparat anzuwenden sei, ist schwierig und erfordert neben viel Erfahrung die Kenntnis der unterschiedlichen Wirkungen und Nebenwirkungen der verschiedenen Präparationen. Grundsätzlich kann gesagt werden, daß die Applikation in oraler Form (Misteltabletten, -tropfen und -tees) sowie die homöopathisch verdünnten Mistelzubereitungen für die Krebstherapie wenig zweckmäßig sind. Die in der Mistel enthaltenen wirksamen Bestandteile, auf die man in der Krebstherapie vertraut, werden bei der Passage durch den Verdauungstrakt chemisch verändert und z. T. denaturiert, so daß weder die beschriebenen zytostatischen Effekte noch die immunstimulierende Wirkung eintritt.
Bei den Injektionspräparaten erscheint mir die folgende Unterscheidung zweckmäßig, die sich nach dem Erkrankungsstadium und dem Allgemeinzustand des Erkrankten richtet:

Die präventive Therapie sowie die postoperative Nachbehandlung bei fehlenden Komplikationen sollte grundsätzlich mit niedrig dosierten, subkutan applizierten Mistelinjektionen durchgeführt werden, wobei die Dosis an den lokalen (Rötung, Schwellung) und allgemeinen (Appetenz, Temperaturverhalten, allgemeines Befinden) Reaktionen des Patienten ausgerichtet werden sollte. Hier gilt der Grundsatz, daß sowohl eine leichte lokale Reaktion als auch eine leichte Steigerung der Körperkerntemperatur erwünscht ist, jede überschießende Reaktion aber zu einer niedrigeren Dosierung Anlass geben sollte.

Liegt ein komplizierterer Erstbefund vor (z. B. größerer Primärtumor, lokaler Befall der Lymphregionen) oder ist aus klinischer Sicht z. B. eine postoperative Strahlentherapie erforderlich, sollte in der Regel eine höhere Dosierung gewählt werden. Dabei kann man z. B. mittels einer intramuskulären Applikation eine höhere Dosis gewährleisten, ohne unangenehme lokale Reaktionen zu provozieren. In Österreich wird diese Applikationsform von VYSOREL® in den letzten Jahren zunehmend angewandt.

Beim Vorliegen ausgedehnterer Metastasen, nach unvollständiger operativer Ersttherapie (Tumorentfernung nicht im Gesunden) sowie bei manifesten Tumoren, die (aus was für Gründen auch immer) nicht primär durch die klinische Onkologie entfernbar sind, sollte an eine hochdosierte, rhythmische Infusionstherapie gedacht werden. Bedingt durch die intravenöse Zufuhr der Mistel in die Blutbahn stehen die Inhaltstoffe in hoher Bioverfügbarkeit überall dort zu Verfügung, wo ein nutritives Versorgungsnetz in Form von Kapillaren vorliegt – dies ist bei einem Großteil der Tumoren ja der Fall –, so daß sich die Tumoren über ihr versorgendes Gefäßnetz die Mistelsubstanzen heranziehen. Dabei haben wir die Erfahrung gemacht, daß diejenigen Tumoren, die ein gut ausgebildetes Gefäßnetz besitzen (dies ist z. B. durch die anatomische Lage, aber auch durch angiografische Techniken objektivierbar), auch wesentlich besser im Sinne einer Tumorremission ansprechen.

Die hochdosierte Infusionstherapie sollte allerdings nur von in dieser Therapie erfahrenen Therapeuten und unter genauer Beobachtung des Immunstatus des Patienten durchgeführt werden. Auch sollte nach einem bestimmten Zeitraum (etwa nach 3 – 6 Monaten) pausiert werden, um eine Überstimulation des Immunsystems zu vermeiden. Zu beachten ist auch, daß nur EURIXOR® und LEKTINOL® für die intravenöse Applikation zugelassen sind. Dies bedeutet zwar nicht, daß nicht auch die anderen Mistelpräparate intravenös appliziert werden dürfen, jedoch liegt dies allein im Ermessen und in der Verantwortung des Anwenders.

Auch hier hat die Regel eine Ausnahme, d. h. bei Patienten, die eine anhaltende immunogene Reaktionsstarre aufweisen, kann die Infusionstherapie durchaus längere Zeiträume hindurch weitergeführt werden. Eventuell sollte in diesen Fällen bedacht werden, ob sich z. B. durch einen Wechsel der Baumsorte oder durch das Zwischenschalten immunbiologischer Provokationsmethoden (ECHINACIN®-Stoß, Fieberstoß oder mikrobiologische Therapien) die immunologische Starre nicht durchbrechen ließe. Vergessen werden sollte in diesem Rahmen nicht die immunblockierende Wirkung von Herden, die dann saniert werden müssen. Hinsichtlich der Baumsorten-Auswahl gebe ich in der nachfolgenden Übersicht meine persönlichen Erfahrungen wieder, die jedoch nur richtungsweisend und nicht zwingend sind. Im Einzelfall kann eine andere Baumsortenwahl oder ein Wechsel der Baumsorte innerhalb der Therapie empfehlenswert sein.

Tabelle 2.5: Organlokalisation und Baumsortenwahl

Tumorart/-lokalisation	Baumsorte 1.Wahl	Baumsorte 2.Wahl
Mammakarzinom	M	P
Tumoren d. Schleimhautepithels (HNO, Magen-Darm, Lunge, Urogenitalbereich)	P	A
Leber-Pankreas-Gallenwegstumoren	A	M
Hirntumoren	A	M
Weichteilsarkome	M	A
Lymphome	P	A
Leukämien*	A*	P*
Hinweis: A = Abietes (Tannenmistel) M = Mali (Apfelmistel) P = Pini (Kiefernmistel)		
*Hinweis: Die (v. a. akuten) Leukämien sollten nur mit äußerster Vorsicht und in niedrigen Dosen mistelbehandelt werden.		

2.4.10 Spezielle Probleme in der Misteltherapie

1. Allergische Reaktionen

Wie bei allen medikamentösen Behandlungen können auch bei der Therapie mit der Mistel Probleme auftauchen, die eine Reduktion der Dosis, einen Wechsel der Sorte oder gar einen Abbruch der Misteltherapie erzwingen. Wie gegenüber jeder Stoffgruppe in unserer Umwelt, können Menschen auch gegen die Inhaltsstoffe der Mistel Empfindlichkeitsreaktionen entwickeln. Diese Reaktionen unterteilt man im Rahmen der Mistelbehandlung im Wesentlichen in drei Typen:

Lokale Reaktion vom Sofort-Typ:
In diesem Fall entsteht an der Einstichstelle innerhalb von Minuten bis wenigen Stunden nach Injektion eine Rötung und Schwellung; die Region ist heiß und unangenehm schmerzhaft. Übersteigt diese Reaktion einen Durchmesser von ca. 3 cm, so ist von einer Überreaktion zu sprechen und die Dosis der nächsten Injektion entsprechend zu verringern. Werden die Beschwerden als unangenehm empfunden, so helfen kalte Kompressen, ggf. das Auftragen eines lokalen Antihistaminikums (z. B. SYSTRAL®-Gel).

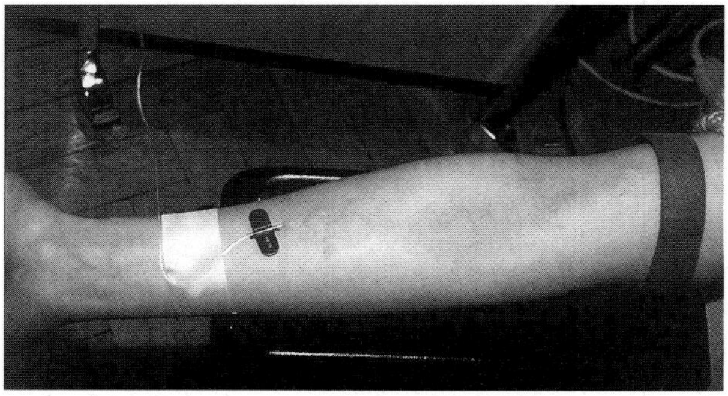

Abb. 2.13 Selten: Gefäßwandreizung bei Mistelinfusion

Lokale Reaktion vom verzögerten Typ:
Häufiger beobachten Patienten in den Körperregionen, in denen die Misteltherapie durchgeführt wird, eine Bildung kleiner Indurationen, die schmerzlos und weitgehend ohne Beschwerden verlaufen, sich aber nur sehr langsam wieder auflösen (z. T. über Monate hinweg bestehen). Diese verzögerte Reaktion ist harmlos, kann allerdings bei der routinemäßigen Kontrolle in der Klinik zum Verdacht eines Lokalrezidives veranlassen, wenn der untersuchende Arzt nicht über die Applikation von Mistel informiert ist. Gerade bei der Injektion der Mistel in die Nähe der primären Operationsnarbe können fatale Fehldeutungen entstehen, weil der untersuchende Arzt diese Mistelreaktion u. U. für eine neue Geschwulst hält. Aus diesem Grund, aber auch, weil sich die Injektion in die Nähe der Primärgeschwulst nicht unbedingt bewährt hat, sollte die subkutane Mistelinjektion grundsätzlich in der Bauchregion erfolgen. Vorteil ist hier zudem die schnelle Verteilung der Inhaltsstoffe im subkutanen Fettgewebe und damit die bessere lokale Verträglichkeit.

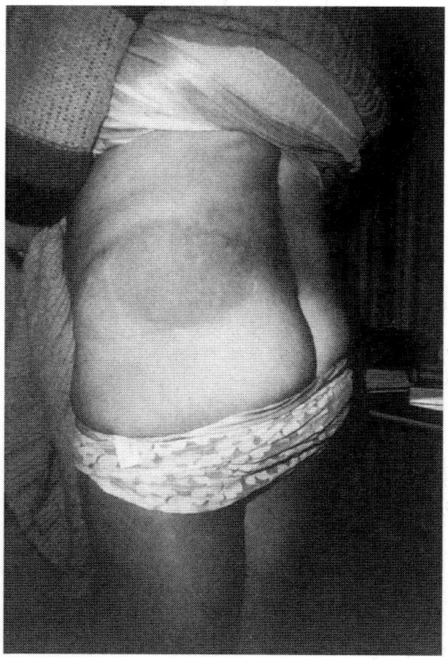

Abb. 2.14 Unverträglichkeit nach i. m.-Injektiom

Systemische Reaktion vom Sofort-Typ:
Vor allem bei der intravenösen Injektion kann es, wenn auch ausgesprochen selten, zu einer systemischen Sofortreaktion kommen. Vor allem bei Patienten, die in ihrer Anamnese verschiedene allergische Erkrankungen zeigen (Pollinosis, Heufieber, allergische Kontaktekzeme etc.), die also eine atopische Diathese aufweisen, sollte zumindest bei den ersten intravenösen Applikationen Vorsicht geübt werden. Diese systemischen Sofortreaktionen sind häufig gekennzeichnet durch Schwindel, Tachykardie, Beklemmungsgefühl und Unwohlsein. In diesem Falle reicht es aus, eine Kalzium-Magnesium-Mischung zu injizieren (z. B. CALCIUM-SANDOZ® 10 %, oder ZENTRAMIN®). Verstärkt sich die Reaktion, kommen vor allem Atembeschwerden, Schweißausbruch und Übelkeit hinzu, sollte die intravenöse Injektion eines Antihistaminikums (z. B. FENISTIL® oder TAVEGIL®), ggf. auch von Kortison (z. B. 500 mg SOLU DECORTIN®) durchgeführt werden. Auch wenn diese Reaktionen außerordentlich selten sind, sollte der Behandler mit den Methoden und Techniken der Anaphylaxiebehandlung und Notfallmedizin vertraut sein.

Systemische Reaktion vom verzögerten Typ:
Eine seltene, aber doch ab und an zu beobachtende Variante ist die Reaktion an verschiedenen Körperpartien, an denen keine Mistel appliziert wurde. So zeigen sich manchmal bei Patienten, die Jahre zuvor mit einem subkutanen Mistelpräparat behandelt wurden und bei denen aus klinischen Gründen eine intravenöse Misteltherapie begonnen wird, Juckreiz, Rötung und Schwellung an den alten Injektionsstellen. Diese, meist erst Stunden oder Tage nach einer i.v.-Gabe von Mistel auftretenden Reaktionen sind harmlos und bilden sich erfahrungsgemäß unter der weiteren Therapie wieder zurück; ggf. können sie ebenfalls mit kühlen Kompressen oder einem lokalen Antihistaminikum behandelt werden.

2. Der Nonresponder

Leider erleben wir in der Praxis auch nach Einbettung des Patienten in einen eigentlich optimalen Therapieweg das Versagen unserer Bemühungen. Hierbei müssen wir versuchen, das Nichtansprechen („nonresponse“) eines Patienten infolge einer schlecht eingestellten Therapie von einem Nichtansprechen bei sehr aggressiver Ausgangserkrankung oder fehlendem Lebenswillen zu unterscheiden. Ohne Frage ist diese Differenzierung oft sehr schwierig. Diejenigen Patienten, die auf keine Therapie mehr reagieren, haben möglicherweise eine Art „innere Entscheidung“ getroffen, ihr Leben zu beenden. Dabei muß diese Entscheidung nicht immer bewußt getroffen worden sein, was unsere diesbezüglichen Beobachtungen umso schwerer macht. Die Entscheidung, nicht weiterleben zu wollen (z. B. als Reaktion auf eine tiefe Krise oder einen anhaltenden, scheinbar unlösbaren Konflikt), kann sich im Immunsystem in Form einer schweren und mit herkömmli-

chen Mitteln nicht therapierbaren Regulationsstarre niederschlagen. Die Progredienz des Tumorgeschehens und die Ausbreitung der Metastasen nimmt dann einen ungewöhnlich fulminanten Verlauf und unsere Bemühungen erschöpfen sich letztlich auf die Begleitung eines Sterbenden.
Doch kennen wir auch Nonresponder, die durch eine Änderung der Therapie wieder auf die Behandlung ansprechen und sich (sowohl subjektiv wie auch klinisch und immunologisch) erholen. Ab und an treten solche Nonresponse-Fälle dann auf, wenn eine begonnene und anfangs gut wirksame Therapie ohne Veränderung über einen langen Zeitraum durchgeführt wurde. Dabei haben wir in unserer Praxis den Eindruck gewonnen, daß das (aus der Therapie mit Antibiotika und Zytostatika bekannte) Phänomen der „Resistenzbildung“ gegenüber dem applizierten Medikament auch im Rahmen der Misteltherapie zu finden ist. Tumorzellklone, die anfangs gut auf den Stimulus Mistel mit Remission und Differenzierungstendenz reagieren, beginnen nach einer gewissen Zeit, sich an die Substanz zu gewöhnen und zeigen eine neuerliche Progredienz. Einen eindrucksvollen Fall in diesem Zusammenhang haben wir in der Zeitschrift NATURHEILPRAXIS (Ausgabe Nr. 6/1992, R. Pflaum Verlag, München) publiziert. Ob es sich hierbei um eine tatsächliche Resistenzbildung der Tumorzellklone gegenüber dem eingesetzten Mistelpräparat handelt, können wir nur schwer beurteilen, allerdings sollten u. E. weitere diesbezügliche Untersuchungen eine Klärung bringen. Die Möglichkeit eines solchen Phänomens sollte jedoch bedacht werden und (solange eine objektive Klärung nicht erfolgt ist) zu einem Wechsel des Mistelpräparates nach einer bestimmten Therapieperiode Anlaß geben. Häufig reicht in diesem Zusammenhang auch der Wechsel der Baumsorte bei gleichem Mistelpräparat aus.

3. Immunsuppression durch Misteltherapie?

Verschiedenenorts (v. a. im Zusammenhang mit der „Lektindiskussion“) wird über mögliche immunsuppressive Wirkungen der Mistelbehandlung berichtet bzw. spekuliert. Diese Mutmaßungen beruhen entweder auf hypothetischen Annahmen oder auf Beobachtungen nach extremen Hochdosis-Anwendungen bei intaktem Immunsystem (z. B. beim Gesunden). In aller Regel liegen bei Krebspatienten bereits vor jeder klinischen (immunsuppressiven) Behandlung schwere Immundefekte vor. Dies bedeutet, daß ein Krebspatient in der Regel einer Immunstimulation bedarf. Ausnahmen hiervon finden sich vorwiegend bei den systemischen Krebserkrankungen des Immunsystems (Leukosen, Lymphome, Plasmozytom). Dennoch sollte die Immunlage des Patienten vor Beginn einer Behandlung eruiert werden, am besten durch einen differenzierten zellulären Immunstatus (s. Kapitel Tumorimmunologie).
Jedenfalls reicht es keinesfalls aus, ein passageres Absinken z. B. der Leukozytenzahlen im peripheren Blut nach Beginn einer Misteltherapie als „Immunsuppres-

sion" zu werten. Arbeiten, z. B. von HEINE, weisen auf die Fähigkeit der Leukozyten zur „Diapedese", zum Auswandern aus dem zirkulierenden Blutkreislauf und Einwandern in den Ort der Auseinandersetzung hin. Dies legt nahe, daß es nach einer (mistelbedingten) Immunstimulation zu einem passageren Abfall v. a. der Granulozyten kommen kann, die in das paratumoröse Gewebe eindringen. Solche Effekte haben wir in unserer Praxis häufiger beobachtet, entsprechend gewertet und auch publiziert.
Es stellt sich in diesem Rahmen die Frage, ob die nach Mistelgabe sinkende Zahl der Leukozyten im peripheren Blut eine Zerstörung (= Suppression), oder aber einen Verbrauch der Leukozyten im paratumorösen Gewebe (= Stimulation) durch Anregung der Diapedese darstellt. Auch wenn diese Frage in Anbetracht der auch heute noch beschränkten Einblicke in die komplexen Immunmechanismen hypothetisch erscheint, spricht doch sehr vieles für den letztgenannten Vorgang.
Zeichen einer tatsächlichen Immunsuppression, oder gar eines Tumor-Enhancements, haben wir nicht beobachten können. Es bedarf allerdings fraglos eines detaillierten Einblicks und einer engmaschigen immunologischen Kontrolle während einer solchen Behandlung.

4. Tumor-Enhancement durch Mistelgaben?

Das „Anheizen" eines Tumorgeschehens unter einer Misteltherapie haben wir in siebzehn Jahren Praxiserfahrung nicht beobachtet. Zumindest im Falle der soliden epithelialen Tumoren weist auch keine mir vorliegende Literatur derartige Hinweise auf. Vorsicht ist lediglich bei den systemischen Krebserkrankungen, v. a. bei den Leukämien gegeben. Hier ist es zumindest hypothetisch möglich, daß hohe Misteldosen auch die maligne transformierten Leukozyten zur Proliferation anregen könnten. Diese Hinweise werden allerdings bis heute sehr kontrovers diskutiert, zumal es durchaus Hinweise auf Remissionen von Leukämien unter Mistelgaben gibt. Es bedarf in jedem Fall eines hier besonders erfahrenen Therapeuten und einer engmaschigen Immunkontrolle, beispielsweise durch Beobachtung des Knochenmarkpunktates.

2.4.11 Wirkung der Misteltherapie

Sehen wir von den oben beschriebenen (selten auftretenden) unerwünschten Nebenwirkungen der Mistelapplikation ab, so haben wir mit der Mistel ein allgemein gut verträgliches Medikament in Händen, welches eine Reihe von beobachtbaren und reproduzierbaren Wirkungen entfaltet (s. Tab.). Nach neueren Untersuchungen bestätigt sich offenbar, daß die Mistel hemmende Effekte auf maligne

Zellneubildungen aufweist, wobei der Streit, ob die Mistel nun direkt gegen Tumorzellen wirksam ist, oder ob die Hemmung und Zerstörung der Tumorzellen indirekt über eine Stimulation der menschlichen Immunantwort läuft, noch nicht beigelegt ist. So vermutet die kroatische Forschergruppe um N. ZARKOVICZ (Immunologisches Institut, Universität Zagreb)einen direkten zytostatischen Effekt von Mistelbestandteilen (neben einem weitgehend identifizierten immunmodulierenden Effekt), wohingegen die Ergebnisse von H. HEINE an der Uni Witten/-Herdecke eher dafür sprechen, daß die tumorhemmende Wirkung der Mistel über die durch die Mistel angeregte Ausschüttung von Zytokinen und die nachfolgende Einwanderung immunkompetenter Zellen in das paratumoröse Gewebe zu erklären sein könnte. Wie auch immer, die Mistel hemmt Tumorzellen und stimuliert die Immunantwort, was durch immunologische Verlaufskontrollen in der Krebstherapie verifiziert werden kann. Der von uns beobachtete immunologische Effekt der Misteltherapie (mit VYSOREL®) beruht in der Hauptsache auf der Stimulation besonders zytokinabhängiger Zellgruppen, wie T-Zellen, aktivierte T-Zellen, NK- und LAK-Zellen sowie Granulozyten/Makrophagen. Der Effekt auf die T-Helfer-Zellen und die T-Lymphoyzten insgesamt, wie auch auf die B-Zellen, ist nach unseren Beobachtungen schwächer ausgeprägt.
Neben diesen beschriebenen Wirkungen scheint die Mistel auch einen Effekt auf die Produktion und Ausschüttung von körpereigenen, schmerzhemmenden und stimmungsaufhellenden Substanzen (Stoffe der Endorphingruppe) auszuüben. Der in diesem Jahr verstorbene Mistelforscher Prof. Dr. H. FRANZ war einer derjenigen, die in der letzten Zeit besonders intensiv mit dieser Frage beschäftigt waren. In diesem Bereich sollten die Forschungsbemühungen intensiviert werden, da gerade der eventuelle Effekt auf die Endorphine eine Wirkung im Bereich der neuroendokrin-immunologischen Achse des Menschen nachweisen könnte. Die Verbindungen zwischen Mistelapplikation, subjektivem Wohlbefinden und objektiver Einsparung von Schmerzmedikation ist bekannt und könnte weitere Indikationsbereiche für die Misteltherapie eröffnen (beispielsweise im Rahmen der psychiatrischen Behandlung).
Letztlich scheint die Misteltherapie die Erhöhung und Normalisierung des Tages-Temperaturprofils zu bewirken, das bei Karzinompatienten sehr oft (und dies schon viele Jahre vor der klinischen Erfassung des Tumorgeschehens) vom Normalen abweicht; so zeigen (immunologisch nicht vorbehandelte) Krebspatienten sehr häufig ein niedriges Temperaturprofil, welches einen pathologischen Tagesrhythmus aufweist. Unter der Therapie mit Mistelextrakten erhöht sich die Temperatur insgesamt (um etwa 1,0 Grad C) und normalisiert sich der zirkadiane Verlauf.
Aus den langen Jahren der Erfahrung mit der Misteltherapie bei verschiedenartigen Erkrankungen will ich versuchen, einen Überblick über besonders geeignete Indikationen zu geben, will aber auch nicht verhehlen, daß einige (Tumor-) Erkrankungen nur sehr wenig oder nicht auf die Behandlung ansprechen.

Zusammenfassend kann meines Erachtens hinsichtlich der unterschiedlichen Mistelpräparate davon ausgegangen werden, daß die wässrigen Gesamtpflanzenauszüge (z. B. VYSOREL®, HELIXOR®) eher zur höher dosierten Behandlung mit tumordestruktiver Wirksamkeit geeignet sind (zytostatische Wirkung). Die sogenannten lektin-optimierten Mistelpräparate (z. B. EURIXOR®) finden ihren Schwerpunkt eher in der niedrig dosierten, immunmodulierenden Behandlung (milde Stimulation der Tumor-Immun-Antwort).

2.4.12 Mistel und operative Therapie

Fraglos sollte ein Tumorgeschehen, sofern chirurgisch erreichbar, einer operativen Erstbehandlung unterzogen werden. Die heutigen modernen Operationstechniken sind Gewähr für eine weitgehend schonende Entfernung der Geschwulst, wobei allerdings die mancherorts leider noch übliche Probeentnahme (Stanz- oder Feinnadelbiopsie) aus dem Tumor tunlichst unterlassen werden sollte, da selbst die Feinnadel-Biopsie die Gefahr einer Gefäßeröffnung und einer dadurch induzierten Tumorzellaussaat in sich birgt. Auch sollte die intraoperative Schnellschnittdiagnostik nur nach Absetzen des Tumors vom Gefäßnetz erfolgen. Die Entfernung des primären Tumorgeschehens bewirkt die Entlastung des erkrankten Organismus von Millionen Tumorzellen und somit eine Entlastung des Immunsystems. Des weiteren verringert sich mit der Tumorentfernung die Gefahr einer Metastasierung signifikant. Nicht unterschätzt werden sollte auch die psychische Belastung, der ein (von der Diagnose unterrichteter) Patient ausgesetzt ist, der um das Vorhandensein eines Organtumors weiß.
Es erscheint zweckmäßig, eine kurze präoperative Vorbehandlung mit der Mistel durchzuführen, sofern der Zeitfaktor dies zuläßt. In Anbetracht der (manchmal gegebenen) intraoperativen Metastasierungsgefahr sollte in diesem Fall eine Vorbehandlung mit 4 – 6 intravenösen Mistelapplikationen durchgeführt werden. Die postoperative Nachbehandlung sollte dann lege artis erfolgen, d. h. mit subkutanen Eigeninjektionen und individuell gestalteter Zusatztherapie (Phytotherapie, Entgiftung, Ausleitung, Psychotherapie, homöopathische Konstitutionstherapie, orthomolekulare Behandlung etc. pp.).

2.4.13 Mistel und Strahlentherapie

Vor, während und nach einer Strahlentherapie bewirkt die begleitende, meist niedrig dosierte Misteltherapie eine verbesserte Verträglichkeit der Strahlentherapie bei gleichzeitiger Verbesserung der Tumorzell-zerstörenden Wirkung der Strahlen. Eine unerwünschte Wechselwirkung zwischen Radiotherapie und Mistel, wie manchmal von besorgten Radiologen behauptet, konnte bisher nicht belegt werden.

2.4.14 Mistel und Chemotherapie

Auch in der systemischen Chemotherapie bewirkt eine begleitende Mistelbehandlung eine Verbesserung der Verträglichkeit der Zytostatika. Inappetenz, Übelkeit und Erbrechen treten weniger häufig auf und die Phase der zellulären Immundepression erscheint wesentlich kürzer. Die Misteltherapie sollte üblicherweise bis 3 Tage vor einer zytostatischen Therapie durchgeführt werden und 3 Tage nach der Zytostase wieder aufgenommen werden. In der zytostatika-begleitenden Misteltherapie haben sich u. E. höhere Misteldosen bewährt, zumal in Anbetracht der meist metastasierten Tumoren.

2.4.15 Sonderfall hochdosierte Mistel-Infusionstherapie

Wie bereits ausführlich in verschiedenen Veröffentlichungen (u. a. in NATURHEILPRAXIS) beschrieben, stellt die hochdosierte intravenöse Infusionstherapie mit dem Mistelpräparat VYSOREL® einen Sonderfall in der Krebstherapie dar, der keinesfalls als routinemäßige Behandlung durchgeführt werden sollte. Vorwiegend bei rasch progredienten Tumorerkrankungen, bei inoperablen Primärtumoren und bei metastasierten Prozessen findet diese Form ihre Indikation.
In der Bundesrepublik Deutschland sind z. Zt. zwei Mistelpräparate zur intravenösen Applikation zugelassen, es sind dies die Präparate LEKTINOL® und EURIXOR®. Wenn wir dennoch das (nur zur subkutanen, in Österreich zusätzlich zur intramuskulären Applikation zugelassene) Präparat VYSOREL® verwenden, so geschieht dies aufgrund unserer Erfahrungen mit der Verträglichkeit des Präparates nach i.v.-Gabe. Dem Anwender wie auch dem Patienten muß jedoch die Tatsache bewußt sein, daß es sich hier um eine unübliche Therapievariante handelt, die in den vorgenannten Fällen jedoch durchaus indiziert erscheint. Der Anwender sollte dabei jedoch beachten, daß die intravenöse Gabe von Mistelextrakten, wie die intravenöse Applikation anderer Medikamente auch, die Gefahr der allergischen Reaktion beinhaltet. Deshalb sollte der Therapeut in der Behandlung allergischer Reaktionen versiert sein, selbst wenn diese Zwischenfälle, wie weiter oben ausgeführt, selten zu beobachten sind.
Bei der intravenösen, v. a. bei der hochdosierten Anwendung gilt es streng individuell abzuwägen, ob bei dieser Applikationsform der zu erwartende Nutzen (z. B. zytostatische Wirkung) das mögliche Risiko (z. B. allergische Reaktionen) übersteigt. Im Zweifelsfall sollte auf die intravenöse Applikation verzichtet oder diese einem erfahrenen Therapeuten überlassen werden. Im Rahmen der Mistelpublikationen liegen jedenfalls einige beachtenswerte Arbeiten vor, die den Einsatz hochdosierter intravenöser Mistelgaben v. a. bei schwer progredienten Tumorer-

krankungen empfehlen (s. hierzu insbesondere in der Literaturübersicht am Ende des Kapitels die Arbeiten von HEINE, KISSEL, KONITZER, WOLF u. a.).

Tabelle 2.6: Indikationen für die Misteltherapie

Erfahrungen	Tumorart und -lokalisation
gute Ansprechquote in der Misteltherapie	Mammakarzinome mit und ohne Metastasen, prim. Leberkarzinom, Dick- und Dünndarmkarzinome, Blasen-Ca., Prostata-Ca., Bronchial-Ca., Hautkrebs (ausgen. Melanom), intrakranielle Malignome (ausgenommen Glioblastome), Zervix-Ca.
unterschiedliches Ansprechen	Ovarial-Ca., Morbus Hodgkin, Hodenkarzinom, Hypernephrom, Schilddrüsen-Ca., Weichteilsarkome, chron. Leukämien, Lymphome, Malignes Melanom
eher ungenügendes bzw. fehlendes Ansprechen	akute Leukämien, HNO-Tumoren, Pankreas-Ca., Magen-Ca., Ösophagus-Ca., Osteosarkome, EWING-Sarkom, BURKITT-Tumor, WILMS-Tumor, Chorion-Ca.

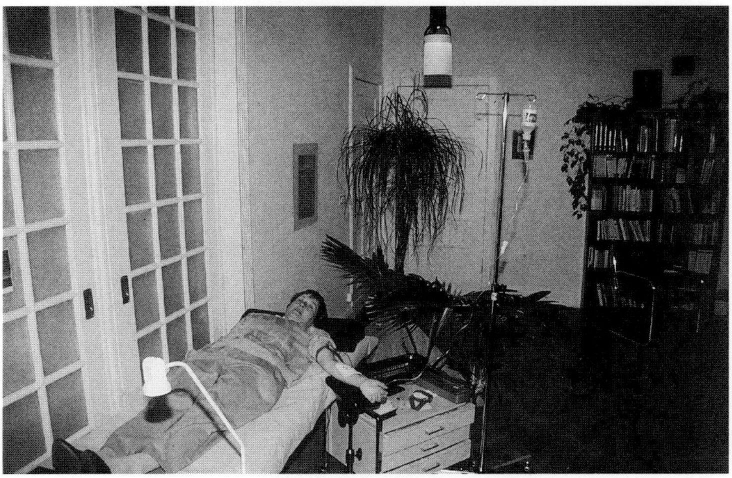

Abb. 2.15 Mistelinfusion in der Praxis

Nach unserer Erfahrung zeigt sich überraschenderweise ein gutes Ansprechen von Lebermetastasen, unabhängig von Art und Lokalisation des Primärtumors.
Aus der tabellarischen Zusammenstellung besonders gut bzw. weniger gut ansprechender Tumorlokalisationen oder -arten ist selbstverständlich keine allgemeingültige Empfehlung herauszulesen. Auch wir betreuten in unserer Praxis z. B. Patienten mit Osteosarkomen, die von einer hochdosierten Infusionstherapie mit VYSOREL® gut profitierten. Andererseits kennen wir Verläufe von lebermetastasierten Mammakarzinomen, die trotz aller Bemühungen progredient blieben. Die Krebsthematik ist in ihrer Entstehung und ihrem Verlauf zu komplex, um allgemeingültige, schematisierte Ratschläge geben zu können. Trotzdem war es uns wichtig, unsere Erfahrungen zum Zusammenhang zwischen Misteltherapie und Tumorform darzulegen.

2.4.16 Kontraindikationen für die Misteltherapie

Unsere Beobachtungen zeigen, daß verschiedene maligne Erkrankungen nur unzureichend, in manchen Fällen schlecht auf die Misteltherapie reagieren; dies gilt insbesondere für die akuten Leukämien. In diesen Fällen sollten andere therapeutische Wege eingeschlagen werden, ggf. auch zytostatische Behandlungsstrategien. Jedenfalls kann auch hier eine Einbettung in ein immunbiologisch-adjuvantes Therapiekonzept die Nebenwirkungen der herkömmlichen Therapie gering halten und die „response" des Immunsystems gegenüber dem Tumorgeschehen verbessern. HAGER hat eine sehr ausführliche Übersicht über weitere Möglichkeiten der immunbiologischen Therapie publiziert (s. ausgewählte Literatur).

2.4.17 Zusammenfassung und Aussicht

Insgesamt scheint die Mistel in der Therapie der bösartigen Geschwulstkrankheiten zunehmend den Platz einzunehmen, der ihr überfällig lange zusteht. Dabei sind zweifelsfrei noch etliche Dinge im Zusammenhang mit ihrer Wirkung ungeklärt und bedürfen der weiteren Forschung und praktischen Erfahrung. Dabei sollte (im Sinne auch der mythologischen Geschichte der Mistel) ein stärkerer Austausch zwischen Forschung und Praxis einsetzen, um zu verhindern, daß der Mistel eines Tages der Stellenwert eines schematisierten und schematisierbaren Zytostatikums zugeschrieben wird, ein Stellenwert, den dieses pluripotente Heilmittel nicht verdient hat.
Diskutiert werden sollte beispielsweise die Rolle der Mistel in der Therapie der (akuten und chronischen) Leukämien, in denen sehr unterschiedliche und nicht nur positive Erfahrungen gemacht werden. Diskutiert werden sollte auch die Frage der Resistenzbildung von Tumorzellen gegenüber der Mistel sowie die Rolle

und Funktion der Mistel in der Endorphinstimulation. Ein weiteres Stück „Zukunftsmusik“, auf das sich das „Orchester der immunbiologischen Therapie“einstimmen sollte, handelt von der Bedeutung der Mistel in der begleitenden Behandlung der virusinduzierten Tumoren, v. a. im Rahmen der AIDS-Problematik.

Tabelle 2.7: Behandlungsschema Misteltherapie

1. präoperativ:	von der Diagnosestellung bis zur OP 2 – 2x wöchentl. – 20 mg Mistel i. v.* und (z. B. 1/3 Amp. VYSOREL®) – 20 mg Mistel s. c.
2. postoperativ bei vollständi - ger Tumorentfernung:	– 3x wöchentl. zwischen 20 mg und 120 mg Mistel s. c. (= z. B. zwischen 1/3 und 2 Amp. VYSOREL®) in rhythmischer Dosierung, z. B. im Wechsel 1/3 – 1/2 – 1 – 2 – 1 – 1/2 – 1/3 Ampulle u. s. w.
3. postoperativ bei unvollst. Tumorentfernung oder Metastasen:	– Einleitung einer hochdos. Infusionstherapie* (siehe dort)
5. unter Strahlen-, Chemotherapie:	– siehe unter 3.
*) zur intravenösen Anwendung der Mistel siehe meine Ausführungen in 2.4.15 unter dem Stichwort „Sonderfall Infusionstherapie“	

Quellenverweise

1. STEINER, R.: Zeitgeschichtliche Betrachtungen, das Karma der Unwahrhaftigkeit, Vortrag vom 24.12. 1916, dokumentiert in der Rudolf-Steiner-Gesamtausgabe, Dornach 1978
2. LEROI, R.: Misteltherapie, eine Antwort auf die Herausforderung Krebs, S.,27, Verlag Freies Geistesleben, Stuttgart 1987
3. CHOI, O.B., YOON, T.J., DREES, M., SCHEER, R., KIM, J.B.: Inhaltsstoffe und In-vitro-Zytotoxizität eines Extraktes aus Viscum Album L.ssp.coloratum (Koreanische Mistel) – Konsequenzen für die Standardisierung von Mistelpräparaten, Zeitschr. f. Onkologie 28, 3, S. 77ff, Karl F. Haug Verlag, Heidelberg 1996
4. LUTHER, P., BECKER, H.: Die Mistel, Botanik, Lektine, medizinische Anwendung, S. 12, Springer Berlin 1987
5. GROHMANN, G.: Über die Mistel, Vortrag vom 28.2. 1941 in Stuttgart, dokumentiert in: Manuskripte unserer wissenschaftlichen Mitarbeiter S. 4, WELEDA AG, Arlesheim 1941
6. SIMONIS, W.Chr.: Viscum Album, in: Medizinisch-Botanische Wesensdarstellungen einzelner Heilpflanzen, Freiburg/Br. (ohne Jahresangabe)

7. BOIE, D.: Mistel und Krebs, in: Schriftenreihe Nr. 9, Menschenwesen und Heilkunst, S. 34ff, Verlag Freies Geistesleben, Stuttgart 1970
8. SCHEER, R., ERRENST, M., SCHEFFLER, A.: Wirtsbaumbedingte Unterschiede von Mistelpräparaten, Dt. Zeitschr. f. Onkol. 27, 6, S. 143ff, Verl. f. Med. Dr. E. Fischer, Heidelberg 1995
9. BÜSSING, A., SCHIETZEL, M.: Viscum Album L.: Individuelle Immunreaktionen und spezifische zytostatische Effekte – Konsequenzen für die konventionelle zytostatische Therapie? Dt. Zeitschr. f. Onkol., 27, 2, S. 29ff, Verl. f. Med. Dr. E. Fischer, Heidelberg 1995

Ausgewählte Übersichts-Literatur

ALBRECHT, M., SCHMIDT, U.: Pflanzliche Immunstimulanzien bei Erkältungskrankheiten, THERAPEUTIKON 3/1992, G. Braun Verl., Karlsruhe 1992

BECKER, H.: Botany of European Mistletoe (Viscum album L.), ONKOLOGY 43/S1/86, Karger, Basel 1986

BEUTEL, M.: Auswirkungen von Verlust und Depression auf Immunmechanismen und Onkogenese, ONKOLOGIE, Suppl. I zu Bd. 14, Karger, Basel 1991

FISCHER, J.: Interaktionen zwischen Immunsystem und zentralem Nervensystem, ONKOLOGIE, Suppl. I zu Bd. 14, Karger, Basel 1991

FRANZ, H.: Mistletoe Lectins and Their A and B Chains, ONCOLOGY 43/S1/86, Karger, Basel 1986

GABIUS, H.-J. et al.: Klinischer Nachweis von Immunmodulation durch Lektine im Rahmen der Misteltherapie, THERAPEUTIKON 4/90, G. Braun Verl., Karlsruhe 1990

HAGER, E.D.: Neue Entwicklungen in der Therapie von Krebserkrankungen, in: NATURA MED 5/89, Natura Med Verlag, Neckarsulm 1989

HAGER, E.D.: Komplementäre Onkologie, Forum Medizin Verlagsges., Gräfelfing 1996

HAJTO, T. et al.: Antitumorale Aktivität des immunmodulatorisch wirkenden beta-galaktosidspezifischen Mistellektins bei der klinischen Anwendung von Mistelextrakten (ISCADOR), DEUTSCHE ZEITSCHRIFT FÜR ONKOLOGIE 1, Febr. 1991, Verl. f. Medizin Dr. E. Fischer, Heidelberg 1991

HAJTO, T. et al.: Zytokine als Lektin-induzierte Mediatoren in der Misteltherapie, THERAPEUTIKON 4/90, G. Braun Verl., Karlsruhe 1990

HEINE, H.: Was bedeutet Standard in der Misteltherapie? NATUR- UND GANZHEITSMEDIZIN 1/91, Schattauer, Stuttgart 1991

HEINE, H.: Matrixforschung in der Präventivmedizin, G. Fischer Verlag, Stuttgart 1989

HEINE, H.: Regulationsphänomene der Tumorgrundsubstanz, DEUTSCHE ZEITSCHRIFT FÜR ONKOLOGIE 3/1987, Verl. f. Medizin Dr. E. Fischer, Heidelberg 1987

HEINY, B.-M.: Additive Therapie mit standardisiertem Mistelextrakt reduziert die Leukopenie und verbessert die Lebensqualität von Patientinnen mit fortgeschrittenem Mammakarzinom unter palliativer Chemotherapie (VEC-Schema), KREBSMEDIZIN 12/91, Verl. EBM, München 1991

HORNUNG, J.: Methodisches zu den klinischen Studien zur Misteltherapie des Krebses, THERAPEUTIKON 1/89, G. Braun Verl., Karlsruhe 1989

HORNUNG, J.: Forschungsmethoden in der Komplementärmedizin, Schattauer 1996

KAPPAUF, H.W.:Übersicht über derzeitige Konzepte in der Psychoneuro-Immunologie, ONKOLOGIE, Suppl. I zu Bd. 14, Karger, Basel 1991

KHWAJA, T.: Recent Studies on the Anticancer Activities of Mistletoe (Viscum album) and Its Alkaloids, ONKOLOGY 43/S1/86, Karger, Basel 1986

KISSEL, D.: Problematik der Standardisierung von Mistelpräparaten, THERAPEUTIKON 9/1991, G. Braun Verl., Karlsruhe 1991

KISSEL, D.: Infusionsbehandlung von Karzinomen mit Viscum album, ZEITSCHRIFT FÜR ALLGEMEINMEDIZIN 15/1987, Hippokrates, Stuttgart 1987

KUNO, M.D., GUSSMANN, R.: Möglichkeiten und Grenzen der Ganzheitlichen Krebstherapie, Sommer Verl. Teningen 1990
KUNO, M.D.: Ganzheitliche Krebstherapie, Versuch einer Standortbestimmung, in: HORNUNG, J.: Forschung in der Komplementärmedizin, Schattauer 199.
LEROI, R.: Misteltherapie, eine Antwort auf die Herausforderung Krebs, Verl. Freies Geistesleben, Stuttgart 1987
LUTHER, P., BECKER, H.: Die Mistel, Botanik, Lektine, medizinische Anwendung, Springer, Berlin-Heidelberg 1987
RIBEREAU-GAYON, G. et al.: Die Proteine, Alkaloide und Polysaccharide der Mistel (Viscum album L.), THERAPEUTIKON 1/89, G. Braun Verl., Karlsruhe 1989
WOLF, P.: Rhythmische Infusionstherapie mit dem Viscum-album-Präparat VYSOREL (ISOREL) bei zwei Patientinnen mit Knochenmetastasen, KREBSGESCHEHEN 6/1985, Verl. f. Medizin Dr. E. Fischer, Heidelberg 1985
WOLF, P.: Rhyhthmische Infusionstherapie mit dem Viscum-album-Extrakt VYSOREL (ISOREL) bei Gehirnmetastasen – Fallbericht einer Totalremission, KREBSGESCHEHEN 3/1985, Verl. f. Medizin Dr. E. Fischer, Heidelberg 1985
WOZNIEWSKI, T. et al.: Pflanzliche Immunstimualtion – Utopie oder Wirklichkeit?, NATURA MED 2/1992, Natura Med Verl., Dreieich 1992

Danksagung

Für die Zusammenstellung dieses Beitrages über die Mistel bin ich den nachfolgenden Personen für die Überlassung von Abbildungen, für Hinweise und etliche interessante und anregende Gespräche und Kontakte sehr zu Dank verpflichtet.

Frau Elisabeth Süssmann-Weiss, Klagenfurt (Österreich)
Herrn Paul G. Bellmann, Dornach (Schweiz)
Herrn Dr. Dr. Dieter Kissel, Niefern-Öschelbronn (Deutschland)

2.5 Thymus- und Milzpeptide in der Krebsbehandlung

Als sehr effiziente immunologische Modulatoren bzw. als hochwirksame Schutzsubstanzen, v. a. in der Begleittherapie zur Strahlen- und Chemotherapie, haben sich in den letzten Jahren Organotherapeutika erwiesen. Dabei kommt den Peptidpräparationen aus der Thymusdrüse und aus der Milz, die abgestuft in der komplementären Krebsbehandlung verabreicht werden, besondere Bedeutung zu. Wie die anderen Kapitel, erhebt auch der nachfolgende Beitrag keinen Anspruch auf Vollständigkeit. Insbesondere sei darauf hingewiesen, daß bei der Nennung von Medikamenten die in unserer Praxis bevorzugt angewandten Präparate berücksichtigt wurden. Dies bedeutet nicht, daß andere Präparate nicht oder weniger wirksam wären.

2.5.1 Thymuspräparate im historischen Abriß

Schon vor 80 Jahren konnte im Tierexperiment die essentielle Bedeutung der Thymusdrüse bestätigt werden. 1922 wurden die ersten „Preßsäfte aus Kalbsthymus" intramuskulär am Menschen zur Anwendung gebracht. Dabei wurde eine Erhöhung der Lymphozyten im Differentialblutbild beobachtet, außerdem stellte man eine Abnahme von Erkältungskrankheiten fest.
Im nächsten Schritt entwickelten große Pharmaunternehmen wie Merck und Hoffmann-La Roche Thymuspräparate. Diese wurden u. a. im Zweiten Weltkrieg Soldaten zur Steigerung der Infektabwehr verabreicht. Vor der Antibiotika-Ära war die Thymustherapie zur Abwehrsteigerung in der Ärzteschaft bereits etabliert. In den letzten Jahrzehnten stößt die Therapie mit Antibiotika an Grenzen in Form von zunehmenden Resistenzen. Hier besinnt man sich allmählich auf die kausalen Zusammenhänge zwischen intaktem Immunsystem und geringerer Erkrankungsrate.
Durch die rasante Entwicklung der Immunologie konnte die Abhängigkeit zwischen Tumorerkrankungen und Immunsystem schlüssig belegt werden. Neuere Forschungen seit den 60er Jahren geben Hinweise auf die konkreten Funktionen des Thymusorgans als „Schule der Immunabwehr". Die Entdeckung, daß Stammzellen des Knochenmarks in der Thymusdrüse zu ausgebildeten T-Zellen heranreifen, war ein Meilenstein in der immunologischen Forschung. Die Funktionen der T-Lymphozyten für die zelluläre und humorale Abwehr wurden entschlüsselt. Fremdstrukturen wie Bakterien, Viren, Pilze oder Krebszellen, werden gemeinsam von Makrophagen und anderen immunkompetenten Zellen erkannt und den T-Lymphozyten „präsentiert". Diese reagieren mit der Produktion von Botenstoffen

(Interleukine) und stimulieren dadurch die Produktion von B-Zellen, Makrophagen und NK-Zellen (Natürliche Killerzellen). Zytotoxische T-Lymphozyten können Krebszellen direkt angreifen und eliminieren. Die Aktivität der T-Lymphozyten ist abhängig von ausreichend vorhandenen Thymuspeptiden; diese lösen die Bildung neuer Thymus-Vorläuferzellen im Knochenmark aus.

Mit zunehmendem Alter schrumpft die Thymusdrüse des Menschen, gleichzeitig nehmen immunologisch bedingte Erkrankungen zu (s. *Abb.2.16, 2.17*). Die Thymustherapie basiert auf der Substitution nicht ausreichend vorhandener Thymuspeptide, um die Produktion und Reifung von T-Lymphozyten sicherzustellen (näheres zur Tumorimmunologie im Kap. 1.3).

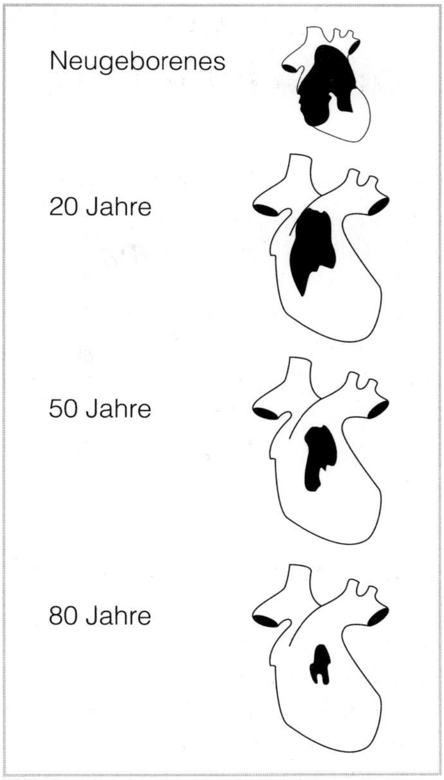

Rechts: Abb. 2.16 Thymusdrüse und Lebensalter

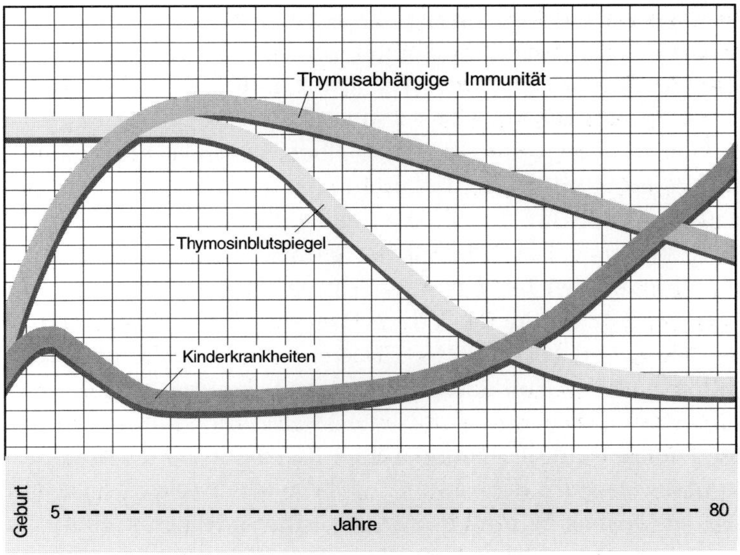

Abb.: 2.17 Zusammenhang zwischen dem Absinken des Thymuspeptid-Spiegels, der thymusabhängigen Immunität und der Zunahme von Alterskrankheiten

2.5.2 Der Einfluß von Thymuspeptiden in der Krebstherapie

Neben der Mistel (s. Kap. 2.4), der Hyperthermie (Kap. 2.8) und einigen Substanzen aus der orthomolekularen Therapie (Kap. 2.6) stellt die medikamentöse Applikation von Thymuspeptiden eine bewährte Methode zur Modulation des Immunsystems dar. Wie weiter unten ausgeführt, zeigt die Geschichte der Thymusforschung einen steten Wandel zu immer klareren und sichereren Applikationsformen und ein zunehmend objektives Wissen um die Wirkungsweise dieser Präparate. Man kann heute davon ausgehen, daß der Einsatz von Thymuspeptiden, sofern es sich um zugelassene Medikamente handelt (Fertigarzneimittel), eine sichere und effektive komplementäre Behandlungsmöglichkeit im Rahmen der ganzheitlichen Krebstherapie darstellt. Wir haben in unserer Praxis eine ganze Reihe von Thymuspräparationen und -präparaten angewandt und wieder verworfen, letzteres meist aufgrund mangelnder immunologischer Wirksamkeit. Die Verträglichkeit war in allen Fällen gut. Wir sind seit einiger Zeit dazu übergegangen, im Rahmen der Krebstherapie schwerpunktmäßig das Präparat THYMOJECT® zu verwenden, und zwar aus folgenden Gründen:

1. Arzneisicherheit hinsichtlich bakterieller und virusaler Unbedenklichkeit,
2. nachweisbare und reproduzierbare immunologische Wirksamkeit,
3. gute Verträglichkeit,
4. Möglichkeit und Sicherheit der intravenösen Applikation (hohe Bioverfügbarkeit) sowie
5. hoher Wirkstoffgehalt pro Ampulle.

Die Therapie mit Thymuspeptiden sollte grundsätzlich nur dann erfolgen, wenn im Rahmen der Krebstherapie ein Ungleichgewicht der thymusabhängigen Zellgruppen vorliegt (Immunstatus), um z. B. die Gefahr einer Überstimulation des Immunsystems zu vermeiden. Zwar wird im Zusammenhang mit der Immuntherapie bei Krebs häufig vorschnell und unrichtig von Überstimulation gesprochen, aber die Möglichkeit einer Überforderung durch zu starke und/oder zu vielschichtige Stimulanzien ist nicht auszuschließen.

Die Indikation für den Einsatz eines Thmyuspeptidpräparates ist dann gegeben, wenn entweder im Rahmen der grundlegenden Immunschwäche eines Krebspatienten oder aber iatrogen, d. h. durch klinisch-onkologische Maßnahmen hervorgerufene Abnahmen der T-Lymphozyten (CD3+), der T-Helferzellen (CD4+) oder der NK-Zellen (CD3+CD16+CD56+) vorliegen. Dabei ist die Wirkung auf die T-Zellen und die Helferzellen besonders deutlich, die Wirkung auf die NK-Zellen schwächer (hier scheint mir die Mistel effektiver stimulierend wirksam). Unter der Therapie mit Thymuspeptiden wird auch ein genereller Anstieg der Gesamtlymphozytenzahl beobachtet.

Bei der Dosierung muß in der Krebstherapie von einem höheren Wirkstoffbedarf ausgegangen werden, als z. B. in der Rheumatologie oder bei anderen Autoim-

Polypeptide/ Peptide	Molekular-gewicht (D)	Immunbiologische Wirkungen
HTH α (Homöostatisches HTH β Thymushormon)	15.000 16.000	Kompensiert Immundefizienz der Thymusdrüse, beeinflußt das Endokrinium und hat radioprotektive Eigenschaften
Prothymosin α_1	12.000	Vorstufe von Thymosin α_1
THF (Thymic Humoral Factor)	3.400	Beeinflußt intrathymische Reifung der lymphoiden Zellen
Thymosin α_1	3.100	Bewirkt Reifung und Differenzierung der Thymozyten; erhöht die Lymphokin-Produktion in Makrophagen, stimuliert die Interferon-Synthese
Thymosin α_7	2.500	Aktiviert die T-Suppressor-Zellen
Thymosin β_4	5.000	Stimuliert die phagozytäre Aktivität der Makrophagen
Thymopoietin II	5.600	Bewirkt die Reifung von Prothymozyten in Thymozyten und stimuliert die T-Helfer-Lymphozyten
Thymulin (FTS)	1.000	Induziert die T-Zell-Differenzierung im Prothymozytenstadium
Thymopentin-Pentapeptid	680	Führt zur Inhibition der T-Suppressor-Lymphozyten

Abb. 2.18 Auswahl von immunaktiven Peptiden und Polypeptiden aus der Thymusdrüse (nach Zoch, 1990)

munkrankheiten. In der Krebsbehandlung sollte, sofern die T-Zellzahl unter 800 Zellen/µl Blut liegt, mit einer (einschleichenden) intravenösen Gabe von bis zu 8 ml THYMOJECT® 2x wöchentlich therapiert werden (dies entspricht einer wöchentlichen therapeutischen Dosis von 800 mg Thymuspolypeptid mit einer Tagesdosis von maximal 400 mg). Die intravenöse Applikation sollte langsam und ohne Zusatz anderer Medikamente erfolgen. Zu erwarten ist beim Krebspatienten eine Erholung der T-Zellen in einem Zeitraum von ca. 4 – 8 Monaten nach Durchführung einer 3monatigen Therapie, wie beschrieben. Sollte sich die Erholung nicht einstellen, muß nach immunologischen Blockaden gefahndet werden. Diese können durch eine Zunahme zirkulierender Immunkomplexe im Blut ausgelöst sein, die dann vor einer Thymustherapie mit Enzymen normalisiert werden müssen (MULSAL®).

2.5.3 Beispielhafte Kasuistiken

Bei den nachfolgend aufgeführten Fallbeispielen immunbiologischer Krebsbehandlungen handelt es sich um ausgewählte Fälle. Die kleine Fallzahl eignet sich jedoch nicht für eine generelle Demonstration immunologischer Interventionen, weil sich die individuellen Krankheits- und Therapieverläufe zum Teil erheblich voneinander unterscheiden. Trotzdem zeigen die beschriebenen Verläufe eindrucksvoll die Möglichkeiten der medikamentösen Intervention bei Störungen der Immunantwort auf Tumoren. So können die angegebenen Dosierungen, Applikationsformen und -intervalle als Wiedergabe unserer Praxiserfahrungen angesehen werden. Eine schematisierte Anwendung dieser Angaben auf alle (individuell sehr unterschiedlich gelagerten) Krebserkrankungen erscheint nicht zweckmäßig, hier müssen eigene therapeutische Erfahrungen einfließen.

Fall 1: Bilaterales Mammakarzinom nach Operation sowie Radio- und Polychemotherapie

Frau Renate R. (50 Jahre) stellt sich im November 1989 in unserer Praxis vor. Im März 1988 hatte sie in der rechten Brust einen Knoten ertastet. Die klinische Diagnostik bestätigte den Verdacht auf ein Mammakarzinom, so daß eine Segmentresektion der rechten Brust mit anschließender Radiotherapie der Lymphabflußwege durchgeführt wurde (Tumorklassifikation: pT2, G3, pN0, M0).

In der klinischen Nachsorge fand sich im Oktober 1989 ein Tumorgeschehen auch in der linken Brustdrüse; es erfolgte auch hier eine Segmentresektion sowie eine Strahlenbehandlung der linken Brustdrüse und der Lymphwege (Tumorklassifikation hier: T2, G2, N1, M0). Daran anschließend wurde eine Serie von 4 Zyklen Polychemotherapie nach dem CMF-Schema durchgeführt, die ab Dezember 1989 durch Applikation des Milzpeptidpräparates FACTOR AF2® immunbiologisch begleitet wurde.

In der Ausgangsdiagnostik im November 1989 zeigte sich ein noch im Graubereich befindlicher Tumormarker (CA 15-3:
25 U/ml). Die zelluläre Immunlage war als defizient einzuordnen: Leukopenie von 2 000 Zellen/µl Blut, Lymphopenie von 780 Z./µl, Gesamtlymphozyten (CD2+) auf 690 Z./µl erniedrigt. Auch die Helferzellen (CD4+) mit 320 Z./µl, sowie die natürlichen Killerzellen (CD3+CD16+CD56+) mit nur 20 Z./µl waren deutlich geschwächt.

Wir sahen eine leichte (kompensatorische) Stimulation des humoralen Immunsystems mit Erhöhung des Komplementfaktors C3 auf 134 ng/dl sowie von IgG auf 1 864 mg/dl.

Die klinisch-chemischen Parameter (Transaminasen, Eisen, Kupfer, Zink, Selen, Kalium, Natrium, Nierenchemie und Eiweiß) waren im Referenzbereich, so daß sich hier keine Notwendigkeit zu einer Substitution mit Mineralstoffen und Spurenelementen ergab.

Im Verlauf von November 1989 bis Mai 1990 führten wir eine intensive immunbiologische Therapie durch. Es wurden neben 2x wöchentlichen intravenösen Mistelinfusionen über den gesamten Zeitraum 2 – 3x wöchentlich jeweils 6 ml THYMOJECT® langsam intravenös appliziert. Die orale Begleittherapie bestand aus emulgiertem Vitamin A und E (AE-MULSINR® forte 2x25 gtt./Tag) in den Chemotherapiepausen sowie einem Enzympräparat zur fibrinolytischen Therapie als Metastasenprophylaxe (WOBE MUGOS® 2x2 Tbl./Tag). Zum Schutz der Darmflora wurden MUTAFLOR® und OMNIFLORA® im Wechsel peroral eingesetzt. Die Ernährung wurde auf eine milde Vollwertkost umgestellt.

Die Behandlungen wurden von der Patientin gut toleriert, es zeigten sich keine allergischen Reaktionen und das Allgemeinbefinden verbesserte sich deutlich. Schlafstörungen und nervöse Gereiztheit nahmen ab, eine anfängliche Gewichtsabnahme stabilisierte sich bei zunehmendem Appetit.
Die Kontrollbefunde Ende April 1990 zeigten eine deutliche Stabilisierung der Leuko- und Lymphopoese: das Blut erwies sich mit 3 780 Leukozyten/µl als noch leicht leukopenisch, während sich die Lymphozyten mit 1 330 Zellen, die Helferzellen mit 450 Zellen und die natürlichen Killerzellen mit 266 Zellen/µl Blut normalisiert hatten. Der eingangs grenzwertige Tumormarker CA 15-3 lag mit 18,7 U/ml wieder im Normbereich. Die Patientin wurde im Mai 1990 auf eine Erhaltungstherapie umgestellt. Sie führte 3x wöchentlich subkutane Mistel-Eigeninjektionen als Dauertherapie durch sowie eine noch für 2 Monate festgelegte perorale Therapie mit THYMO-GLANDURETTEN® (3x3 Dragees pro Tag).
Die Patientin nimmt die regelmäßigen klinischen Nachsorgetermine wahr und ist bis heute ohne Rezdiv oder Metastasen (letzter Kontakt Anfang 1997). Sie ist zwischenzeitlich umgezogen, wo sie sich gemeinsam mit ihrem Mann den Wunschtraum eines in die Natur eingebetteten eigenen Hauses verwirklicht hat und fühlt sich glücklich.

Resümee:
In kurzer Zeit hatte sich bei der Patienten ein recht aggressives Tumorgeschehen (Grading G2, G3) in beiden Brüsten manifestiert. Noch während der klassischen onkologischen Primärbehandlung hatte sich auf der Gegenseite ein zweites Tumorgeschehen ausgebildet. Die Immunlage war defizient, die Strahlen- und Chemotherapien verschärften diese Situation zusätzlich.
Im Zeitraum von einem halben Jahr konnte die klinische und immunologische Situation normalisiert werden. Es ist bis heute zu keiner weiteren Tumorbildung gekommen. Die Patientin ist in gutem Ernährungs- und Allgemeinzustand. In Anbetracht der ausgangs schlechten statistischen Prognose und des fünfjährigen Nachbeobachtungs-Zeitraumes kann von einer sehr guten Effektivität der Therapie gesprochen werden. Immunologisch erfüllte die kombinierte Behandlung mit Mistel und Thymuspeptiden die erwartete Stabilisierung der T-Zell-Immunität.

Fall 2: Inoperables Astrozytom der linken Hemisphäre
Frau Isolde O. (49 Jahre) erlitt seit Februar 1988 zunehmende fokale Krampfanfälle, die durch eine verschleppte Diagnostik erst im Februar 1992 zu der Diagnose eines Astrozytoms im fronto-parietalen Markrindenbereich führte. Größe und Lokalisation des Tumors machten einen operativen Eingriff unmöglich.
Bei der Vorstellung zeigte sich die Patientin in gutem Ernährungszustand mit Adipositas unter Kortisontherapie. Der Allgemeinzustand war reduziert. Spezifische Symptome waren neben den 1x wöchentlich auftretenden Grand-mal-Anfäl-

len leichte Paresen und Parästhesien im Fazialisbereich sowie sensible und motorische Ausfälle der rechten unteren und oberen Extremität. Die Patientin klagte über phasenweise auftretende Angstzustände und Wortfindungsstörungen. Im psychoonkologischen Hintergrund fand sich eine Lebensphase massiver Einbrucherlebnisse und Identitätsstreß: sie war über einen mehrjährigen Zeitraum hinweg gezwungen gewesen, ohnmächtig den sexuellen Mißbrauch ihrer beiden Töchter durch ihren Ehemann zu verfolgen. Dieses Erleben, über das erstmals in meiner Praxis gesprochen wurde, nannte die Patientin selbst als psychosozialen Grund für ihre Hirntumorerkrankung.

Die Ausgangsdiagnostik ergab eine Leberparenchymbelastung (GGT auf 46 U/l und AP auf 221 U/l erhöht), vermutlich bedingt durch die orale Therapie mit Phenytoin. Daneben bestand ein Zinkdefizit im Serum. In den immunologischen Untersuchungen zeigte sich eine Leukopenie von 2 660 Zellen/µl Blut sowie eine erhebliche Schwächung der gesamten lymphozytären Reihe: Gesamtlymphozyten (CD2+) auf 479 Z./µl, Helferzellen (CD4+) auf 210 Z./µl, Suppressorzellen (CD8+) auf 90 Z./µl, B-Lymphozyten (CD19+) auf 10 Z./µl und T-Zellen (CD3+) auf 340 Zellen/ µl Blut erniedrigt. Die natürlichen Killerzellen (CD3+CD16+CD56+) waren mit 24 Z./µl ebenfalls erniedrigt. Auch die lymphokinabhängigen Zellpopulationen, die in der aktiven Auseinandersetzung mit Tumorantigenen eher erhöht erscheinen, waren im unteren Normbereich (LAK-Zellen und aktivierte T-Zellen).

Bei den humoralen Immunparametern (Antikörper- und Komplementsystem) konnte keine Stimulation gemessen werden, was neben der Suppressorzell-Erniedrigung für eine ausgesprochene immunologische Erschöpfung sprach.

Als weiterer Hinweis für die Intensität der Immundefizienz fand sich ein erheblich reduzierter Tages-Temperaturspiegel: die mittägliche Körperkerntemperatur als Spiegel immunologischer Aktivität lag bei der Patientin im Mittel um 35,8 °C (Normbereich um 37 °C).

Im Juni 1992 begannen wir eine intensive kombinierte Immuntherapie mit hohen Dosen intravenöser Mistelapplikation (die sich unserer Erfahrung nach gerade bei Hirntumoren sehr in Hinsicht auf eine Tumorregression bewährt hat) sowie mit einer hochdosierten intravenösen Gabe von THYMOJECT® mit dem Ziel der T-Zell-Stimulation. Parallel wurde peroral Zink substituiert und eine antikonvulsive Therapie mit homöopathischen Einzelmitteln eingeleitet. Daneben wurden intensive Gesprächstherapien hinsichtlich der psychosozialen Hintergrundprobleme durchgeführt.

Bereits im August zeigte sich anhand der immunologischen Situation ein Erfolg: die Leukozyten hatten sich auf 4 520 Z./µl, die Lymphozyten auf 1 210 Z./µl, die Helferzellen auf 730 Z./µl, die Suppressorzellen auf 230 Z./µl, die T-Zellen auf 944 Z./µl, und die natürlichen Killerzellen auf 97 Z./µl Blut verdoppelt bis verdreifacht. Auffällig war unter der Therapie, daß die Patientin während und kurz nach den intravenösen Mistel-/Thymusgaben sensorische Phänomene im Kopf verspürte (Wärmegefühl). Bereits nach 2 Monaten Therapie zeigte sich eine Bes-

serung der Hemiparese und der Parästhesien, die Wortfindungsstörungen ließen ebenfalls eine Besserungstendenz erkennen und es traten nurmehr Petit-mal-Anfälle auf, die die Patientin gut beherrschen konnte.
Im weiteren Verlauf der Behandlung, die in dieser intensiven Variante bis Ende Oktober 1992, also insgesamt über fünf Monate, durchgeführt wurde, traten dann ab Mitte August 92 überhaupt keine Krampfanfälle mehr auf.
Anläßlich der den intensiven Therapiezeitraum abschließenden immunologischen Kontrolluntersuchung fand sich ein vollkommen stabiles zelluläres Immunprofil. Die Leukozyten lagen mit 4 470 Z./µl Blut im unteren Normbereich, in den Lymphozyten-Subpopulationen zeigten sich alle Zellgruppen im Normbereich. Als anhaltend pathologischer Parameter war eine GGT-Erhöhung als Zeichen einer anhaltenden Leberparenchymbelastung einzuschätzen. Diese wurde mit oralen Gaben von Silimarin (SILIBENE® 3x3 Tbl./d) therapiert.
Im Dezember 1992 wurde die Patientin zur weiteren subkutanen Mistel-Konsolidierungstherapie an die behandelnde Hausärztin überwiesen.
Im Sommer 1993 wurde uns mitgeteilt, daß die Patientin im Status epilepticus verstorben sei. Die am Jahresanfang durchgeführte klinische CT-Kontrolle hatte eine Remission des Tumorgeschehens ergeben und die Patientin war bis zu Ihrem dramatischen Tod anfallsfrei.

Resümee:
Der hier beschriebene Verlauf deutet die Dramatik an, die in der Behandlung von Krebserkrankungen beobachtet werden kann. Einerseits ein hocheffektiver Therapieverlauf, der mit aller Deutlichkeit zeigt, wie sensibel das Immunsystem auf die Stimulanzien Thymus und Mistel zu reagieren in der Lage ist. Andererseits die Möglichkeit der dramatischen Komplikation, selbst in einer Phase der klaren Tumorregression. Möglicherweise hat hier auch der psychosoziale Hintergrund eine wesentliche Rolle gespielt und letztlich zum Ableben der Patientin geführt.

Fall 3: Mammakarzinom mit Ovarialmetastasen
Die bei der Aufnahme 37jährige Margret M. konsultierte uns im November 1991. Damals war ein Mammakarzinom (Klassifikation pT2, G2, pN1b, pMx) per Segmentresektion entfernt und eine CMF-Chemotherapie eingeleitet worden. In der ersten Behandlungsphase erhielt die Patientin 3x wöchentlich eine s.c.-Injektion von Mistel sowie eine perorale Behandlung mit MUTAFLOR® und entgiftenden Teemischungen.
Nach Abschluß der (insgesamt sechs Zyklen) Chemotherapie stellte sich die Patientin im Juni 1992 erneut vor. Es bestanden deutliche Nebenwirkungen der Chemotherapie mit Schlafstörungen, Hitzewallungen, Schweißausbrüchen und nervöser Erschöpfung. Aus psychosozialen Gründen kam die Patientin zunächst zu einer immunbiologischen Therapie in eine naturheilkundlich ausgerichtete

Klinik, in der neben einer Umstellung der Ernährung auf eine laktovegetabile Vollwertkost und der peroralen Gabe der Vitamine A, C und E eine Immunstimulation mit Fieberstößen durchgeführt wurde (VACCINEURIN®-Therapie).
Im Juni 1993 stellte sich die Patientin dann wieder vor. Eine als Ovarialzyste verdächtigte Raumforderung hatte sich als Ovarial- und Netzmetastasierung herausgestellt, die offenbar unter der laufenden Therapie aufgetreten war. Intraoperativ (später histologisch bestätigt) zeigte sich ein Malignombefall beider Ovarien von z. T. erheblicher Ausdehnung. Dabei auch Befall des Netzes. Die operative Therapie bestand in der Hysterektomie und Ovarektomie. Ein weiterer ca. 5 x 3 cm großer Tumor zeigte sich mit Darm und Blase so verwachsen, daß eine Entfernung nicht möglich war; dieser Befund wurde im weiteren Verlauf mittels Sonografie und CT verfolgt.
Die erhobenen immunologischen Befunde zeigten eine leichte Leukopenie von 4 100 Zellen/µl Blut sowie eine erhebliche Schwächung der gesamten T-Zell-Reihe (T-Zellen 469 Zellen/µl Blut, Helferzellen 270 Z./µl, Suppressorzellen 200 Z./µl). Als parallele Problematik zeigte sich eine Erhöhung der zirkulierenden Immunkomplexe (CIC-C1q auf 283 µg/ml, CIC-IgG auf 128 µg/ml erhöht), was eine Hemmung immunologischer Regeneration bedeutete. Auffällige Tumormarker waren nicht nachweisbar, jedoch waren zum Zeitpunkt der ersten operativen Therapie auch keine pathologischen Tumormarker registriert worden, so daß eine Verlaufskontrolle mit Hilfe von Tumormarkern in diesem Fall nicht möglich war. Im Zeitraum von September bis Dezember 1993 führte ich eine Hochdosistherapie mit intravenösen Mistelgaben durch. Zielpunkt war primär eine Stagnation des bestehenden raumfordernden Prozesses.
Eine immunologische Kontrolle im Dezember 1993 zeigte keine wesentlichen Veränderungen im geschwächten T-Zellbereich, so daß ab Januar 1994 die Mistelinfusionstherapie durch eine intensive intravenöse Applikation von Thymuspeptiden ersetzt wurde (THYMOJECT® 2x wöchentlich jeweils 10 ml i.v.).
Unter dieser Therapie stabiliserte sich das Befinden der Patientin deutlich. Die bereits unter der Mistel-Infusionstherapie rückläufigen Schmerzzustände im Enddarmbereich verschwanden vollständig. Eine CT/MRT-Kontrolle des Beckens vom Februar 1994 ergab keine pathologischen Befunde mehr. Die eingangs in der Sonografie klar erkennbare Raumforderung (die ja intraoperativ als Malignom gesichert worden war), stellte sich nicht mehr dar. Die MRT-Beurteilung im Zitat:

„ – *Zustand nach Hysterektomie und linksseitiger Ovarektomie.*
- *Ovar rechts von Dünndarmschlingen nicht eindeutig abzugrenzen.*
- *Kein Anhalt für eine organüberschreitende Tumorinfiltration des Sigma oder Rektum, ein Anhalt für tumoröse Infiltration der Rektumwand oder des parasigmoidalen Gewebes besteht nicht.*
- *Keine pathologisch vergrößerten Lymphknoten oder freie Flüssigkeit im kleinen Becken.“*

Die letzte aktuelle immunologische Kontrolle im August 1994 zeigte einen deutlichen Erholungstrend im zellulären Immunprofil, wenn auch noch keine vollstän-

dige Stabilität erreicht war: Leukozyten 7 540 Zellen/ µl Blut, Gesamt-Lymphozyten 988 Z./µl, T-Zellen 632 Z./µl und Suppressorzellen 350 Z./µl.
Insbesondere zeigten die zytotoxischen CD8-Zellen keine Hinweise auf eine aktuelle Auseinandersetzung mit Tumorantigenen. Die eingangs pathologisch erhöhten zirkulierenden Immunkomplexe waren im aktuellen Befund normalisiert.
Das immunologische Profil spiegelte sich auch im subjektiven und objektiven Befinden der Patientin wider. Die Patientin sah gesund aus, war gewichtsstabil, schmerzfrei und ohne typische Beschwerden. Der letzte Kontakt fand Ende 1996 statt: sie war beschwerdefrei und ohne Zeichen einer neuerlichen Tumoraktivität. Die Patientin ist zwischenzeitlich in ihr Heimatland (USA) zurückgekehrt und führt einmal jährlich einen Berlinbesuch zur Kontrolle ihres Immunstatus durch.

Resumee: Der beschriebene Fall demonstriert erneut die unterschiedlichen Zielrichtungen einer Mistel- und einer Thymustherapie. Erst nach Einsatz des Thymuspräparates THYMOJECT® kam es hier zu einer sichtbaren Verbesserung der destabilisierten T-Zell-Befunde, wohingegen die Tumorregression offenbar durch die Mistel initiiert worden war, betrachtet man Tumorgröße und Zeitspanne der Remission.
Zu vermerken ist, daß es u. U. bis zu einem Jahr dauert, um eine immunologische Stabilisierung zu erreichen, zumal wenn, wie im vorliegenden Fall, eine Blockierung des Immunsystems durch pathologische Immunkomplexe komplizierend hinzukommt.
Dieser Fall zeigt, daß es möglich, realistisch und reproduzierbar ist, eine Tumorremission mit gut abgestimmten immunbiologischen Maßnahmen herbeizuführen.

2.5.4 Welche Präparate kommen heute zum Einsatz?

Die früher verwandten Thymusextrakte sind aus dem therapeutischen Repertoire fast verschwunden. Des Öfteren wurde von Unverträglichkeiten berichtet, die auf hochmolekulare Eiweißstrukturen zurückzuführen waren. Bei der pharmazeutischen Weiterentwicklung der Thymuspräparate wurden Extrakte mittels biochemischer Verfahren in kleinere Einheiten zerlegt, in Thymusfraktionen und Thymusfaktoren. Sofern Thymusfraktionen ein Molekulargewicht < 10 000 Dalton aufweisen, sind gerade jene Thymuspeptide enthalten, deren immunbiologische Wirkungen aufgeklärt sind (s. Abb. 3). Gleichzeitig ist bei einer Trenngrenze von < 10000 Dalton eine optimale Verträglichkeit gegeben, da solche Polypeptidgemische als deproteinisiert gelten.

2.5.5 Thymuspeptidfraktionen: ein „Werkzeugkasten“ fürs Immunsystem?

Die in Abb. 3 genannten Thymuspeptide lassen sich in „hemmende“ und „fördernde“ Prinzipien unterteilen. In der therapeutischen Anwendung kommen nach der Substitutionstheorie jeweils nur die Faktoren zur Wirkung, die einen vorhandenen Mangel kompensieren. Dies wird in der Praxis deutlich, wenn mit Thymuspeptiden sowohl Immunmangelsyndrome als auch Autoimmunerkrankungen erfolgreich behandelt werden. Thymuspeptide regulieren also die Immunbalance.

2.5.6 Wie sicher sind Thymuspeptide?

Das Arzneimittelgesetz stellt an die Qualität, Wirksamkeit und Unbedenklichkeit von Arzneimitteln hohe Anforderungen. Es ist verboten, bedenkliche Arzneimittel in den Verkehr zu bringen. Arzneimittel gelten immer als bedenklich, wenn nach dem jeweiligen Stand der Wissenschaft begründeter Verdacht besteht, daß das Arzneimittel schädliche Wirkungen haben könnte. Eine vernünftige Nutzen-Risiko-Bewertung wird gefordert. Die heute gängigen Thymuspräparate haben einen Wirkstoffgehalt an Thymuspeptiden, der in der Regel nativ-xenogenen Ursprungs ist. Als Spendertiere werden primär Kälber bzw. Lämmer verwendet. Für das Arzneimittel muß einerseits die Abwesenheit von Pyrogenen und Rückständen wie Hormone, Antibiotika, Schwermetalle und Pestizide, und andererseits das Fehlen pathogener Viren, Bakterien und Pilzen garantiert sein. Eine Übertragung konventioneller und unkonventioneller Viren ist auszuschließen. Insbesondere ist die BSE-/Scrapie-Freiheit der Präparate zu gewährleisten. Hierzu hat der Hersteller den Nachweis zu erbringen, daß alle gesetzlich vorgeschriebenen Anforderungen erfüllt werden, um eine Erregerübertragung auszuschließen.
Bereits am 12.August 1991 erschien eine Bekanntmachung des Bundesgesundheitsamtes (BAnz Nr. 153 vom 17.8.1991, 554) zur Minderung der Gefahr einer BSE-Übertragung durch Arzneimittel. In einer Bekanntmachung des Bundesgesundheitsamtes vom 16.2.1994 (BAnz Nr. 40 vom 26.2.1994) wurden Sicherheitsvorkehrungen verbindlich festgeschrieben.
Dieser hohe Sicherheitsstandard kann nur von Herstellern thymushaltiger Fertigarzneimittel erbracht und garantiert werden; die Herstellerin des von uns angewandten Präparates THYMOJECT® (BIOSYN Arzneimittel GmbH, Fellbach) gehört dazu.
Thymusgesamtextrakte (THX), tiefgefrorene Auszüge und „Zellpräparationen“ geben dem Anwender aus meiner Sicht keine ausreichende Sicherheit und sind somit nicht unbedenklich. Es empfiehlt sich deshalb aus rechtlichen und ethi-

schen Gründen, bei Zweifeln an der Sicherheit gezielt beim Hersteller nachzufragen und generell nur Fertigarzneimittel in der Naturheilpraxis anzuwenden.

2.5.7 Milzpeptide in der Krebsbehandlung

Neben den Thymuspeptidpräparaten haben Peptidgemische aus juveniler Kälbermilz einen hohen Stellenwert v. a. in der begleitenden Behandlung bei aggressiven onkologischen Therapieschemata.
Während der Einsatz der Thymuspeptide, wie oben ausgeführt, eher in der Phase vor und nach tumordestruktiven Verfahren angezeigt ist, sind Milzpräparate vorwiegend während einer Strahlen- oder Chemotherapie indiziert. Sie verstärken offenbar selektiv die zytotoxische Wirkung von ionisierenden Strahlen und zytotoxischen Substanzen auf die Tumorzelle, während sie gleichzeitig deren Nebenwirkungen auf das gesunde Gewebe dämpfen, bzw. dessen Regenerationsfähigkeit erhöhen. Die Erholungsphasen zwischen zytostatischen Therapieintervallen werden kürzer, so daß die vorgesehenen Zytostatikagaben in der Regel ohne Zeitverzögerungen durchgeführt werden können. Zudem zeigt sich, daß die immunologische Erholungsphase nach aggressiven Therapieschemata deutlich kürzer ist. Leukozyten und Lymphozyten-Subpopulationen, die gerade bei zytostatischen Behandlungen z. T. dramatisch absinken, erholen sich schneller. Das Risiko einer Zweittumorerkrankung oder späterer Rezidiv- und Metastasenbildungen kann deutlich gesenkt werden.
Im Gegensatz zu Milzpeptid-Monopräparaten hat sich in unserer Praxis der Einsatz eines Milz- und Leberpeptidgemisches bewährt, dessen Wirkstoffe sich offenbar synergistisch ergänzen. So erscheint die antiemetische und Leberparenchymstabilisierende Wirkung deutlicher. Auf letzteres kommt es gerade beim Einsatz aggressiver Chemotherapieprotokolle wesentlich an.
Bei dem verwendeten Präparat FACTOR AF2®handelt es sich um ein niedermolekulares (MG < 10 000 Dalton) Gemisch aus Polypeptiden, Glykoproteinen, Glykolipiden und Nukleotiden aus xenogener Milz und Leber (juveniles Kalb). Für dieses Präparat sind bislang sehr viele immunologische Wirkungen sowohl in der experimentellen Untersuchung wie auch in der klinischen Anwendung nachgewiesen.
Neben unspezifischen und spezifischen immunstimulierenden Wirkungen auf Monozyten und Makrophagen sowie schützenden Wirkungen gegenüber ionisierenden Strahlen und im Bereich des Leberparenchyms, konnte bei FACTOR AF2® auch eine direkte, hemmende Wirkung gegenüber malignen Zellen nachgewiesen werden. Toxikologische Untersuchungen belegen die Unbedenklichkeit des Präparates.

Anwendung

Die klinische Wirksamkeit von FACTOR AF2® ist inzwischen gut untersucht und dokumentiert (s. Literatur: LANGE, PAPADOPOULUS, OST, LEDER).
FACTOR AF2® kommt, wie schon erwähnt, primär zur Begleitung klinischer tumordestruktiver Verfahren zum Einsatz, da es die dort fast regelmäßig auftretenden Nebenwirkungen deutlich zu vermindern vermag.
Wir empfehlen nach präoperativer Mistel- und Thymusbehandlung (Vorbereitungsphase) und operativem Eingriff zur Tumorreduktion die postoperative Nachbehandlung unter Einsatz von FACTOR AF2®.
Im Falle des unkomplizierten Verlaufs (OP ohne weitere klinische Nachbehandlung) sollte FACTOR AF2® über einen Zeitraum von 4 – 12 Wochen in Dosierungen von 2 – 4 ml zweimal wöchentlich intravenös oder intramuskulär appliziert werden. Parallel kann der Patient in der subkutanen Eigeninjektion des jeweils geeigneten Mistelpräparates unterwiesen werden (s. Kapitel 2.4), oder es werden entsprechend dem individuellen Immunstatus zusätzliche perorale Medikamente eingesetzt.
Im Falle einer fortgeschrittenen Karzinomerkrankung (Primärtumor größer als T1, Lymphknotenbefall und/oder viszerale Metastasierung) und des Einsatzes von ionisierenden Strahlen und/oder Zytostatika sollte FACTOR AF2® begleitend hochdosiert intravenös verabreicht werden.

Tabelle 2.8: Behandlungsschema Thymus- und Milzpeptidpräparate

1. präoperativ:	– von der Diagnosestellung bis zur OP 2x wöchentl. je 200 mg Thymuspeptide i. v. (z. B. 2 x 2 Amp. THYMOJECT®/Woche)
2. postoperativ bei vollständi - ger Tumorentfernung:	– 2 – 3x wöchentl. je 250 mg Milzpeptide (z. B. 2 – 3x 2 Amp. THYMOJECT®/Woche)
3. postoperativ bei unvollst. Tumorentfernung oder Metastasen:	– 2 – 3x wöchentl. je 250 mg Milzpeptide z. B. 2 – 3x 5 ml FACTOR AF2®/Woche
4. unter Strahlen-, Chemotherapie:	– 2 – 3x wöchentl. je 500 mg Milzpeptide z. B. 2 – 3x 10 ml FACTOR AF2® (per infusion)

Es empfielt sich hier 4 – 10 ml FACTOR AF2® 2x wöchentlich während der Strahlentherapie bzw. in den Zytostatikapausen zu verabreichen. In Anbetracht der hohen Dosierung sollte FACTOR AF2® hier infundiert werden. Die zu schnelle i.v.-Injektion kann zu harmlosen vorübergehenden Kreislaufstörungen führen. Dabei ist darauf zu achten, daß die Infusion in geeigneter Trägerlösung (z. B. NaCl 0,9%ig) und ohne Zusatz sonstiger Medikamente durchgeführt wird.
Ein Vorteil dieser Behandlung besteht darin, daß Chemotherapie-behandelte Patienten eine deutlich niedrigere Frequenz von Übelkeit und Erbrechen aufweisen, so daß die Patienten in der Regel in der Lage sind, die Chemotherapiezyklen wie vorgesehen durchführen. Die Zahl von Therapieabbrüchen im Rahmen der Chemotherapie, die die Gefahr der Ausbildung neuer zytostatikaresistenter Tumorzellinien beinhaltet, war in Untersuchungen gegenüber nicht mit FACTOR AF2® behandelten Patienten deutlich geringer. Letzteres ist aktuell in einer grossen Studie von KINDLER eindrucksvoll belegt.

Quellen und ausgewählte weiterführende Literatur

ABEL, U.: Die zytostatische Chemotherapie fortgeschrittener epithelialer Tumoren, eine kritische Bestandaufnahme, Hippokrates, Stuttgart 1990

ADOLPH, T., BAUMSTÜMMLER, B., ZOCH, E.: Biochemische Charakterisierung von Prothymosin-alpha und elektronenmikroskopische Bindungsstudie an tranformierten Human-T-Lymphozyten (MOLT-3), in: BIOLOGISCHE MEDIZIN 2 (1992), 74 ff

ALBA, E. et al.: Prevention of Infection and Improvement of Cenesthesia with Thymostimulin during Chemotherapy following Mastectomie, in: MINERVA GYNECOLOG. 43, 12 (1991), 585 ff

BERNENGO, M.G. et al.: Thymostimulin Therapy in Melanoma Patients: Correlation of Immunologic Effects with Clinical Course, in: CLINICAL IMMUNOLOGY AND IMMUNPATHOLOGY 28 (1983), 311 ff

CONSOLINI, R. et al.: Thymic Dysfunction in Childhood T-Acute Lymphoblastic Leucemia: A possible Linkage between a Primary Thymus Involvement, in: HEMATOLOGICA 77, 3 (1992), 243 ff

DARDENNE, M. und BACH, J.F.: Thymic Hormone in the Treatment of Cancer, in: CANCER II (1989), 363 ff

FELDMANN, M. und EISENBACH, L.: Metastasierende Tumorzellen, in: SPEKTRUM DER WISSENSCHAFTEN 1 (1989), 60 ff

GALLAGHER, G., REES, R.C., REYNOLDS, C.W.: Tumour Immunobiology, IRL Press in Oxford University Press, Oxford 1993

GOLDSTEIN, A.L. et al.: Immunologic Reconstruction of Patients With Primary Immunodefiency Diseases and Cancer After Treatment With Thymosin, in: TRANSPLANTATION PROCEEDINGS 1 (1977), 1141 ff

GOLDSTEIN, A.L. et al.: Use of Thymosin in the Treatment of Primary Immunodeficiency Diseases and Cancer, in: MEDICAL CLINICS OF NORTH AMERICA, 3 (1976), 591 ff

HADDEN, J.W.: Immunostimulants, in: Immunomudulation, TIPS 14 (1993) 169 ff

HADDEN, J.W.: Thymic Endocrinology, in: INTERNATIONAL JOURNAL OF IMMUNOPHARMAC. 3 (1992), 345 ff

HAGER, E.D., KOLBE, H.: Stellungnahme zu Berichten über virtuelle Risiken durch Injektion xenogener Zell- und Gewebssuspensionen, in: CYTOBIOLOGISCHE REVUE 2 (1986), 54 ff
HAGER, E.D.: Thymusfaktoren, Thymuspräparate -- Biologische Eigenschaften und klinische Aspekte, G. Fischer V., Stuttgart 1987
HEINE, H.: Matrixforschung in der Präventivmedizin,
G. Fischer V., Stuttgart 1989
HERBERMAN, R.B., WILTROUT, R.H., GORELIK, E.: Immune Responses to Metastases, Vol. I und II, CRC Press Boca Raton, Florida 1987
HOLZHAUER, P.: Immunologisches Profil eines biotechnologisch gewonnenen Immunmodulators aus Thymuspeptiden, in: DT. ZEITSCHR. F. ONKOLOGIE DZO 26 (1994), derz. in Druck
KAUFMANN, S.H.E.: Lymphokine, Interleukine, Zytokine: Funktion und Wirkmechanismus, in: IMMUN. INFEKT. 4 (1987), 127 ff
KINDLER, M.: FACTOR AF2 als Begleitmaßnahme zur Chemotherapie - myeloprotektive und antiemetische Wirkungen, in: Zeitschr. f. Onkol. 29, 1, S. 7-10, K. F. Haug Verl., Heidelberg 1997
KROCZEK, R.M. und ZÄNKER, K.S.: Umverteilung von T-Lymphozyten-Subpopulationen im peripheren Blut und im Liegen, in: DT. ZEITSCHR. F. ONKOLOGIE, 5 (1991) 120 ff
KUNO, M.D.: Behandlung eines rezidivierenden synovialen Sarkoms mit fetalem Bindegewebe, in: CYTOBIOLOGISCHE REVUE 1 (1987), 9f
KUNO, M.D.: Hochdosierte intravenöse Gaben von Mistel bei Krebserkrankungen; medizinische, ethische und rechtliche Aspekte, in: NATURHEILPRAXIS 9 (1994), 1231 ff
KUNO, M.D.: Tumorgeschehen und Immunität, in: NATURHEILPRAXIS 12, (1994)
LANGE, O.F.: Supportive Therapie mit xenogenen Peptiden bei Patienten mit metastasiertem Mammakarzinom unter aggressiver Chemotherapie (modifiziertes AC-Schema): eine prospektive, randomisierte Doppelblindstudie, in: ONKOLOGIE 10 (3), 40-43 (1987)
LEDER, G.H. et al.: Colony Inhibition of Human Tumor Xenografts in vitro by FACTOR AF2, in: CANCER RES. CLIN. ONCOL. 111, 49 (1986)
LEDER, G.H.: Die experimentelle sequentielle in-vitro und in-vivo-Wirksamkeitsprüfung, klinische Studie mit dem Leber-, Milzextrakt FACTOR AF2. Inaug.-Dissertation Med. Fakult. der Albert-Ludwig-Universität Freiburg i. Br. (1989)
LERSCH, C. et al.: Stimulation of Immunocompetent Cells in Patients with Gastrointestinal Tumors During an Experimental Therapy with low Doses of Cyclophosphamide (LDCY), Thmyostimulin and Echinaceae Purpureae Extracts (Echinacin), in: TUMORDIAGNOSTIK UND -THERAPIE 13 (1992), 115 ff
MOLTó, L.M. et al.: Thymostimulin Enhances The Natural Cytotoxic Activity of Patients With Transitional Cell Carcinoma of The Bladder, in: INTERNATIONAL JOURNAL OF IMMUNOPHARMAC. 3 (1993), 335 ff
NEGRI, L. et al.: Chemotherapy and Thymostimulin in the Treatment of Advanced-stage Breast Neoplasms, in: MINERVA MED. 83, 5 (1992), 283 ff
NEUMEYER, G.: Einfluß von Thymusfaktoren auf das Altersgeschehen, in: DE NATURA RERUM 2 (1991), 120 ff
OST, B.: Remissionserhaltung nicht-metastasierter Mammakarzinome unter FACTOR AF2, in: DT. ZEITSCHR. F. ONKOL. DZO 4, 102-104 (1989)
PAPADOPOULOS, I., WAND, H.: Reduzierung der Nebenwirkungen aggressiver Chemotherapie (CisPlatin und Epirubicin) mit xenogenen Peptiden (FACTOR AF2) bei Patienten mit hormonrefrektärem progredienten Prostatakarzinom in: ONKOLOGIE 12 (3), 26-31 (1989)
REYNOLDS, C.W. und WILTROUT, R.H.: Functions of The Natural Immune System, Plenum Press, New York 1989
SALVIANO, G. et al.: Future Immunologic Therapy of Bronchogenic Carcinoma, in:

ARCH. MONAL. MAL. TORAC. 45, 5 (1990), 395 ff
SCHULOF, R.S.: Thymic Peptide Hormones: Basic Properties and Clinical Applications in Cancer, in: CRITICAL REV. ONCOLOGY/HEMATOLOGY 3 (1985), 309 ff
SCHUURMAN, H.-J. et al.: Chemical Trophic for the Thymus: Risk for Immunodefiency and Autoimmunity, in: INTERNATIONAL JOURNAL OF IMMUNOPHARMAC. 3 (1992), 369 ff
SKOHAT, B. et al.: Immune Modulation of a T-Suppressor Cell Lymphoma by Thymic Humoral Factor, a Thymic Hormone, in: CANCER 54, 10 (1984), 2122 ff

2.6 Orthomolekulare Medizin

2.6.1 Einführung

Leider muß man davon ausgehen, daß unsere heutigen Lebensumstände und v. a. unsere Ernährung zu latenten und passageren Mangelzuständen in der Versorgung mit Biomolekülen (Vitamine, Spurenelemente, Mineralstoffe) führen. Veränderungen des Weltklimas, der Bodenbeschaffenheit, die Belastung der Atemluft und des Trinkwassers, Veränderungen beim Nahrungsmittelanbau sowie bei der Tieraufzucht und -haltung führen ebenso wie Bewegungsmangel, Genußgiftkonsum, Leistungsorientierung und Stress fraglos zu Verschiebungen bei der Aufnahme, Resorption und Verteilung dieser essentiellen Stoffe im Organismus. Für eine ganze Reihe von Krankheiten wurde die (ko-)kausale Rolle der Ernährungsgewohnheiten nachgewiesen. Auch im Bereich der Krebserkrankungen spielt die Ernährung sicher eine wichtige Rolle (näheres hierzu s. Kapitel 2.10 – Ernährung Krebskranker).
Die orthomolekulare Behandlung von Krebskranken bemüht sich um Objektivierung und Behandlung von Biomolekül-Mangelzuständen (als Langzeitprävention). Für einige der zu diesem Zweck verordneten Substanzen wurde aber auch (bei entsprechend hoher Substitution) eine immunmodulierende und z. T. krebshemmende Wirkung nachgewiesen (therapeutischer Aspekt).
Zur Objektivierung von (umweltbedingten) Mangelzuständen kann die heutige moderne Laboranalytik einen wesentlichen Beitrag leisten. Untersuchungen der wichtigsten Bausteine aus dem Vollblut oder Blutserum gestatten es, bei Bedarf präventiv einzugreifen. Eine Analyse der wichtigsten Vitamine, Mineralstoffe und Spurenelemente wird heute verschiedenenorts angeboten (Vollblutspektralanalyse, Serumbestimmungen, Haaranalyse etc.) und sollte bei Verdacht auf zivilisatorisch bedingte Verschiebungen auch durchgeführt werden. Im Rahmen von Krebsbehandlungen sind die Blutserum-Analysen in einem örtlichen Labor zu bevorzugen, da sie die aktuelle Situation des Patienten widerspiegeln und in der Regel (im Gegensatz zum Postversand von Blutproben) auch recht schnell bestimmt werden. Krebskranke unterliegen wegen der tumorbedingt katabolen Stoffwechsellage, aber auch infolge therapeutischer Maßnahmen (insbesondere Strahlen- und Chemotherapie) starken Schwankungen in diesem Bereich, so daß engmaschige Kontrollen und u. U. eine Substitution notwendig sind.
Im Rahmen aggressiver Therapieverfahren kommt es zu einer Eliminierung der Vitamine A, C, E und K sowie einiger B-Vitamine und essentieller Fettsäuren. Zudem entstehen durch vermehrten Anfall tumoröser Stoffwechselgifte erhebliche Belastungen v. a. der Leber, denen mit Applikation von Aminosäuren (z. B. Methionin) (BURGERSTEIN), Selen oder Glutathion begegnet werden sollte.

Durch den Postversand an entfernte Laboratorien ergeben sich häufig falsche Resultate. Beispielsweise diffundiert Zink sofort nach der Blutentnahme aus den Erythrozyten in das Blutserum, so daß sich falsch hohe Serum-Zinkwerte ergeben, sofern die Analyse nicht sehr bald nach der Entnahme durchgeführt wird.
Im Themenrahmen Krebs gilt selbstverständlich auch, daß ein gutes Angebot und eine adäquate Verteilung der wichtigsten Biomoleküle sichergestellt sein sollte. Im Vordergrund steht aber häufig die Therapie mit hochdosierten Einzelsubstanzen bei verschiedenen Tumorarten. Es geht um die direkte Beeinflussungsmöglichkeit von Tumoren (z. B. durch die Vitamine A und B3 sowie durch Glutathion), oder aber um die immunmodulierende Wirkung verschiedener Substanzen (z. B. Vitamine B1, B2, B6, C, Biotin und Pantothensäure sowie alpha-Liponsäure, Selen, und Zink).

2.6.2 Tumortherapie

VITAMIN A und seine Abkömmlinge (Retinoide) sind in den letzten Jahren zunehmend auf ihre tumorhemmende Wirkung hin untersucht worden. Dabei fanden sich z. T. beachtliche Erfolge in der Verkleinerung v. a. von Plattenepithelkarzinomen im HNO-Bereich, der Blasen- und Lungenschleimhaut sowie des Verdauungstraktes und der Brustdrüse, die offenbar auf dem Retinylpalmitat basieren (RANSBERGER). Zu diesem Zweck werden allerdings sehr hohe Dosen verabreicht, die an der Grenze der Toxizität liegen (Vitamin A hat als fettlösliches Vitamin eine Toxizität, die sich durch Hautschäleffekte, Kopfschmerzen, Übelkeit und Transaminasenanstieg im Serum äußert). Die in verschiedenen Studien angewandten therapeutischen Tagesdosen für Vitamin A bei Krebs liegen zwischen 150 000 und 1 Mio. I.E. p.o. (s. auch bei BAYER, DEGOS, DIETL/ OHLENSCHLÄGER, HAGER, SCHÜNKE)
Die dem Vitamin A im Rahmen der Krebstherapie zugeschriebenen Wirkungen kennzeichnen sich durch:

- unterstützende Wirkung der Entgiftungsleistung der Leber,
- Hemmung der Entdifferenzierung von Zellen,
- Stabilisierung der Zellmembranen
- direkte hemmende Wirkung gegenüber malignen Zellen
- Aktivierung von Makrophagen, B- und NK-Zellen.

VITAMIN B3 (Niacin) spielt physiologisch eine wesentliche Rolle im Energiehaushalt durch Beteiligung an der Kohlenhydrat-, Aminosäuren- und Fettsynthese und ist in zentraler Funktion am energieliefernden NAD/NADH-Stoffwechsel beteiligt.
Im Rahmen der Krebstherapie wird Niacin als Substanz beschrieben, die die selektive Wirkung von Strahlen auf Tumorzellen verstärkt (BAYER) und möglicherwei-

se auch direkt hemmende Wirkungen gegenüber Tumorzellen aufweist (HAGER). GLUTATHION ist zunächst als stark antioxidative und zellstabilisierende Substanz in die Therapie eingeführt worden. Bei Glutathion handelt es sich um eine körpereigene Substanz (schwefelhaltiges Tripeptid), welche eine wichtige Rolle im körpereigenen antioxidativen System spielt. Die synthetische Herstellung von Glutathion ist einfach, die Stabilität eines synthetischen Glutathion-Präparates wird kontrovers diskutiert. Gemeinsam mit Vitamin C, Harnsäure und Zystein gilt es als eines der wichtigsten wasserlöslichen Antioxidanzien (BAYER).
Neben seiner Eigenschaft als Antioxidans wird dem Glutathion (in seiner reduzierten Form) seit einigen Jahren zunehmend Bedeutung in der Krebstherapie zugeschrieben. So scheint ihm eine erhebliche Minderung chemotherapiebedingter Nebenwirkungen zu verdanken zu sein (THIMME/VON HERRATH). Zudem existieren inzwischen etliche experimentelle und klinische Studien, die darüber hinaus eine direkte tumorhemmende Wirkung des reduzierten Glutathions vermuten lassen, vor allem beim hepatozellulären Karzinom (DALHOFF, NOVI) und beim kolorektalen Karzinom (SIEGERS). Im Zusammenhang mit Chemotherapie wurde und wird Glutathion bei verschiedenen Tumorarten geprüft (BEUTLER, FABER). Sein Wirkmechanismus ist noch nicht schlüssig aufgeklärt. Vermutet wird, daß Glutathion in der malignen Zelle einen „programmierten Zelltod“ (Apoptose) induziert, ähnlich wie dies bei Mistelextrakten auch nachgewiesen ist (DONNERSTAG). In jedem Fall benötigt man sehr hohe, intravenös zu applizierende Dosen der Monosubstanz (TATIONIL®) oder, bei oraler Gabe, eine Kombination mit „Trägersubstanzen“, die die Stabilität und Resorption des Glutathions im Gastrointestinaltrakt gewährleisten sollen. Zur Zeit existieren Kombinationen (Medikamente, Rezepturen oder Nahrungsergänzungsmittel) von Glutathion mit

a) Hefe (Selenhefe®-Kapseln, A. M. Pharma);
b) L-Zystein und Anthozyanen (RECANCOSTAT® COMP., Verga);
c) α-Liponsäure und L-Zystein (Rezepturarznei);
d) Selen, den Vitaminen B2 und E, Chromchelat, Zink, Methionin, Lezithin, Dismutase, Katalase, sowie RNS, DNS, (Selen + RNS & DNS®, N. M. I. Ltd.) (unverbindliche Auswahl).

Selbstverständlich ist die Substanz Glutathion auch ohne weitere Zusätze über die Apotheken beziehbar (z. B. L-Glutathion, red., SYNOPHARM GmbH).
An anderen Literaturstellen wird die Kombination mit N-Acetylcystein (BONGERS, ALBINI), Katalase (LENEHAN) oder alpha-Ketoglutarsäure diskutiert (NATH).
Die Dosisempfehlungen zum Glutathion in der Krebstherapie reichen von 200 mg als orale Tagesdosis bis zu 5000 mg als intravenöse Einzelapplikation.
Eigene Erfahrungen in der Behandlung mit Glutathion bestätigen zumindest die

sehr günstige Wirkung beim hepatozellulären Karzinom und beim Neuroblastom sowie bei der Reduktion chemotherapiebedingter Nebenwirkungen (v. a. hinsichtlich der Neurotoxizität der Cisplatin-Therapie).
Glutathion könnte in Zukunft eine interessante (zumal offenbar nebenwirkungsfreie) Zusatztherapie bei Krebs werden, doch bleiben zunächst weitere Untersuchungen abzuwarten, die den Wirkmechanismus weiter aufklären, die Frage der Substanzstabilität beantworten und ein (vom Kosten-Nutzen-Verhältnis her) praktikables Medikament empfehlen sollen (KUNO, 1996).
Aus dem japanischen Raum liegen Untersuchungen vor, die die Kombination mit Zyklodextrinen nahelegen (HIRAYAMA et al. 1987, UEKAMA et al. 1987), womit möglicherweise eine hohe Stabilität des Glutathion zu erzielen wäre. Diesbezügliche Entwicklungen laufen derzeit im deutschen Raum unter meiner Mitarbeit.

2.6.3 Immunmodulation und Stoffwechselstabilisierung

Für sehr viele orthomolekulare Substanzen ist eine wesentliche Modulation im Immunsystem nachgewiesen (Übersicht siehe bei HAGER). Dies gilt vor allem für die Vitamine C, E, B1, B2, B6, Biotin und Pantothensäure sowie für beta-Carotin, Zink, Mangan, Molybdän, Kupfer, Chrom und Jod. Vitamin B12 und Folsäure haben ihren Stellenwert in der Behandlung der Tumoranämie (bzw. deren Prophylaxe) durch die anregende Wirkung auf die Blutneubildung.
Wie kann nun eine optimale Zusammensetzung einer orthomolekularen Medikation aussehen? Wir müssen hier zunächst einmal die Basisversorgung mit essentiellen Biomolekülen gewährleisten (dies entspräche auch einer präventiven Substitution beim Gesunden). Im Rahmen der Krebstherapie sollte zusätzlich eine Versorgung mit spezifischen, z. B. eventuell tumorhemmenden Stoffen veranlaßt werden.
Zur Basisversorgung wäre beispielsweise die folgende Zusammensetzung empfehlenswert:

(Angaben pro Tbl., Tagesdosis 3 Tbl.)
Vitamin A 800 µg, Vit.B1 1,4 mg, Vit.B2 1,6 mg,
Vit.B6 2 mg, Vit.B12 1 µg, Folsäure 100 µg, Niacin 18 mg, Pantothensäure 6 mg, Vit.C 60 mg, Vit.D 5 µg, Vit.E 10 mg, Selen 50 µg, Chrom 50 µg, Jod 150 µg, Molybdän 150 µg, Mangan 2,5 mg, Magnesium 100 mg.

Als Spezifikum für Krebskranke sollte die folgende Kombination zusätzlich zum Einsatz kommen, um tumorizide und immunmodulierende Wirkungen zu verstärken; die mikrobiologischen Zusätze dienen dazu, die Resorption der Einzelstoffe zu verbessern und die Wirksamkeit damit zu steigern:

(Angaben pro Tbl., Tagesdosis 3 Tbl.)
red. Glutathion 200 mg, alpha-Liponsäure 10 mg, L-Zystein 20 mg, Lactobacillus acid. 10 mg, Bifidum long. 10 mg.

Bei bestimmten Tumorlokalisationen (HCC, Neuroblastom, kolorektale Karzinome u. a.) sollte an den Einsatz von Glutathion als Monosubstanz gedacht werden. Dies gilt auch im Rahmen der topischen Anwendung bei Hauttumoren und für die Inhalation im Falle eines Bronchialtumors. Die notwendige Substanzstabilität des empfindlichen Glutathions dürfte m. E. in Kürze geklärt werden, so daß möglicherweise bald ein geeignetes Glutathion-Monopräparat erhältlich sein wird.

Tabelle 2.9: Behandlungsschema Orthomolekulare Therapie

1. präoperativ: (auch präventiv)	– tägliche Supplementierung von: Vitamin A 2400 µg, Vit. B1 3,5mg, Vit. B2 3,5 mg, Vit. B6 5 mg, Vit. B 12 3 µg, Folsäure 300 µg, Niacin 45 mg, Pantothensäure 15 mg, Vit. C 1 g, Vit. D 15 µg, Vit. E 30 mg, Selen 150 µg, Jod 450 µg, Chrom 150 µg, Molybdän 450 µg, Mangan 7 mg, Magnesium 300 mg
2. postoperativ bei vollständi - ger Tumorentfernung:	– wie unter 1
3. postoperativ bei unvollst. Tumorentfernung oder Metastasen:	– Basisversorgung wie oben beschrieben, zudem: – red. Glutathion 600 mg, α-Liponsäure 30 mg, L-Zystein 60 mg, Lactobac. acid. 30 mg, Bifid. long. 30 mg
4. unter Strahlen-, Chemotherapie:	– wie unter 3

Ausgewiesene Quellen und empfohlene weiterführende Literatur

ALBINI, A., D'AGOSTINI, F., GIUNCIUGLIO, D., PAGLIERI, I., BALANSKY,R., DE-FLORA, S.: Inhibition of Invasion, Gelatinase Activity, Tumor Take and Metastases of Malignant Cells by N-Acetylcysteine, in: Int. J. Cancer 61(1), S. 121-129, 1995

BAYER, W., SCHMIDT, Kh.: Vitamine in Prävention und Therapie, Hippokrates, Stuttgart 1991

BONGERS, V., DE JONG, J., STEEN, I., DE VRIES, N., BAST, A., SNOW, G.B., BRAAK-HUIS, B.J.: Antioxidant-related Parameters in Patients Treated for Cancer Chemoprevention with N-Acetylcysteine, in: Europ. J. Cancer 31 (6), S. 921-923, 1995
DEGOS, L., PARKINSON, D.R.: Retinoids in Oncology, Springer Berlin 1995
DIETL, H., OHLENSCHLÄGER, G.: Handbuch der Orthomolekularen Medizin, Haug, Heidelberg 1994
DONNERSTAG, B., OHLENSCHLÄGER, G., CINATL, J., AMRANI, M., HOFMANN, D., FLINDT, S., TREUSCH, G., TRÄGER, L.: Reduced Glutathione and S-Acetylglutatione as Selective Apoptosis-Inducing Agents in Cancer Therapy, in: Cancer Lett. 110, S. 63-70, Elsevier, Ireland 1996
FABER, M., COUDRAY, C., HIDA, H., MOUSSEAU, M., FAVIER, A.: Lipid Peroxidation Products, and Vitamin and Trace Element Status in Patients with Cancer Before and After Chemotherapy, Including Adriamycin, in: Biol. Trace-Elem.-Res. 47 (1-3), S. 117-123, 1995
HAGER, E.D.:Orthomolekulare Therapie und Ernährung in: Komplementäre Onkologie, Forum Med. Verl., Gräfelfing 1996
HIRAYAMA, F., VEKAMA, K.: Methods of investigating and preparing inclusion compounds. Cyclodextrins and their industrial Uses, in: Editions de la Santé 4 (1987), 133-172
KUNO, M.D.: Nachgefragt, Glutathion in der Krebstherapie, Top oder Flop?, in: Naturheilpraxis 9, S. 1436, R. Pflaum Verl., München 1996
KUNZE, R., SCHÖLLMANN, C.: Orthomolekulare Medizin und Immunsystem, Forum Med. Verlag, Gräfelfing 1995
LENEHAN, P.H., GUTIERREZ, P.L., WAGNER, J.L., MILAK, N., FISHER, G.R., ROSS, D.D.: Resistance to Oxidants Associated with Elevated Catalase Activity in HL-60 Leukemia Cells that Overexpress Multidrug-Resistance Protein does not Contribute to the Resistance to Daunorubicin Manifested by these Cells, in: Cancer-Chemoth.-Pharmacol. 35(5), S. 377-386, 1995
NATH, K.A., NGO, E.O., HEBBEL, R.P., CROATT, A.J., ZHOU, B., NOVI, A.M.: Regression of Aflatoxin B1-Induced Hepatocellular Carcinomas by Reduced Glutathione, in: Science Vol. 212, S. 541-542, 1981
NUTTER, L.M.: Alpha-Ketoacids Scavange H2O2 in Vitro and in Vivo and Reduce Menadione-Induced DNA Injury and Cytotoxicity, in: Amer. J. Physiol. 268 (1pt1), S. 277-236, 1995
RANSBERGER, K.: Vitamin A in der Krebstherapie, in: Krebsforum 27, S. 6-8, SynMed Verlag Berlin 1993
SCHÜNKE,G., KUHLMANN,D., LAU,W.: Orthomolekulare Medizin, BioMedoc, Schleswig 1991
SCHÜNKE, G., KUHLMANN, D., LAU. W.: Orthomolekulare Medizin, Hippokrates, Stuttgart 1977
THIMME, W., VON HERRATH, D.,(Hrsg.): Reduziertes Glutathion zur Prävention der Cisplatin-induzierten Neurotoxizität, in: Der Arzneimittelbrief 4 (30), S. 31-32, Westkreuz Verl., Berlin 1996
UEKAMA, K., OTAGIRI, M.: Cyclodextrins in Drug Carrier Systems, in: CRC CRIT. Rev. Therm. Drug Carrier Syst. 3 (1987), 1-40

2.7 Systemische Enzymtherapie

2.7.1 Einführung

Das Kapitel der systemischen Enzymtherapie bei malignen Geschwulstkrankheiten zeigt wie kaum ein anderes, in welchen Zeitdimensionen und mit welchem Aufwand (und Engagement) sich eine angefeindete Methode bewähren muß, bis der Schritt von der Empirie zur medizinischen Realität vollzogen ist. Vor nunmehr rund 100 Jahren empfahl der britische Forscher John BEARD erstmals den Einsatz von Enzymen tierischer Herkunft in der Krebsbehandlung; seine diesbezügliche Veröffentlichung datiert in das Jahr 1911.
Heute, kurz vor der Jahrtausendwende, erfährt dieser Therapieansatz seine wissenschaftliche Bestätigung, v. a. durch die Forschungsergebnisse zur Rolle der Adhäsionsmoleküle bei der Krebskrankheit. Dazwischen lagen Jahrzehnte mühevoller Pionierarbeit und Grundlagenforschung sowie des Einfließens von vielen Einzelbeobachtungen in große Studiendesigns. Die Namen WOLF und RANSBERGER stehen stellvertretend für diejenigen Pioniere, die aus einem scheinbar unwirksamen Gemisch aus tierischen (Pankreas) und pflanzlichen Enzymen (Papaya, Ananas), z. T. unter Zusatz gefäßprotektiver Substanzen wie Rutin, eine hochmoderne und wirksame Therapie entwickelten, die systemische Enzymtherapie.
Neben dem Einsatz in der Rheumatologie und Autoimmunologie (MULSAL®, WOBENZYM®, BROMELAIN®) sowie bei chronisch-entzündlichen Erkrankungen (PHLOGENZYM®, BROMELAIN®) steht die Behandlung der malignen Geschwulstkrankheiten (WOBE MUGOS®) im Vordergrund.

2.7.2 Adhäsionsmoleküle und Krebs

Die Kenntnisse um Adhäsionsmoleküle und deren Rolle im Krebsgeschehen sind noch recht jung; sie entstammen wesentlich den Arbeiten von HAYNES et al. (1989), PICKER et al. (1989) und QUACKENBUSH et al. (1990) zum Adhäsionsmolekül CD44, dem im Rahmen der Metastasierung von Tumorzellen als erstem eine wesentliche Rolle zugeschrieben wurde. Im Themenrahmen der Krebskrankheit steht seit jeher die Frage im Vordergrund, wie es Tumorzellen vermögen, vom Primärtumor ausgehend in das Blut- und Lymphgefäßsystem einzudringen, im intravasalen Blutstrom zu überleben und letztlich vom Gefäßsystem in viszerale Bereiche zu metastasieren. Diese Frage stellt auch therapeutisch einen der wichtigsten Komplexe dar, denn über 80 % der krebsbedingten Todesfälle sind metastasenbedingt, und in sehr vielen Fällen ist zum Zeitpunkt der Diagnosestellung

bereits eine Metastasierung eingetreten (siehe hierzu auch Kap. 1.1 – Tumorbiologie).
Im Verlauf der letzten etwa zehn Jahre wurde verschiedenenorts die Fähigkeit von Zellen entdeckt, Moleküle an ihrer Zelloberfläche auszuprägen, die sie zum Kontakt mit gleichen oder anderen Zellstrukturen befähigen. Die Leukozyten beispielsweise prägen Adhäsionsmoleküle aus, um einerseits einen direkten Zell-Zell-Kontakt herzustellen, und andererseits an das Gefäßendothel zu binden (Adhäsion) mit dem Ziel, durch die Gefäße hindurch in das Gewebe zu treten (Diapedese). Zwar war die Fähigkeit zur Diapedese bereits länger bekannt, doch blieb die Frage, auf welche Weise z. B. die Leukozyten sich an das Gefäßendothel anheften, bis zur Entdeckung der Adhäsionsmoleküle unbeantwortet. Mit der Entdeckung und Entschlüsselung des CD44-Moleküls wuchs das Verständnis des Metastasierungsprozesses, da Tumorzellen zur Exprimierung von CD44 fähig sind; je nach Situation und Bedarf prägen sie CD44 an ihrer Zellmembran aus, um an das Gefäßendothel zu binden und in das Gewebe einzudringen.
Die Fähigkeit von proteolytischen Enzymen zur Supprimierung von Tumor-CD44 wurde 1994 von HARRACH et al. nachgewiesen, womit (neben weiter unten ausgeführten Wirkungen) ein weiterer Schritt in der Aufklärung um die Wirksamkeit der Enzymtherapie bei Krebs realisiert wurde.

2.7.3 Weitere Wirkungsweisen der Enzymtherapie bei Krebs

Neben der oben beschriebenen Beeinflussung der Expression von Adhäsionsmoleküle weisen proteolytische Enzymgemische wie WOBE MUGOS®weitere, beim Krebsgeschehen wichtige Wirkungen auf. Zum einen scheinen sie die vielfach beobachete Fähigkeit von Tumorzellen zu hemmen, ihre Zelloberfläche mit einer Schicht zu maskieren, die entweder aus Hyaluronsäure oder aus einer Fibrinverbindung (WRBA) gebildet wird. Mit diesem Mechanismus erleichtert die Enzymtherapie die Aufgabe von Abwehrzellen, die Tumorantigene auf der Zellmembran zu erkennen (Erhöhung der Tumorantigenität).
Weiter stimulieren proteolytische Enzyme offenbar das zelluläre und humorale Immunsystem: sie stimulieren die Phagozytoseaktivität, regen die Ausschüttung von Interleukin-1 an und senken erhöhte Spiegel immunsuppressiver zirkulierender Immunkomplexe (CIC) (HAGER).
Neben dieser direkten Wirksamkeit im Krebsgeschehen erweisen sich die Enzyme dank ihrer antiödematösen Wirkungen als hilfreich, z. B. beim Lymphödem nach Mammaamputationen.
Die Enzymtherapie ist aus einem ganzheitlich-komplementären Behandlungsrahmen heute nicht mehr wegzudenken, der praktische Einsatz von WOBE MUGOS® oder WOBENZYM® erweist sich als nebenwirkungsfrei und einfach.

2.7.4 Risiken der Enzymtherapie

Aufgrund ihrer Wirkung auf die Blutgerinnung, etwa vergleichbar der des Thrombozytenaggregationshemmers ASS, sollte vor einer eventuellen operativen Intervention die Enzymtherapie etwa drei Tage vor dem Eingriff unterbrochen (erhöhte Blutungsneigung), dann jedoch möglichst bald nach der OP wieder begonnen werden (Verbesserung der Wundheilung und Metastasenprophylaxe).

Tabelle 2.10: Behandlungsschema Enzymtherapie

1. präoperativ:	– von der Diagnosestellung bis 2 Tg. vor der OP: 3 x 3 Tbl. WOBE MUGOS®/Tag
2. postoperativ bei vollständi - ger Tumorentfernung:	– zunächst für etwa 3 Monate: 3 x 3 Tbl. WOBE MUGOS®/Tag
3. postoperativ bei unvollst. Tumorentfernung oder Metastasen:	– 3 x 3 WOBE MUGOS®/Tag und evtl. zusätzlich bei erhöhten zirkulierenden Immunkomplexen 3 x 3 Drag. MULSAR®/Tag
4. unter Strahlen-, Chemotherapie:	– siehe unter 3

Quellen und empfohlene weiterführende Literatur

BEARD, J.: Enzyme Therapy of Cancer, in: WOLF, M.: Enzymtherapie, Maudrich, Wien 1971
HAGER, E.D.: Systemische Enzymtherapie, in: Komplementäre Onkologie, Forum Medizin Verlag, Gräfelfing 1996
HARRACH, T., GEBAUER, F., ECKERT, K., KUNZE, R., MAURER, H.R.: Bromelain Proteinases Modulate CD44 Expression on Human Molt 4/8 Leukemia and SK-Mel 28 Melanoma Cells in Vitro, in: Intern. Journ. Oncol. 5(1994), S. 485-488
HAYNES, B.F., TELEN, J.M., HALE, L.P., DENNING, S.M.: CD-44-a-Molecule Involved in Leukocyte Adherence and T-Cell Activation, in: Immunol.Today 10 (1989), S. 423-428
PICKER, L.J., TOYOS, J., TELEN, J.J., HAYNES, B.G., BUTCHER, E.C.: Monoclonal Antibodies Against the CD44(...) and pgp-1 Antigens in Man Recognize the Herms Class of Lymphocyte Homing Receptors, in: Journ. Immunol. 142 (1989), S. 2046-2051
QUACKENBUSH, E.J., GREAVES, V.A., LETARTE, M.: Confirmation by Peptide Sequence and Co-Expression on Various Cell Types of the Identity of CD44 and p85 Glycoprotein, in: Mol. Immunol. 27 (1990), S. 947-955

RANSBERGER, K.: Krebstherapie mit proteolytischen Enzymen und Vitamin A, in: Krebsforum 26, S. 103ff, SynMed Berlin 1992
WILSON, G.A.: Cell Adhesion Molecules, Fundamental Facts, R&D Systems, Minneapolis, 1996
WRBA, H., KLEINE, M.-W., MIEHLKE, K., DITTMAR, F.-W., WEISSENBACHER, R.E.: Systemische Enzymtherapie, MMV Medizin Verlag München 1996

2.8 Hyperthermie

2.8.1 Einführung, Geschichte

Die Geschichte der Wärmeanwendung in der Medizin ist uralt und die Methode bewährt. Wärmende Massagen, Anwendung durchwärmender Öle und Salben, Wärmflaschen und Wickel, Fango-, Moor- und Paraffinpackungen, „Heilsonnen", Überwärmungsbäder und Warmwasseranwendungen aus der KNEIPP-Therapie sind seit Jahrhunderten Bestandteil der Volksmedizin und der Naturheilkunde. Der älteste und wohl bekannteste Hinweis auf die heilende Kraft der Wärme ist der Ausruf des griechischen Arztes PARMENIDES aus dem 4. Jahrhundert vor unserer Zeitrechnung: „Gib mir Fieber und ich heile alle Krankheiten". Auch von HIPPOKRATES (3. Jh. v. Chr.) war bekannt, daß er Fieber als Teil des Heilungsprozesses begriff.

Aus dem Mittelalter ist überliefert, daß Geschwülste der Haut mit glühenden Eisen verbrannt wurden. Im alten Ägypten wurden Hautgeschwülste nach der Behandlung mit fotosensibilisierenden Pflanzenextrakten exzessiver Sonnenbestrahlung ausgesetzt.

Über die Jahrhunderte unterlag die Wärmeanwendung in der Medizin beständigen Wechseln, von der hohen Anerkennung bis zum mitleidigen Belächeltwerden, entsprechend der jeweiligen Kultur und der herrschenden medizinischen Auffassung von Krankheitsbekämpfung. Dennoch hat die Anwendung von Wärme einige hervorragende Erfolge erzielt, die sie immer wieder zurück in das Augenmerk der Medizin brachte. So erhielt der Wiener Psychiater VON JAUREGG 1917 den Nobelpreis für Medizin für die Tatsache, daß er schwerkranke Neurolues-Patienten mittels künstlicher Infektion mit dem Erreger der Malaria tertiana über hohe Fieberzustände in eine erheblich verbesserte Allgemeinsituation brachte, quasi „vom Siechtum an den Mittagstisch". Die Verbesserungen waren so dramatisch, daß diese Therapieform über Jahrzehnte Standard in der Behandlung der Neurolues blieb.

Ein weiterer gewichtiger Schritt war die Anwendung von Pyrogenen in der Krebsbehandlung durch COLEY Ende des 19. Jahrhunderts. Er applizierte fiebererregende Keime und berichtete über dramatische Tumorrückbildungen unter kritischen Temperaturverläufen.

Lange Zeit blieb es dann ruhig um das Thema Hyperthermie, und nur in wenigen Einrichtungen wurde bis in die 80er Jahre (und eher stillschweigend) die Fiebertherapie mittels Applikation von mikrobiellen Pyrogenen oder pflanzlichen Reizkörpern durchgeführt.

Parallel setzte in den 60er und 70er Jahren die Entwicklung physikalischer Techniken zur Gewebsüberwärmung ein, die bis heute ständig forgesetzt und verbes-

sert wurden. Namentlich HECKEL (Stuttgart) und VON ARDENNE (Dresden) nutzten physikalische Methoden zur Erforschung der Ganzkörper-Hyperthermie (u. a. bei Herz-Kreislauf-, Krebs- und rheumatischen Erkrankungen).
Im onkologischen Bereich entwickelte sich eine Studienrichtung, die die lokale und gezielte (Tumor-) Überwärmung bis 45 °C erforschte. Mittels verschiedener Verfahren (Ultraschall, Kurzwellen, Mikrowellen, Ultrarot, Infrarot) wird hier versucht, die Thermolabilität maligner Zellen durch eine möglichst genaue, auf den Tumor gerichtete Extremhyperthermie zu nutzen. In vielen Fällen wird dabei eine Kombination mit anschließender Strahlen- oder Chemotherapie angestrebt. Die Dosis der ionisierenden Strahlen und der Zytostatika läßt sich in diesen Fällen offenbar deutlich geringer halten als üblich.

2.8.2 Grundlagen

Im Rahmen der Onkologie legen sowohl Phänomene beim Krebskranken als auch Phänomene der Tumorbiologie die Möglichkeit nahe, mittels Überwärmungstechniken eine Verbesserung der Situation erreichen zu können. Einerseits ist bekannt und wiederholt publiziert, daß bei den Patienten mit malignen Geschwulstkrankheiten eine oft über Jahre hinweg bestehende „Fieberlosigkeit" bestanden hatte, bevor es zur Tumorkrankheit kam. Oft beschreiben Krebspatienten, daß die Diagnose deshalb so unerwartet gekommen sei, weil sie in den Jahren vorher niemals krank gewesen seien, z. B. niemals wegen eines Infektes an ihrer Arbeitsstelle gefehlt hätten. Dabei zeigen gerade Krebskranke auf Anfrage ein hohes Wärmebedürfnis.
Das Tumorgewebe ist gegenüber hohen Temperaturen wesentlich sensibler als gesundes Gewebe. Ab Temperaturen von 41.5 °C beginnen in Tumoren Zelltod und ausgedehnte Nekrosebildungen, während gesundes Gewebe hier noch reversible Schädigungen aufweist. Innerhalb des Tumorgewebes kommt es unter hohen Temperaturen sowohl zu thermischen Schäden wie auch zu metabolischen Irritationen, die zum Gewebsuntergang führen. Da Tumorgewebe in der Regel eine hohe Gefäßdichte mit Strömungsumkehr und Gefäßshunts aufweist, und da innerhalb des Tumors ein hoher Gewebedruck herrscht, kommt es nach Erhitzung und Gewebeschwellung zu Nekrosen und zu Veränderungen des geweblichen Metabolismus, vor allem zu Veränderungen des Gewebe-pH. Das Tumorgewebe wird vorübergehend einer starken Übersäuerung ausgesetzt, was zu ausgedehnten Tumornekrosen führen kann. Hinzu kommt eine wesentlich effektivere zytotoxische Wirkung der anschließenden Strahlen- und Chemotherapie auf diese thermisch attackierten Zellen.
Neben der direkten thermischen Wirkung auf Tumorzellen scheint die (auch passive) Hyperthermie eine Reihe immunologischer, molekularer und biophysikalischer Effekte nach sich zu ziehen, die in der Tumortherapie genutzt werden kön-

nen. HAGER beschreibt diese Wirkmechanismen u.a. als:

- Hemmung zellulärer Repairmechanismen,
- Schäden an Zellmembranen und Zytoskelett,
- Ausprägung (Aktivierung) des Tumor-Suppressorgens p53,
- Ausprägung von Apoptose-Genen,
- Arretierung der Zellteilung in der S-Phase und Zytotoxizität in der G2-/S-Phase,
- Veränderungen im Zellstoffwechsel,
- Mikrothrombenbildung und
- Senkung des Sauerstoffdruckes jeweils innerhalb der Tumorzellen.

Als immunologische Folgemechanismen der Hyperthermie nennt HAGER u. a.

- unspezifische Immunstimulation (v.a. bei den Leukozyten) und
- verstärkte Zytokinproduktion.

Beachtenswert ist hierbei, daß zur Stimulation immunologischer Faktoren und zur Normalisierung der Wärmeregulation, v. a. im Rahmen der Ganzkörper-Hyperthermie auch moderate Überwärmungstemperaturen von 39 – 40 °C ausreichend zu sein scheinen (Mitteilungen innerhalb der Dt. Gesellsch. f. Hyperthermie im Juni 1997).

2.8.3 Aktive, passive und extreme Hyperthermie

Unter AKTIVER HYPERTHERMIE verstehen wir die Applikation von fiebererzeugenden Substanzen. In den Jahren der Anwendung wurden verschiedene Substanzen auf ihre fiebererzeugende Wirkung untersucht, angefangen vom schon erwähnten COLEY-Toxin, welches bis vor einigen Jahren als VACCINEURIN® im Handel war, über BCG und verschiedene Streptokokken und Laktobazillen bis hin zu Proprionibacterium parvum im mikrobiellen Bereich. Im Bereich der Phytotherapie wurden (und werden) Auszüge aus der Mistelpflanze (Viscum Album L.), dem Lebensbaum (Thuja occidentalis) und dem Schöllkraut (Chelidonium) sowie versuchsweise der Preßsaft aus der Echinaceapflanze verwandt. Auch mit gentechnologisch gewonnenen Zytokinen kann Fieber erzeugt werden; dies gilt v. a. für Tumor-Nekrose-Faktor und Interleukin-1. Hier ist jedoch die individuell auftretende Fieberreaktion oft überschießend und nur schwer beherrschbar.
Die aktive Hyperthermie ist also durch die Applikation von fiebererzeugenden Substanzen gekennzeichnet, auf die der Organismus mit einer starken fieberhaften Immunreaktion antwortet. Nachteil dieser Methode ist die schwierige Handhabung in der Naturheilpraxis, da einerseits die hierfür zur Verfügung stehenden Medikamente allgemein rezeptpflichtig und oft nur über Auslandsquellen beziehbar sind, und andererseits die Temperaturerhöhung nicht einschätzbar und nicht

steuerbar ist. Wir kennen hier (bei gleichem Medikament und gleicher Dosis) sehr unterschiedliche Reaktionen bei Patienten, von hohem kritischen Fieber bis hin zu nur subfebriler Reaktion.

Die PASSIVE HYPERTHERMIE , bei der der Organismus also ohne eigene Aktivität physikalisch auf hohe Temperaturen erwärmt wird, ist mit der aktiven Hyperthermie nur schwer vergleichbar. Zwar werden auch hier einige Immunreaktionen provoziert und es kann auch zu Tumornekrosen kommen (die übrigens dann ihrerseits nach Ende der passiven Hyperthermie zu hohem Tumorzerfalls-Fieber führen können), doch ist die immunologische Wirkung nicht so ausgeprägt wie bei der Pyrogeninjektion.

Aus den genannten Gründen führen wir in unserer Praxis eine Kombination beider Verfahren durch, indem wir die hierfür vorgesehenen Patienten

1. mittels Infrarot-Wärmetechnik nach HECKEL passiv überwärmen (schrittweise je nach Verträglichkeit bis max. 41 °C,
2. mittels einer kräftig dosierten intravenösen Mistelgabe die immunologischen und zytostatischen Wirkungen der Mistel zu nutzen versuchen, und
3. per zusätzlicher regionaler Überwärmung des Tumorgebietes mit einem wassergefilterten Infrarot-Strahler (HYDROSUN®-500-Strahler) die Tumorzellen schädigen.

Die EXTREME (LOKAL-) HYPERTHERMIE bedeutet eine selektive Überwärmung des Tumors und des Tumorbettes auf bis zu 45 °C. Diese Methode, die Mikro- oder Kurzwellen sowie Ultraschalltechniken benutzt, ist einigen wenigen klinischen Zentren vorbehalten, da der apparative, personelle und medizinische Aufwand enorm ist.

Alles in allem erscheint die lokale Tumorhyperthermie und die Ganzkörperhyperthermie den Höhepunkt ihrer Entwicklung noch nicht erreicht zu haben. Viele Studien sind hierzu im Gange oder geplant. Die Diskussion um die optimale Tem-

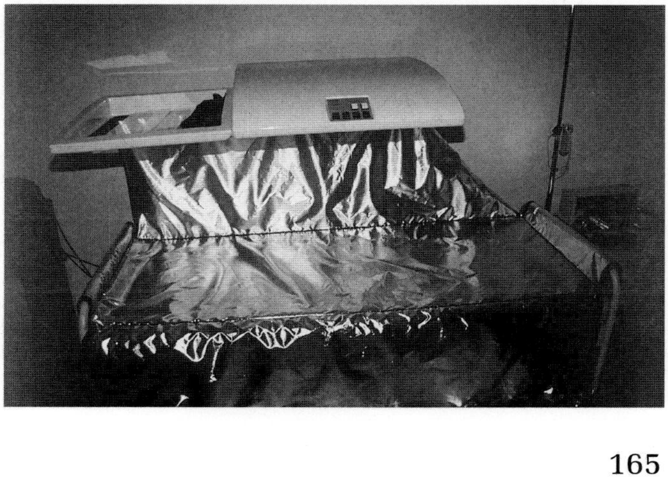

Abb. 2.19 Infrarot-Ganzkörperhyperthermie-Anlage nach HECKEL

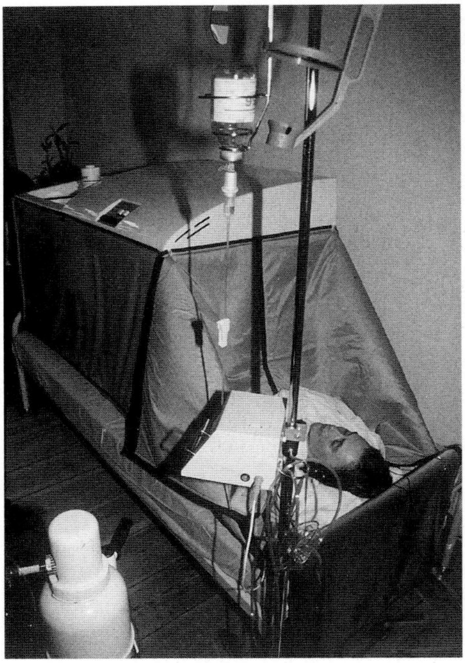

peraturhöhe in der Onkotherapie wird noch immer kontrovers geführt. Die Frage nach Temperaturhöhe, Dauer der Hochtemperaturphase und Behandlungsfrequenz ist noch nicht schlüssig beantwortet. Neuere Arbeiten (MATSUDA 1997) deuten an, daß zumindest im Bereich einer passiven Ganzkörper-Hyperthermie ein mehrstündiges Aufrechterhalten moderater Temperaturen (max. 40 °C) effektiver sein könnte als kurze Extremtemperaturphasen bis 41,5 °C.

Die hypothetischen Grundlagen wie auch die bisherigen klinischen Erfahrungen ermutigen in jedem Fall, die Hyperthermie als einen zukünftig wichtigen Bestandteil der komplementären Onkologie zu begreifen. Darüber hinaus erschließt sich eine breite Palette weiterer

Oben: Ab b. 2.20 Patienten in der Überwärmungstherapie (Kopf-außen-Lagerung)

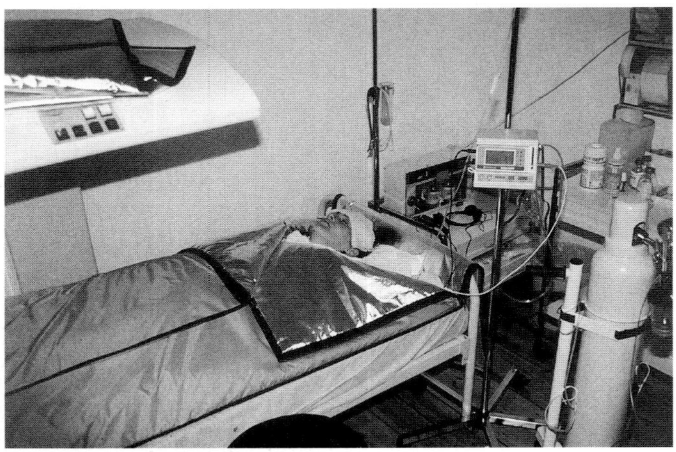

Rechts: Abb. 2.21 Patientin nach Überwärmung in der Wärmestan-Packung bei 40,5 °C

Indikationen zur Anwendung der (Ganzkörper-) Hyperthermie, wie Neurodermitis, Allergosen, Autoimmun- und chronisch-entzündliche Erkrankungen.

Als Kontraindikationen werden neben akuten entzündlichen Infektionen v. a. manifeste Organdekompensationen im Bereich des Herzens, der Lunge und der Nieren angegeben.

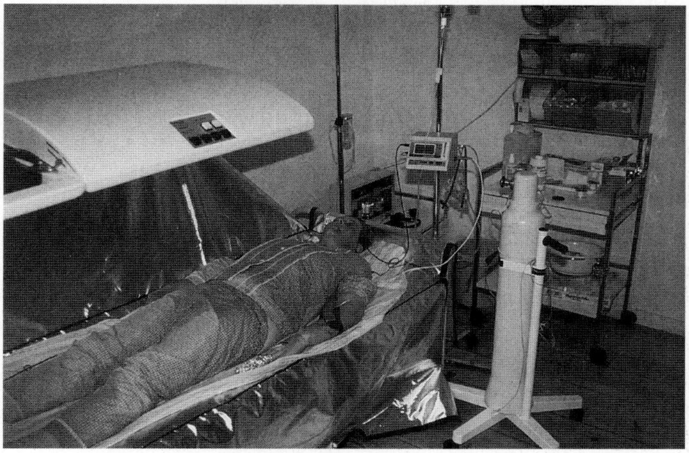

Abb 2.22 Patientin in der Abkühlungsphase

Tabelle 2.11: Behandlungsschema Ganzkörper-Hyperthermie
(Technik: Infrarot-Ganzkörper-Hyperthermie n. HECKEL)

1. präoperativ:	– 1 syst. Hyperthermiebehandlung mit Überwärmung auf ca. 39,0 °C
2. postoperativ bei vollst. Tumorentfernung:	– je nach Gegebenheiten: 1 – 5 Hyperthermiebehandlungen mit Überwärmung auf bis 39,0 °C
3. postoperativ bei unvollst. Tumorentfernung oder Metastasen:	– Hyperthermie bis 40,5 °C kombiniert mit anschl. Mistelapplikation, Anzahl je nach Tumor- u. Allgemeinsituation
4. unter Strahlen-, Chemotherapie:	– falls möglich, Überwärmung kurz vor oder kurz nach der Radio-/Chemotherapie (Nutzen der erhöhten Thermolabilität der Tumorzellen)

Literatur

HAGER, E.D.: Hyperthermie und Thermotherapie, in: Komplementäre Onkologie, Forum Medizin Verlag, Gräfelfing 1996
HECKEL, M.: Ganzkörper-Hyperthermie und Fiebertherapie, Hippokrates Stuttgart 1990
MATSUDA, H. et al.: Long-duration mild whole body hyperthermia of up to 12 hours in rats: feasibility, and efficacy on primary tumour and axillary lymph node metastases of a mammary adenocarcinoma: implications for adjuvant therapy, Int. J. Hyperthermia, Vol. 13, S. 89-98, 1997
STREFFER, CH., HERBST, M., SCHWABE, H.: Lokale Hyperthermie, Dt. Ärzteverlag, Köln 1986

2.9 Homöopathie

Situative Intervention mit homöopathischen Arzneien in der ganzheitlichen Krebstherapie – eine Kasuistik.

2.9.1 Einführung

Zur Verbesserung der Therapieansätze in der Krebsbehandlung bedarf es einer Erweiterung des Begriffs-, Denk- und Handlungsrahmens. Eine kausale Behandlung des Leidens Krebs erfordert das Be-greifen (Anfassen!), das tiefe Verstehen der krebsspezifischen Prozesse auf der somatischen, aber auch auf der mentalen und energetischen Ebene. Die Homöopathie, die Krankheitsentstehung als Disbalance der Lebensenergie begreift, wie mein Kollege H.-J. Achtzehn noch ausführen wird, bietet die Möglichkeit einer „anderen" Betrachtung auch der Krebskrankheit, die sich von der rein zellulären Sichtweise unterscheidet. Sie ist (jedenfalls die „prozeßorientierte" Homöopathie um die Homöopathen BECKER/Freiburg sowie ACHTZEHN und KRÜGER/Berlin) undogmatisch und frei in ihren Betrachtungs- und Interpretationsmöglichkeiten. Sie ist damit mehr als beispielsweise die Immunologie oder die Orthomolekularmedizin in der Lage, wesentliche Ebenen der Krebskausa aufzunehmen, die sich im feinstofflichen, geistigen Schwingungsbereich abspielen. Hier gibt es am ehesten Berührungspunkte zu undogmatischen psychologischen und/oder spirituellen Schulen.
Da sich uns die Krebsentstehung, der Krebsverlauf und seine therapeutischen Beeinflussungsmöglichkeiten bis heute letztlich immer noch weitgehend entziehen, bedarf es unbedingt neuer hypothetischer Annahmen und empirischer Fakten, die die Onkologie bestenfalls bereichern, schlimmstenfalls nicht berühren. Insofern, und weil ich auf meiner Suche nach vernünftigen „Modellen für Krebs" gerade bei Homöopathen sehr oft auf Achselzucken und Augenverdrehen gestoßen bin, bin ich meinem Kollegen H.-J. ACHTZEHN sehr dankbar dafür, daß er sich zur Übernahme eines Teilkapitels (Arzneimittelbild Carcinosinum) in meinem Buch bereiterklärt hat.

2.9.2 Die Energien von Krebs und Psychose

Auf der energetisch-psychosozialen Ebene begegnet uns der Krebskranke als ein in seiner Struktur verhärteter, gegenüber dem Umfeld verschlossener Mensch, der vordergründig samariterhaft funktioniert, gleichzeitig aber seine tiefen emotionalen Bindungs- und Kommunikationsstrukturen gegenüber seinem Umfeld abgetrennt hat. Kaum eine Erkrankungsenergie weist eine solche EINSAMKEIT auf wie die des Krebskranken.

Hintergrund dieses Abbruchs der tiefen Kommunikationsebenen ist in vielen Fällen eine eruierbare tiefe VERLETZUNG, eine sehr intensiv erlebte psychosoziale und/oder emotionale Krise. Dabei stehen tiefe VERLUST- und TRENNUNGSERLEBNISSE (z. B. Tod nahestehender Personen), schwer empfundene Enttäuschungen auf der Ebene emotionaler Bindungen (z. B. Mißbrauchserlebnisse) sowie eine tief empfundene, aber nicht veränderbare Diskrepanz zwischen ersehnten Lebensbedingungen und tatsächlich gelebter Realität im Vordergrund der Krebskausa.
In diesem Zusammenhang kann durchaus zu Recht davon gesprochen werden, daß ein großer Teil Krebskranker an einem bestimmten Punkt des Lebens unbewußt entschieden hat, die Kommunikation mit dem Umfeld einzustellen. Die konstitutionellen und psychischen Strukturen des Betroffenen sowie physikalisch-chemische Faktoren (Viren, Noxen, Kanzerogene etc. pp.) legen dann (über einen Zeitraum von bis zu 15 Jahren) die Art und die Lokalisation der Tumorbildung fest. Der konsequente und unbehandelte Verlauf einer Krebserkrankung führt dann auch früher oder später zum ersehnten vollständigen Abbruch der Kommunikation durch den Tod des Erkrankten, stellt insofern eine Form unbewußten Suizids dar.
Uns begegnen in diesem Rahmen Phänomene, die enge Verbindungen zu den psychotischen Erkrankungen aufweisen. Man kann sagen, daß bei Krebs und Psychose ganz ähnliche Ursache-Wirkungs-Beziehungen bestehen und daß lediglich die Entscheidungsebene eine andere ist: der Tumorkranke bricht seine Kommunikation auf der zellulären Ebene ab, der Psychotiker auf der geistig-mentalen Ebene. In beiden Fällen ist die Intensität der erlebten Verletzung und die Intensität der Erschütterung wohl vergleichbar. Eine Ausführung zu diesen Zusammenhängen findet sich in meinem Aufsatz „KREBS UND KUNST" (hierzu siehe Anm. am Ende dieses Beitrages).

Kindliche Tumorerkrankungen

Ein wenig anders stellt sich die Situation bei den kindlichen und jugendlichen Tumor- und Systemerkrankungen dar. Hier können die Kausaebenen der Krebserkrankung nur bedingt auf unbewußte Todessehnsüchte zurückgeführt werden, wenn auch in diesen Fällen nicht selten tiefe energetische Krisen eruierbar sind, wie z. B. das Problemfeld des „ungewollten Kindes" oder aber tiefe Erschütterungen in der embryonalen Phase. Tiefempfundene Krisen der Mutter gehen möglicherweise auf das Ungeborene über. Umwelteinflüsse (v. a. radioaktive Einwirkungen) stellen eine weitere Ursachenebene für die kindlichen Tumorerkrankungen dar.
Einen Krebskranken heilen zu wollen, erfordert die Fähigkeit, die „Krebsenergie" spüren zu können und zu wollen, und bedeutet die Bereitschaft, die Erkrankten auf einer sehr tiefliegenden emotionalen Ebene zu berühren, ja zu erschüttern.

Dies aber ist eine Herausforderung an unsere abgrundtiefe Abneigung, uns mit „dem Bösen“, dem „Okkulten“ und „dem Tod“ zu beschäftigen – einer der Gründe übrigens auch für die noch immer erhebliche Tendenz zur Isolierung Krebskranker in unserer Kultur.

2.9.3 Rahmenbedingungen

Der Großteil der Patienten in unserer Berliner Praxis setzt sich aus Menschen mit weit fortgeschrittenen und metastasierten Tumorerkrankungen zusammen, so daß – neben differenzierten immunbiologischen Behandlungsmaßnahmen – die psychotherapeutische Gesprächsführung und die Sterbebegleitung wesentlicher Teil unserer Tätigkeit sind. Dabei haben sich in den letzten Jahren situative Interventionen mit homöopathischen Arzneien zunehmend etabliert, wobei wir uns allerdings weniger im Handlungsrahmen der orthodoxen, „klassischen“ Homöopathie bewegen, sondern unsere homöopathischen Interventionen eher durch die „prozeßorientierte“ Homöopathie der Berliner Homöopathen H.-J.ACHTZEHN und A. KRÜGER sowie des Freiburger Arztes J. BECKER inspiriert sehen.
Die zentralen Ziele unserer therapeutischen Bemühungen sind: Tumorzellhemmung, Immunmodulation, Stabilisierung des psychosozialen Umfeldmusters sowie (homöopathische) Intervention in psychischen und somatischen Krisenmomenten.

2.9.4 Intervention mit homöopathischen Arzneien

Wie in der herkömmlichen Medizin, so haben wir auch in der Naturheilkunde die Erfahrung machen müssen, daß der Krebspatient eine eher „unerfreuliche Klientel“ darstellt. Die Erwartungshaltung der Therapeuten hinsichtlich der Therapieerfolge ist von vornherein sehr gering, und die Bereitschaft, sich mit dem an Krebs Erkrankten näher zu beschäftigen, meist sehr niedrig. Auch in Kreisen der homöopathischen Therapeuten sind keine anderen Erfahrungen zu machen, obgleich die homöopathische Intervention außerordentlich hilfreich scheint, wie nachfolgend beschrieben. Die Konfrontation mit therapieresistenten Schmerzen, mit isolationistischen Angehörigen und nicht zuletzt mit dem Tod scheint die in unserem Kulturkreis tätigen Therapeuten zu überfordern, eine Erfahrung, die wir tagtäglich machen müssen.

2.9.5 Bewährte organotrope und situative Indikationen

Beschäftigen wir uns zunächst mit der „simplen“ Form homöopathischer Interventionen, die auf die akute Situation des Krebskranken Bezug nimmt. So stellen iatrogen bedingte Beschwerden, z. B. durch operative, zytostatische und/oder strahlentherapeutische Behandlungsstrategien von Seiten der klinischen Onkologie, einen wesentlichen Teil derjenigen Beschwerden dar, die das Lebensgefühl des Erkrankten, seine Vitalität und sein Vermögen, sich mit der Krankheit und ihrem psychosomatischen „Schattencharakter“ auseinanderzusetzen, dramatisch einschränken. Derjenige, der unter einer Chemotherapie ständig erbricht, sich mit einem „Strahlenkater“ herumquält oder nach einer großen Pankreasoperation damit beschäftigt ist, die optimale perorale Zufuhr von Verdauungsfermenten zu gewährleisten, wird nicht in der Lage sein, sich des „Schattencharakters“ seiner Krebskrankheit bewußt zu werden, geschweige denn, sich mit seinem sublimierten Todeswunsch kritisch auseinanderzusetzen. In diesen Fällen kann die situativ orientierte Gabe der nachfolgend aufgeführten Homöopathika außerordentlich hilfreich sein.

Tabelle 2.12: Bewährte situative Indikation homöopathischer Arzneien

Nux vomica	zytostatikabedingtes Erbrechen, Begleit- und Nachbehandlung im Rahmen der Chemotherapie (Detoxifizierung), Strahlenkater
Causticum	Strahlenschäden, Strahlenkater,
Apis, Canth.	Strahlenschäden v. a. im Schleimhautbereich
Arnika	Vor- und Nachbehandlung operativer Eingriffe
Hamamelis	postoperative Sickerblutungen, Hämoptyse und Hämoptoe
Argentum nitric.	Schmerzzustände v. a. im Knochenbereich
Phosphorus	Tumoranämie, Strahlenanämie, Erschöpfung
Arsenic. alb.	Induktion des Loslösungsprozesses in der Sterbephase, Roborans (je nach Phase und Potenz)

Die Intervention mit homöopathischen Arzneien im Rahmen der Krebsbehandlung ist jedoch, neben den erwähnten „einfachen“ Indikationsbereichen, wesentlich weiter gestreut möglich und notwendig. Dazu ist es aber notwendig, die Gesamtkonstitution des Erkrankten zu erfassen, wie in nachfolgender Kasuistik beschrieben. In den konstitutionellen Arzneimittelbildern Krebskranker begegnen uns einige Mittel deutlich gehäuft, wie z. B. Aurum met., Thuja, Mercurius sol., Lycopodium, Arsenicum, Staphisagria und natürlich Carcinosin, während Mittel wie Platinum met., Strammonium, Hyoscyamus oder Vipera berus eher selten zu finden sind.

Daß die in der Kasuistik beschriebenen häufigen Gaben hochpotenzierter Arzneien nicht den Regeln der klassischen Homöopathie entsprechen, ist mir durchaus bewußt. Als Nicht-Homöopath bin ich allerdings in der glücklichen Situation, nicht von den starren Regeln des Organon beeinflußt zu sein; ich nutze hier den Freiraum eigener Empirie, verbunden mit konsiliarischen Ratschlägen der homöopathischen Kollegen in unserer Praxis.

2.9.6 Kasuistik

Frau O., eine 57jährige Krankenpflegerin mit langjähriger Tätigkeit in einer neurologisch-psychiatrischen Klinik, sucht mich Anfang Juni 1992 erstmals in meiner Praxis auf. Ihre beiden Töchter, die sich aufgrund der vorliegenden Erkrankung der Mutter intensiv nach Therapiemöglichkeiten bei einem als inkurabel bezeichneten Tumorleiden informiert hatten, drängten die Patientin zu einer Konsultation in unserer Praxis. Die Mutter folgte dem Wunsch der Töchter, weil diese sich „so rührend bemüht hätten".

Klinische Vorgeschichte und Krankheitsanamnese

Die Patientin legt einen detailliert ausgeführten dreiseitigen Anamnesebogen vor, in dem sie alle bekannten Krankheitsdaten chronologisch niedergeschrieben hat. Meine anamnestischen Fragen werden häufig mit Hinweis auf den mir vorliegenden Bogen unbeantwortet gelassen.
Neben den Kinderkrankheiten Parotitis, Pertussis und Masern traten in der frühen Kindheit lediglich rezidivierende Otitiden auf, die mit verschiedenen Antibiotika behandelt wurden.
Mit 18 Jahren Appendektomie, im 20. Lebensjahr die erste von insgesamt drei Schwangerschaftsunterbrechungen. Im 22. Lebensjahr Geburt der ersten und mit 27 Jahren Geburt der zweiten Tochter. Ansonsten finden sich neben harmlos verlaufenden Infekten keine wesentlichen Auffälligkeiten in der Krankheitsanamnese.
An einem späten Februarabend im Jahre 1988 tritt erstmals während des abendlichen Fernsehens ein Krampfanfall auf; Frau O. verliert das Bewußtsein, krampft heftig und läßt Harn unter sich, wie die Angehörigen berichten. Im Verlauf der nächsten vier Monate kommt es zu drei weiteren Anfällen, der behandelnde Hausarzt überweist die Patientin im Juli 1988 zur stationären Abklärung in eine neurologische Klinik. Dort wird nach verschiedenen diagnostischen Prozeduren, in deren Verlauf keine pathologischen Befunde erhoben werden können, eine genuine Epilepsie diagnostiziert und eine orale Therapie mit einem Antikonvulsivum (PHENYTOIN®) sowie einem Beruhigungsmittel (FAUSTAN®) eingeleitet.

Das Jahr 1989 verläuft anfallsfrei, im Jahre 1990 erleidet die Patientin lediglich einen Krampfanfall.
Im Verlaufe des Jahres 1991 kommt es zu einer erneuten Häufung von Anfällen des Grand-mal-Typs; trotz Erhöhung der Phenytoindosis ist auch das beginnende Jahr 1992 von sich häufenden Anfällen gekennzeichnet.
Am 19.Februar 1992 (exakt vier Jahre nach Auftreten des ersten Krampfanfalls) wird in einem Westberliner Krankenhaus ein ausgedehnter raumfordernder Prozeß im Bereich der linken Hirnhemisphäre (fronto-temporal) gesichert. Der Befund ist nach Aussagen der Neurologen und Neurochirurgen aller Wahrscheinlichkeit nach ein Astrozytom, Ausdehnung und Lokalisation lassen keine chirurgische Intervention zu, eine strahlentherapeutische und/oder zytostatische Intervention wäre bei dem vorliegenden Tumor zwecklos. Der Patientin wird (durch den Chefarzt der neurologischen Abteilung, auf der sie als Pflegerin tätig gewesen ist) die infauste Prognose unterbreitet.

Aufnahmestatus Juni 1992

Die 57jährige Patientin in regelrechtem AZ und adipösem EZ macht einen niedergeschlagenen Eindruck. Sie betont immer wieder, daß „ihr Chefarzt" ihr von der infausten Prognose erzählt habe und daß eine Rückbildung, geschweige denn eine Heilung bei dem vorliegenden Tumorgeschehen nicht möglich sei. Auf die Frage, warum sie denn dann bei mir sei, antwortet sie: „Wegen der Töchter".
Von Seiten des neurologischen Status besteht eine persistierende Fazialisparese rechts und die Muskeleigenreflexe sind rechtsseitig deutlich stärker auslösbar als links. Die gesamte rechte Körperhälfte zeigte eine Hypalgesie und Hypästhesie.
In den neuropsychologischen Befunden zeigen sich Wortfindungsstörungen und anamnestisch-aphasische Störungen. Im Bereich der Psyche besteht ein klar orientiertes Raum- und Zeitverhalten, doch sind eine auffällige Denkverlangsamung sowie Konzentrations- und Gedächtnisstörungen erkennbar. Phasenweise kommt es zu Gangunsicherheiten im Sinne von Störungen der Tiefensensibilität.

Subjektive Beschreibung der Anfälle

Die Patientin empfindet eine Anfallsaura, die ihr einen kommenden Anfall ankündigt: Sie sei an einen bestimmten Gedanken fixiert, den sie gerade denke, und komme von diesem Gedanken nicht mehr los; er „erobere" sich ihr Gehirn, dann folge ein starkes, unbestimmtes Angstgefühl. Körperlich mache sich der Anfall selbst zunächst in der rechten Gesichtshälfte bemerkbar. Ab und an empfinde sie dann einen Schmerzzustand im rechten Augenhintergrund (stechend, einschießend, bohrend). Anschließend verliere sie das Bewußtsein. Es bestehe eine tageszeitliche Häufung von 9 – 10 Uhr vormittags.
Trotz Phenytoinmedikation seien zu Beginn der Behandlung 1 - 2x wöchentlich

Anfälle aufgetreten, wobei es sich jedes zweite Mal um einen Anfall vom Grand-mal-Typ gehandelt habe.

Laborchemie

In den klinisch-chemischen Organparametern läßt sich lediglich eine Erhöhung des Serumkupfers verifizieren. Blutbild und zelluläre Immunologie (Zytometrie) zeigen einen erheblichen Einbruch des zellulären Immunsystems (Leuko- und Lymphopenie), der sowohl die T-Zell- als auch die B-Zell-Subpopulationen betrifft.

Temperatur-Tagesprofil

Die Temperaturlage zeigt insgesamt sehr niedrige Werte (Tagesmittelwert ca. 36,0 Grad C) und auch der Tagestemperaturverlauf zeigt eine atypische, gestörte Zirkadianrhythmik. Dieses niedrige Temperaturprofil entspricht damit dem typischen Bild eines Krebskranken und bestätigt eine Immunregulationsstörung. Die Messung der Tages-Temperaturverläufe stellt in der Krebstherapie eine wenig aufwendige und doch klare Methode zur Einschätzung der Reagibilität des Patienten auf immunstimulierende Maßnahmen dar.

Subjektiver Ersteindruck

Mein leitender Gedanke in der Anamneseerhebung ist entgegen meiner sonstigen Gepflogenheiten: Hoffentlich müssen wir nicht über das Thema Sexualität reden. Ich habe den Eindruck einer alles verschlingenden, übermütterlichen Frau, deren sexuelle Vergangenheit mich in einen unangenehm düsteren Pfuhl schlingen würde. Das Gespräch zur psychosozialen und sexuellen Anamnese wird dann tatsächlich auch erst später geführt. Ein weiterer Eindruck ist von Beginn an der einer abgrundtiefen Traurigkeit als Leitstimmung im Leben der Patientin.

Therapie

In der Zeit von Juni bis November 1992 führen wir in der Praxis eine ambulante, hochdosierte intravenöse Infusionstherapie mit dem Mistelextrakt VYSOREL® durch, um sowohl die erhoffte tumorzellhemmende Wirkung im Gliagewebe als auch eine Stimulation der massiv geschwächten Immunabwehr zu erreichen (in der diesbezüglichen Fachliteratur finden sich neuerdings vermehrt Hinweise auf einen günstigen Einfluß von Mistelextrakten bei intrakraniellen Tumoren). Die perorale Begleittherapie besteht neben unspezifischen, entgiftenden, die Leber stützenden und drainierenden Maßnahmen in der Gabe von Zink (80 mg/Tag). Intramuskulär wird zweimal wöchentlich eine Ampulle Thymusextrakt injiziert. Parallel dazu wird von Seiten der klinischen Onkologen eine perkutane Radiotherapie vorgeschlagen (die zunächst von den gleichen Ärzten als ineffektiv beschrieben worden war!) und vom 24.8. bis 7.10.92 auch durchgeführt. Bemerkenswerte Nebenwirkungen durch die Radiotherapie – einmal abgesehen von dem erwarteten Haarausfall und der Angst vor der Strahlenquelle – sind nicht zu verzeichnen. Im Verlauf der ersten zwei Monate kommt es zu keiner deutlichen Verringerung der Anfallsfrequenz, die Patientin fühlt sich allerdings zunehmend besser und kräftiger. Nach den Mistelinfusionen gibt die Patientin ein subjektives Empfinden an, „als würde sich im Gehirn etwas bewegen". Dieses Symptom hält nach der Infusion etwa einen Tag an.

Psychosoziale Anamnese

Nachdem sich die Anfallsfrequenz nicht gebessert hat und die Wortfindungsstörungen sich verstärkt haben, bespreche ich mit der Patientin Ende Juli 1992 die psychosoziale Hintergrundproblematik. Sie schildert mir das Kennenlernen ihres (inzwischen verstorbenen) Ehemannes, eines „tollen Typen", der immer lustig und zu Witzen aufgelegt gewesen sei – jedenfalls bis zur Heirat. Nach der Heirat sei die Situation wie ausgewechselt gewesen, der Mann sei selten zu Hause gewesen, überwiegend auf der Arbeit und in der Kneipe. Alkoholisiert habe er dann zu Hause mehrfache Vergewaltigungen vorgenommen und eine Sexualität von ihr gefordert, die sie angewidert habe (nähere Ausführungen waren nicht möglich). Kurze Phasen der Besserung des (wie sie dann erkannte) schweren Alkoholismus des Mannes nach der Geburt der ersten Tochter seien schnell wieder umgeschlagen, und sie habe begonnen, ihren Mann zu hassen.
Als intensiv traumatisierend hat sie dann den über längere Zeit anhaltenden Mißbrauch der Töchter durch den Ehemann erlebt, dem die Patientin sich nicht zu widersetzen getraut habe.

Homöopathische Intervention

Am 28.7. verabreichte ich der Patientin die erste Dosis BUFO RANA C30.
Leitende Symptome für diese Wahl:
Störungen der Sexualsphäre, Denkverlangsamung, Traurigkeit, Epilepsie, Taubheitsgefühl in Kopf und Extremitäten. Alternative Arzneien gegenüber BUFO in meinen Gedanken damals: CICUTA und LACHESIS.
In den Folgetagen empfindet die Patientin eine Erleichterung ihrer Gangunsicherheit. Die Wortfindungsstörungen werden objektiv und subjektiv besser. Sie schildert mir, daß sie momentan eher Angst davor habe, in Gegenwart anderer Menschen keine Worte zu finden, als daß dies tatsächlich so sei.
Am 11.8. setze ich ein Glob. BUFO RANA C200 nach, da das anfängliche Besserungsgefühl wieder schwindet. Seit diesem Zeitpunkt treten keine Krampfanfälle mehr auf, die Wortfindungsstörungen werden deutlich besser und die Patientin

erscheint in den Gesprächen deutlich heller, wacher und konzentrierter. Es folgen weitere Gespräche über ihre psychosoziale Vergangenheit, über die Beziehungsproblematik mit dem Ehemann und die Erlebnisse in der ausklingenden Kriegszeit um 1945. Die Gespräche verlaufen offener und klarer.

Homöopathische Zweitintervention

Im Rahmen einer erweiterten Krankheitsanamnese finde ich in der Vorgeschichte eine Gehirnerschütterung im Jahre 1983 (Sturz von einem Baum fünf Jahre vor dem ersten Krampfanfall). Die Patientin beschreibt in diesem Zusammenhang eine von ihr registrierte „beginnende Persönlichkeitsveränderung" zwei Jahre nach diesem Sturz (eine röntgenologische Abklärung des Schädeltraumas erfolgte damals ebensowenig wie eine Behandlung der Commotio mittels Bettruhe). In Anbetracht möglicher traumatischer Kofaktoren in der Auslösung der Hirntumorerkrankung gebe ich daraufhin in kurzen Folgen ARNICA C30 (am 6.10.92), ARNICA C200 (am 13.10.92) und ARNICA C1000 (am 5.11.92).

Epikrise

Die immunologischen Abschlußbefunde zum Ende der intensiven immunbiologischen Basistherapie (die wir üblicherweise über einen Zeitraum von 3 – 4 Monaten durchführen) ergeben eine deutliche Verbesserung der zellulären Immunlage mit Normalisierung der Leuko- und Lymphozytenzahlen und nahezu vollständiger Normalisierung der Lymphozyten-Subpopulationen. Dies ist umso bemerkenswerter, als ja durch die begleitende klinische Therapie (Phenytoin und Radiotherapie) eher eine Verschlechterung der zellulären Immunlage zu erwarten wäre.

Die Patientin ist zum Abschluß der Behandlung klar und voll orientiert. Krampfanfälle sind seit dem 13.8.92 nicht mehr aufgetreten, die Wortfindungsstörungen sind weitestgehend verschwunden. Die Fazialisparese sowie die Hypästhesien und Hypalgesien im Gesicht und an den Extremitäten sind nicht mehr vorhanden. Als noch bestehendes Symptom beschreibt die Patientin ein Kältegefühl im rechten Augenhintergrund, dort, wo vormals die Schmerzen lokalisiert waren.

Im Sommer 1993 verstirbt die Patientin im Rahmen eines epileptischen Grandmal-Anfalls.

Anmerkungen:

1. Ein Übersichtsbeitrag zum Spannungsfeld KREBS und PSYCHOSE ist enthalten in: Kuno, M.D., Krebs und Kunst, oder: Die Seelenbiopathie des Antonin Artaud in: NATURHEILPRAXIS Nr. 11, 1139ff, R. Pflaum Verlag, München 1992.
2. Eine ausführliche Darstellung zur Rolle der Homöopathie im Rahmen der Krebsthematik ist in der Ausgabe Nr. 28 der Zeitschrift KREBSFORUM erschienen (SynMed Verlag, Berlin).

Tabelle 2.13: Behandlungsschema Homöopathie

1. präoperativ:	– einmalig Arnika C30, Symphytum C30, Hamamelis C30, Staphisagria C30 je 3 Glob. sowie zusätzlich – am Morgen der OP 1 Glob. Carcinos. C200
2. postoperativ bei vollst. Tumorentfernung:	– Wiederholung der o. g. einmaligen Gabe sowie – Konstitutionstherapie nach den Regeln der klassi schen Homöopathie (Nachbehandlung)
3. postoperativ bei unvollst. Tumorentfernung oder Metastasen:	– situative Interventionen (s. meine Ausführungen im vorangegangenen Text)
4. unter Strahlen-, Chemotherapie:	– Cantharis C30, Causticum C30, Apis C30 (Strahlentherapie-Begleitung) Dosierung nach Situation auch häufiger – Nux vomica C30 (Chemotherapie) täglich, bei schwerem Erbrechen bis zu halbstündlichen Gaben

2.9.7 Homöopathie und Krebs

Hans-Jürgen Achtzehn, Berlin

Einleitung

In der Homöopathie wird als übergeordnete Krankheitsursache eine „Verstimmung der Lebensenergie" (Samuel Hahnemann) angenommen. Diese „Lebensenergie" ist ihrem Wesen nach geistartig und nicht direkt wahrnehmbar. Alles, was wir an einem kranken Menschen wahrnehmen können – körperliche, geistige und psychische Symptome – sind der sichtbar gewordene Ausdruck dieser Verstimmung. Diese Symptome und das Verständnis für das innere Lebensgrundgefühl des kranken Menschen ergeben ein „Bild", welches sich im „Bild des Arzneimittels" widerspiegeln muß, denn „Ähnliches wird durch Ähnliches" geheilt. Das Ähnlichkeitsprinzip, die Arzneimittelprüfung ausschließlich am Gesunden und die Potenzierung der Arzneien bilden die drei Grundsäulen der Homöopathie. Äußere Faktoren wie Umwelt, Ernährung, Medikamente, Hormone und Erreger (Bakterien, Viren, Pilze usw.) können den Krankheitsverlauf zwar verstärken, sind aber niemals als alleinige Verursacher anzusehen.
Beim Krebsgeschehen unterscheidet die Homöopathie zwischen dem Wesen von Krebs und der individuellen Krebskrankheit.

Das Wesen, der geistige Inhalt von Krebs, ergibt sich aus den Prüfberichten Gesunder, die homöopathisiertes, also potenziertes Krebsgewebe als Arznei eingenommen haben. Das daraus entstandene Arzneimittelbild beantwortet die Frage nach dem inneren Lebensgrundgefühl, welches sich im Krebsgewebe manifestiert. Als Arznei Carcinosin dient sie Menschen als Heilmittel, die mit dieser Lebensart zu tun haben, aber nicht unbedingt an Krebs erkrankt sind.
Die individuelle Krebskrankheit ist gekennzeichnet von einzelnen Schicksalen oder Erlebnissen, die das Lebensgefühl von Carcinosin beinhalten – und damit zum Krebs führen; aber dieses Lebensgefühl war nicht ursächlich verantwortlich für die Entstehung von Krebs, es ist schon die Folge eines früheren Lebensgrundgefühls. Somit ist Carcinosin kein eigentliches Heilmittel gegen Krebs.
Um Krebskranken homöopathisch helfen oder sie sogar heilen zu können, bedarf es sehr individuell ausgesuchter Arzneimittel. Es ist möglich, einen Krebskranken ausschließlich homöopathisch oder, was weitaus sinnvoller erscheint, begleitend zu behandeln, d. h. vor, während und nach anderen Heilmaßnahmen, unabhängig von deren Art. Die homöopathischen Arzneimittel müssen ihrem Wesen nach dem Lebensgrundgefühl oder dem Schicksalserlebnis des Patienten entsprechen. Darüberhinaus ist es aber auch möglich, situativ einzelne Symptome, wie z. B. Schmerzen, Übelkeit oder Haarausfall durch Medikamente homöopathisch zu lindern, Heilungsverläufe nach Operationen usw. zu unterstützen und oft nebenwirkungsreiche Medikamente zu „entschärfen“ oder sogar überflüssig zu machen.
An dieser Stelle möchte ich das Wesen von Carcinosin anschaulich machen, um einen Einblick zu geben, welches Gefühl als Lebensgrundlage dem Krebs eigen ist. Dadurch kann es möglich sein, kanzerogene Strukturen im Vorfeld – besonders bei Kindern – zu erkennen und denen zu helfen, die sich im Umfeld von krebskranken Menschen bewegen.

Das Wesen von Carcinosin

Die homöopathische Arznei wurde aus dem malignen Gewebe eines weiblichen Brusttumors hergestellt (DHU - Deutsche Homöopathische Union).
Ein Arzneimittelbild setzt sich immer aus Prüfberichten und Erfahrungen im Heilungsgeschehen kranker Menschen zusammen.

Carcinosin-Kinder

Wenn wir Kindern in der Praxis begegnen, die nach homöopathischem Verständnis zur Heilung die Arznei Carcinosin benötigen, dann bedeutet das nicht zwangsläufig, daß sie in späteren Jahren an einem Tumor erkranken müssen. In erster Linie gehören sie zwar zu den potentiellen Tumorkranken, aber wichtig ist auch, daß sie selbst bei Nichterkrankung dazu beitragen, die krebsmachende Struktur der Gesellschaft am Leben zu erhalten und diese auch weitergeben werden.

Diese Kinder wirken etwas scheu und doch fröhlich. Es gelingt relativ leicht, zu ihnen Kontakt zu bekommen und ihr Zutrauen zu gewinnen. Zunächst suchen sie den Schutz der Mutter, verstecken sich jedoch nicht so sehr hinter ihr. Sie schauen sich mit wachen Augen im Raum um, und wenn die erste Ängstlichkeit überwunden ist, bewegen sie sich relativ frei und haben das Bedürfnis, alles anzufassen. Man bekommt den Eindruck, als müßten sie sich mit jedem Gegenstand einzeln vertraut machen, um die Scheu zu verlieren und sich freier bewegen zu können. Ihr Vorgehen ist dabei sehr behutsam, nichts geht kaputt, nichts wird auseinandergenommen und alles wird wieder an seinen Platz zurückgestellt.
Auf ein Verbot reagieren sie äußerst empfindlich. Entweder fangen sie an zu weinen oder sie ziehen sich beleidigt zurück. Wenn man versucht, sie zu trösten, wird alles noch schlimmer. Es genügt, die Verbote einmal und in einem normalen, ruhigen Ton auszusprechen. Je schärfer oder lauter der Tonfall ist, desto tiefer fühlt sich das Kind verletzt. Diese Verbote konkurrieren mit seinem absoluten Wunsch nach Harmonie. Seltener werden wir Kindern begegnen, die einen ausgeprägten Eigensinn besitzen und auf diese Verbote mit Wut reagieren.
Überhaupt reagieren Carcinosin-Kinder sehr empfindlich auf Streitereien. Sie werden versuchen, jeder Unstimmigkeit aus dem Wege zu gehen, und sie werden es sogar widerspruchslos dulden, wenn ihnen andere Kinder etwas wegnehmen. Auch einen Streit zwischen den Eltern können sie nicht ertragen, sie weinen, ziehen sich in ihr Zimmer zurück und sind voller Verzweiflung.
Diese Empfindsamkeit zeigt sich auch gegenüber Lärm in jeder Form und vor allen Dingen bei der Musik. Sowie sie Musik hören, wollen sie tanzen, was ihnen großen Spaß macht.
Ihr Sinn für Ordnung ist sehr ausgeprägt. Ihre Zimmer sind selten über längere Zeit unordentlich, und sie helfen gern bei den Hausarbeiten, die mit der Reinhaltung zu tun haben, z. B. Abwaschen, Fegen und Staubsaugen. Anfänglich haben sie allerdings Angst vor dem Staubsauger – vermutlich, weil er so unerklärlich viel Lärm macht. Dieser Zug zur Sauberkeit kann mitunter so zwanghaft werden, daß die Kinder erst dann essen, wenn der Tisch abgewischt ist, oder daß sie nicht mehr weiteressen, wenn jemand von ihrem Teller gegessen hat.
Was die Intelligenz betrifft, erleben wir positive Überraschungen. Sie begreifen recht schnell, sind frühreif (aber nicht altklug) und gehören in der Schule zu den stillen Besten.
Sie können sich in vorgegebene Strukturen sehr gut einfügen, kümmern sich liebevoll um andere Kinder; sie sind ruhig, aufmerksam und hilfsbereit.
Eine besondere Vorliebe haben sie für Bücher. Sie können sich zu ausgesprochenen Leseratten entwickeln, die selbst bei schönstem Wetter still im Zimmer sitzen und schmökern.
Auffällig kann sein, daß sie an den Nägeln kauen, die Haut um die Nägel abknabbern oder zart immer wieder in ihre Fingerspitzen beißen.
Manchmal leiden sie auch an Tics: Sie zwinkern entweder mit den Augen, oder

es kommt an anderen Stellen zu kleinen Zuckungen (Die Skleren der Augen können blau sein, wie bei den Mitteln Arsen, Calcium phosphoricum oder Tuberculinum. Dieses Symptom ist bei Säuglingen aber noch normal.)
Wir finden Kinder, die schon recht früh ein Bedürfnis zur Masturbation entwickeln.
Der Schlaf kann bereits bei Säuglingen sehr gestört sein. Entweder möchten die Kinder zum Einschlafen immer gewiegt werden oder sie brauchen das Rütteln eines fahrenden Kinderwagens oder Autos. Sie liegen lange gedankenvoll wach und schlafen, nachdem sie müde ins Bett gegangen sind, erst spät ein. Sie schlafen oft auf dem Bauch in Knie-Ellenbogen-Lage (erst ab dem ersten Lebensjahr als Symptom zu werten).
Nach außen erscheinen sie in dieser Phase als sehr umgängliche, sozial eingestellte, aber recht empfindliche Kinder – eine wahre Freude für alle Eltern und Erzieher.
Niemand hat zu diesem Zeitpunkt bemerkt, daß sich das Carcinosin-Wesen bereits gefährlich gefestigt hat. Was sich nämlich nicht mit ihnen entwickeln durfte, war ihre eigene Identität.
Entweder wurde sie durch strenge, kontrollierende Eltern mit Hilfe von Verboten unterdrückt (Beschwerden nach langer Domination oder Einflußnahme der Eltern), oder jeder Versuch, eigene Wege zu gehen oder eigene schöpferische Ideen zu haben, wurden von anderen durch abwertende Äußerungen zunichte gemacht. Diese Unterdrückung kann zum einen einen autoritär aggressiven Charakter haben, wobei die Kinder durch Ihre Eltern permanenten Maßregelungen und Strafen unterworfen sind. Zum anderen kennen wir aber auch den sogenannten „eisigen Blick", der immer dann von einem Elternteil eingesetzt wird, wenn das Kind die in es gesetzten Erwartungen nicht erfüllt hat. Das Kind richtet sich immer mehr danach aus, die unterschwelligen Erwartungen zu erahnen und sie zu erfüllen. Das Erleben dieser Art des Kontaktabbruchs führt dazu, daß sie innerlich immer mehr absterben und äußerlich noch vital wirken.
In jedem Falle entwickelt sich eine Haltung des VERZICHTs auf Grund der Unterdrückung ihrer Kreativität und ihrer dadurch kaum ausgebildeten Identität.
Für einen Carcinosin-Menschen sind diese Unterdrückungen deswegen so bedeutend, weil sie den empfindlichsten Teil seines Wesens treffen. Bei anderen Arzneimitteln liegt die Empfindlichkeit in anderen Bereichen, wie z. B. bei Sepia in dem der WÜRDE. Bei Sepia hat sich eine gewisse Identität entwickeln können, aber die Bereiche, die mit der Würde des Menschen und dem eigenem Raum zu tun haben, unterliegen einer besonderen Empfindlichkeit.
Bei den Carcinosin-Kindern, die eine gehörige Portion Eigensinn besitzen, ist es natürlich schwieriger, ihre Kreativität zu unterdrücken. Es bleibt aber auch bei diesen Kindern ein Schwachepunkt.
Anstelle der eigenen Identität versuchen die Carcinosin-Menschen, sich am Äußeren zu orientieren. Das heißt, sie projizieren ihre Identität auf einen anderen

Menschen oder ein anderes Objekt. Sie sind daher auf intensivste Harmonie angewiesen. Denn wenn dieser Mensch, diese Sache, diese Idee oder dieses Ziel verschwinden, dann haben sie sozusagen sich selbst verloren. Sie verzichten auf eine eigene Identität. Dieser Verzicht ist selbstverständlich nicht echt und hat mit Einsicht nichts zu tun. Er folgt aus Unterdrückung und Angst und stellt einen Rückzug dar.
Während der Kindheit kann es passieren, daß sich die Carcinosin-Menschen „mit aller Gewalt" gegen diese Unterdrückung wehren. Der Versuch wird dann meist auch auf der körperlichen Ebene ausgetragen. Krankheiten, die sonst relativ harmlos verlaufen, können einen lebensbedrohlichen, meist hoch fieberhaften Verlauf annehmen. Es ist der Versuch, den Krankheitsverlauf zentrifugal zu gestalten, ihn nach außen zu wenden, so daß er sich nicht nach innen fortsetzt (nach R. Steiner bedeutet ein Tumor ein zentripetales, also nach innen gerichtetes, und eine Entzündung ein zentrifugales, nach außen gerichtetes Krankheitsgeschehen). Wir erleben dann bei Säuglingen und Kleinkindern entweder bedrohliche Lungenentzündungen, Keuchhustenanfälle oder Mononukleosen, oder es kann passieren, daß sie keine Kinderkrankheiten durchmachen bzw. daß diese erst nach der Pubertät auftreten und ebenfalls einen komplizierten Verlauf nehmen. (Durch Kinderkrankheiten ist es dem einzelnen möglich, verpaßte Entwicklungsschritte nachzuholen. Diese führen zwar zur eigenen Identität, bergen aber die Gefahr der Abnabelung in sich. Auch hier verzichten die Carcinosin-Menschen auf ihre eigene Entwicklung). Alle diese auffälligen Krankheitsverläufe sind für uns bei einer späteren Anamnese äußerst wichtige Zeichen einer Carcinosin-Konstitution. Es erübrigt sich fast, an dieser Stelle darauf aufmerksam zu machen, daß auch dieser Versuch, sich zu entwickeln, mit Medikamenten unterdrückt wird. Der Prozeß wendet sich nun nach innen, und er braucht evtl. Jahre, ehe wir ihn an Hand von anderen Symptomen wieder wahrnehmen.

Überall, wo **Verzicht** als Folge von Unterdrückung im Spiel ist, ist das kanzerogene Prinzip wirksam. Es gilt der innere Lebenssatz: „Auf das, was mir guttun würde, muß ich sowieso verzichten. Meine Aufgabe ist es, so zu sein, wie die anderen mich haben wollen."

Kinder, die z. B. in einer Atmosphäre von Krebs (krebskrankes Elternteil) aufwachsen, wo über die Krankheit nicht gesprochen wird, wo sie „leise" sein müssen und in eine innere Pflichthaltung gedrängt werden, entwickeln oft eine „Aschenputtelhaltung". Das Märchen vom Aschenputtel beschreibt diese Problematik: Nach dem Tod der Mutter gerät Aschenputtel in eine Verzichts- und Aufopferungshaltung, in der sie selbst nichts mehr wert ist. Sehr schön wird in dem Märchen weiter geschildert, wie sie durch das Entdecken und Aussprechen ihrer Wünsche und Sehnsüchte in die Realität zurückgelangt. Dieses Märchen

kann Kindern wie Erwachsenen, die ein „kanzeröses Lebensgrundgefühl" in sich tragen, schon allein dadurch, daß sie es lesen oder vorgelesen bekommen, zu ersten Heilungsschritten führen.
Carcinosin-Menschen müssen nun nicht zwangsläufig an Krebs erkranken. Sie zeigen uns mehr oder weniger deutlich, welches Prinzip hinter dem Krebsgeschehen stecken könnte.
Sonst wäre es zum Beispiel unerklärlich, warum Menschen mit einer gut entwickelten Identität Krebs bekommen. Auch bei diesen müßten massive Unterdrückungen und Verzicht der eigentlichen Krankheit vorangegangen sein. Etwa in der Art, daß sie mit ihren schöpferischen Ideen intensivsten unqualifizierten Angriffen ausgesetzt waren, die sie letztendlich zu Kompromissen getrieben haben, welche sie eigentlich vor sich selbst nicht vertreten konnten. Meist spielt noch die Überlegung eine Rolle, daß sie dieses Opfer für andere auf sich nehmen.
An diesem Beispiel wird auch deutlich, daß der Erkrankte nicht in der Lage ist, sich selbst durch konstruktive Veränderungen zu schützen, und daß die ihn umgebende Gruppe, die er zu schützen vorgibt, zu schwach ist, um eine Loslösung oder Veränderung auffangen zu können (Beschwerden nach langem Unglücklichsein, das durch Einflußnahme anderer zustande kam).

Der erwachsene Carcinosin-Mensch

Die schon in der Kindheit spürbare Überempfindlichkeit und die leichte Verwundbarkeit des Carcinosin-Menschen prägt sich weiterhin aus.
Sie gehen jedem Streit aus dem Weg, denn eine Auseinandersetzung würde bedeuten, daß man einen Standpunkt beziehen muß. Gerade daran aber mangelt es ihnen; sie übernehmen viel lieber die Meinung des anderen, obwohl sie tief im Innern immer etwas skeptisch bleiben und eine zarte eigene Ansicht haben, die sie jedoch nie vertreten würden. Jeder Konflikt könnte bedeuten, daß sich das außen gefundene Identitätsobjekt von ihnen löst. Sie fühlen sich von diesem Schritt permanent bedroht, erleben daher Trennungen auch schon dann, wenn sie noch gar nicht anstehen und bemühen sich jederzeit um Frieden und Harmonie.
In diesem Sinne kann man sagen, daß sie – z. B. einem Arzt gegenüber – nicht direkt autoritätsgläubig sind. Sie bleiben eher skeptisch und lassen ihn mitunter auch ihr Mißtrauen spüren, befolgen jedoch alle seine Anweisungen und erdulden jede Therapie.
Sie selbst können sehr gütig und mitfühlend sein. Sie opfern sich auf und stellen ihre eigenen Bedürfnisse völlig in den Hintergrund. Dabei kommt ihnen (bzw. den anderen) ihr Fleiß zugute. Sie haben ein sehr gutes Gespür für das, was ihre Umgebung braucht.
Wenn es ihm einmal schlecht geht, so kann sich der Carcinosin-Mensch durch zärtliche, liebevolle Zuwendung anderer oder durch Bewegung wieder aufladen. Er geht dann gerne tanzen, wobei ihm rhythmische Tänze besonders gut gefallen.

Sein Empfinden dabei ist, daß er sich alles von der Seele tanzt und sich gleichzeitig mit Energie auftankt.
Eine ähnliche Empfindung hat er bei einem Gewitter oder Sturm, wobei er sich äußerst wohlfühlt – allerdings geht es ihm dann nach dem Gewitter oft schlechter.
Der Musik gegenüber hat er ein ambivalentes Verhältnis. Sie kann seinen Zustand verschlimmern und ihn zum Weinen bringen, sie kann ihn aber auch sehr erfreuen.
Dieses Extrem „entweder geht es ihm damit besonders gut, oder schlecht" finden wir oft bei Carcinosin-Menschen. Ihr Harmoniebedürfnis wird durch diese Extreme als etwas zwanghaft Gekünsteltes entlarvt.
Eine besondere Vorliebe hat der Carcinosin-Mensch für das Reisen. Er bevorzugt das Meer. Dabei erlebt er entweder eine deutliche Besserung aller Beschwerden oder aber eine deutliche Verschlimmerung. In England z. B. kam diese eigenartige Modalität dadurch zum Ausdruck, daß es dem gleichen Patienten an der Ostküste gut ging und an der Westküste jedoch schlecht. Bei anderen war es umgekehrt.
Aus Furcht vor unerwarteten Störungen in ihrer Umgebung sind sie stets auf Ordnung bedacht. Die Harmonie soll sich auch in ihrer Umgebung widerspiegeln. Nichts soll Anlaß zu einem Streit geben.
Wir können den Carcinosin-Menschen manchmal allerdings auch ärgerlich erleben. Besonders gereizt ist er wegen seiner eigenen Vergeßlichkeit. Er wird wütend über seine eigenen Fehler und beschimpft sich selbst. Weitaus häufiger begegnen uns aber die Carcinosin-Menschen, die bei kleinsten Auseinandersetzungen sich sofort beleidigt zurückziehen. Es gibt kein Mittel in der Materia medica, der Sammlung der homöopathischen Arzneimittelbilder, das beleidigter sein kann als Carcinosin. Sie vertragen kaum Widerspruch oder Kritik.
Meist sind sie jedoch ruhig, schweigsam und haben eine Abneigung gegen Sprechen. Sie sind eher argwöhnich, leicht beleidigt und fühlen sich unzufrieden und unglücklich, wobei Trost verschlechtert. In dieser Phase entwickelt sich zunehmend eine Apathie, ja sogar eine Gleichgültigkeit gegenüber geliebten Personen, und sie können trotz Kummer nicht mehr weinen.
Diese Carcinosin- Menschen sind im Gegensatz zu den weicheren, liebevolleren auch selbstmordgefährdet. Letztere entwickeln ein viel zu starkes Pflichtbewußtsein, um solche Überlegungen ins Auge zu fassen.
Im Gegensatz zum Natrium-muriaticum-Patienten, der immer noch vom Glauben getragen wird, daß irgendwann einmal sein Bedürfnis nach Liebe erwidert wird, fehlt dem Carcinosin-Patienten eine solche Vorstellung. Er weiß, daß er für sich keine Liebe zu erwarten hat. Daher richtet er häufig seine Aufmerksamkeit und Zuwendung auf Tiere. Genauso häufig, wie wir bei ihm eine Angst vor Tieren, besonders vor Hunden, antreffen, kommt es vor, daß er sich so liebevoll um seine Tiere kümmert (ebenfalls meist Hunde), als ob es seine Kinder wären. Es handelt

sich also nicht um eine Zuwendung aus Enttäuschung, sondern aus der Sicht, daß man von den Menschen sowieso nichts zu erwarten hat.
Carcinosin-Menschen sind im allgemeinen sehr ängstlich. Entweder haben sie konkrete Ängste, wie z. B. vor Dunkelheit, vor Hunden, in einer Menschenmenge oder in engen Räumen, oder ein allgemeines Grundgefühl der Angst, daß etwas passieren könnte, was ihre Gleichgewichtsbestrebungen in Frage stellt. Sie machen sich deswegen permanent Sorgen um ihre nächsten Angehörigen (um ihre „Hilfs-Ichs") und quälen sich mit Gedanken, was diesen wohl alles zustoßen könnte. Mit gleicher Intensität leiden sie unter einer Erwartungsspannung vor neuen, unbekannten Ereignissen und vor Prüfungen. Sie träumen dann oft, daß sie jemanden suchen und ihn nicht finden oder daß sie lange zurückliegende Prüfungen noch einmal machen müssen. Dabei muß man wissen, daß die Carcinosin-Menschen meist sehr gute Schüler, Studenten usw. sind. Sie begreifen schnell und lernen auch sehr fleißig.
Ihre Sexualität ist ausgeprägt, sie haben einen starken Geschlechtstrieb, der sie auch zur Masturbation treibt. Auch die Kinder neigen zu diesem Verlangen.
Der Schlaf kann bei Erwachsenen ähnlich gestört sein wie bei Kindern. Sie sind abends müde, nach dem Zubettgehen drängen sich aber so viele Gedanken auf, daß sie nicht einschlafen können. Diese Gedanken sind nicht koordiniert, sie schwirren richtungslos im Kopf herum, nichts kann zu Ende gedacht werden.
In der Nacht wachen sie häufig grundlos auf. Auch ein Auffahren, Aufschrecken, Aufwachen durch Zucken oder Aufschreien im Schlaf ist möglich. Oft erwachen sie schon sehr früh (4 Uhr).

Tabelle 2.14: Besondere Hinweise, Merkmale, Ätiologien (Krankheitsursachen)

Idee: VERZICHT	
Aussehen Trias	– blaue Skleren – Café-au-lait-Haut – zahlreiche pigmentierte Naevi, Sommersprossen, eigenartige Tics
Familienvorgeschichte	Krebsfälle (bes. auf der mütterlichen Seite), Diabetes mellitus, Leukämie, perniziöse Anämie, Tbc
Krankheiten	Als Kinder schwere Lungenentzündungen, Keuchhusten, Mononukleosen; als Jugendliche oder Erwachsene schwere Verläufe von Kinderkrankheiten, chron. Hepatitis Entwicklungsverzögerungen, besonders im fetalen Stadium Zur Verhinderung von großen, breiten Narben nach Op.

Sie schlafen meist auf dem Bauch oder in Knie-Ellenbogen-Lage, den Kopf in das Kissen gedrückt, oder auf dem Rücken, die Arme über dem Kopf. Ein kurzer Schlaf wird oft als erfrischend und bessernd angegeben.
Die Trauminhalte handeln vom Reisen, davon, jemanden vergeblich zu suchen, von Arbeit und Mord. Auffällig ist, daß in diesen Träumen oft nichts zu Ende gebracht und das Ziel nie erreicht wird, aber nicht, weil man z. B. beim Kofferpacken zuviel mitgenommen (Natrium muriaticum) oder den Zug verpaßt (Tuberkulinum) habe, sondern weil man aufgewacht sei, als man sich dem Ziel genähert habe, obwohl bis dahin alles ruhig und in normaler Reihenfolge verlaufen sei.

Zusammenfassung und Ziel: DER VERZICHT

Bei einem Carcinosin-Menschen folgt dieser Verzicht auf eine Unterdrückung. Dabei handelt es sich bei ihm weniger um akute Unterdrückungen als vielmehr darum, daß seinem vorsichtigen Bemühen um eine eigene Identität und Kreativität nie entsprochen wurde. Es ist nicht wichtig, ob körperliche, entzündliche Prozesse unterdrückt wurden, oder ob er wegen einer Vielzahl von Verboten im Elternhaus nie dazu gekommen ist, sich selbst zu entfalten, bzw. unter dem eiskaltem Blick zu erfrieren fürchtete. Der Carcinosin-Mensch ist sehr empfindsam. Alles, was er unternimmt, dient dazu, seinem Wunsch nach Harmonie zu entsprechen. Weniger bekannt sind jene Carcinosin-Menschen, die schon in der Kindheit äußerst widerspenstig und sehr verspannt sind und später mäkelig und trostabweisend werden. Meist finden wir traditionsbewußte, freundliche, sich selbst zurücknehmende, aufopfernde („Ich brauche nichts für mich"), ordentliche und pflichtbewußte Menschen, die jedem Streit aus dem Weg gehen. Dabei wird ihr Handeln nicht so sehr vom Herzen als vielmehr vom Kopf bestimmt. Sie glauben nicht mehr, daß sich ihr Wunsch nach Liebe erfüllt. Krankheitssymptome entstehen oft als Folge von ständigem Kummer, Sorgen und Disharmonien. Sie haben eine intensive Beziehung zur Musik und zum Tanzen.
In unseren Märchen erleben wir immer wieder, wie aus einer anderen Sicht Rollen, Verhaltensmuster und ganze gesellschaftliche Strukturen aufgezeigt werden, die sich erstaunlich genau mit dem decken, was wir durch unsere homöopathischen Arzneimittelbilder erleben. In dem Märchen vom „Aschenputtel" können wir eine sehr gute Schilderung dieses Carcinosin-Wesens und die Möglichkeit zur Heilung erkennen.
So handelt der erste Teil von der Unterdrückung und dem Verzicht eines Carcinosin-Menschen (Aschenputtel). Die Heilung beginnt, als es auf die höchste Sprosse der Leiter des Taubenschlages steigt und von dort den Ballsaal sieht. Das erste Ziel einer Therapie bei einem Carcinosin-Patienten ist es dann auch, ihn nach seinen Wünschen Ausschau halten zu lassen. Was liegt da weit in der Entfernung verborgen? Worauf hat er verzichtet? Dann müssen Wege gefunden werden, wie er

sich „verwandeln“ kann, um wenigstens kurzzeitig am großen Geschehen (dem Ball – den Wünschen) teilzuhaben. Mehr ist vorerst nicht nötig. Die Kräfte der Wünsche (der Prinz) werden von sich aus anfangen zu wirken, und der entscheidende Augenblick wird kommen, wenn der Patient zu diesen Wünschen stehen soll – sie für ihn wieder zur Realität werden. Auch hier sagt das Märchen, daß sich erst die zwei Stiefschwestern (andere aus der Umgebung) vordrängen werden und man wieder verzichtet. Aber jeder Wunsch hat nur einen Besitzer und kann von keinem anderen erfüllt werden.

Für die Eltern von Carcinosin-Kindern ist es daher auch wichtig, die zarten Wünsche nach eigenem Erleben wahrzunehmen und nicht zu verbieten, auch wenn die elterliche Vernunft zur Vorsicht mahnt, sowie unbequeme Themen anzusprechen, da sie sowieso atmosphärisch im Raum sind und die Kinder sich darauf einstellen und verzichten. In der Regel werden diese Kinder selbst waghalsige und gefährlich wirkende Abenteuer mit solcher Vorsicht angehen, daß ein Eingreifen kaum notwendig erscheint. Genauso wichtig ist es, daß die Kinder ihre eigenen Meinungen finden und diese auch vertreten lernen, selbst wenn sie falsch sind. Es mag verwunderlich erscheinen, daß hier Ratschläge gegeben werden, die in jeder guten Erziehung selbstverständlich sind. Wenn ich das hier tue, dann nur, um noch einmal deutlich zu machen, wo die Schwachpunkte bei den Carcinosin-Kindern und damit oft auch die blinden Flecken der Eltern liegen. Andererseits ist es völlig unnötig, diese Kinder in ihren sozialen Verhaltensweisen zu fördern, da es nur wenig andere gibt, die mitfühlender und hilfbereiter sind als sie selbst.

Um Carcinosin-Menschen wieder zu sich selbst führen zu können, sollten wir versuchen, sie zu ermuntern, ihre eigenen Wünsche Schritt für Schritt wieder wahrzunehmen. Ein Umsetzen dieser Wünsche muß nicht immer zwangsläufig notwendig sein, da die Wahrnehmung allein schon der erste Schritt ist. Dann erst geht es im einzelnen an die Umsetzung. Sie sollten darin unterstützt werden, eine eigene Meinung zu entwickeln und dann auch zu äußern und sie sollten ermutigt werden, in Auseinandersetzungen zu gehen. Dabei werden wir es dann oft erleben, daß manche Carcinosin-Menschen recht egoistisch ihre Ziele verfolgen und richtig „böse“ werden. Solche Reaktionen gilt es sowohl für die Umgebung wie auch für den Therapeuten auszuhalten, da sie ein Ausdruck dafür sind, wie der Patient versucht, einen eigenen Standpunkt zu entwickeln. Das kann ihm natürlich nach jahrzehntelanger Abstinenz unmöglich nur konstruktiv gelingen. Daher wird er zu überschießenden wie auch zu zurückweichenden Handlungen neigen, die er nur im Kontakt mit anderen Menschen – die vor seiner neuen Identität nicht weglaufen und ihn nach altem Muster mit Liebesentzug bestrafen – in ein gesundes Gleichgewicht bringen kann.

Für alle Carcinosin-Menschen gilt der Satz:

„Ich bin nicht dazu da, so zu sein, wie du mich haben willst.“

Nachwort

Aus dem oben geschilderten Arzneimittelbild von Carcinosin läßt sich unschwer auch eine Grundstruktur für viele Krebspatienten ableiten. In der Praxis erleben wir die Krebspatienten oft in ähnlicher „Verzichthaltung". Auch die psychischen therapeutischen Hilfestellungen werden beim Behandlungsbeginn große Ähnlichkeit aufweisen. Es sei hier noch einmal gesagt, daß diese Ähnlichkeit hauptsächlich deswegen besteht, weil der Patient Krebs hat und sich in diesem Krebsgeschehen das oben erwähnte Bild darstellt – das Krebsgeschehen (nicht der Krebs) schafft diese Atmosphäre um sich herum und die Symptome in dem Patienten. Gleiche Ähnlichkeiten zwischen einem Arzneimittelbild und dem Kranken erleben wir z. B. auch bei der Tuberkulose. Trotzdem sind weder Carcinosin noch Tuberkulinum hauptsächliche Heilmittel für ihre jeweilige Krankheit. Der Primärkonflikt ist in der Lebensgrundhaltung des Menschen zu suchen, die vor dem Erscheinen der ersten Symptome oder der vermeintlichen Ursachen liegt. Für diesen oder diese Lebensgrundkonflikte gilt es im Sinne der Homöopathie Heilmittel nach dem Ähnlichkeitsprinzip zu finden.

Anschrift d. Verfassers:
Hans-Jürgen Achtzehn, Heilpraktiker,
Manfred v. Richthofen Str. 15, 12101 Berlin

2.10 Die Ernährung Krebskranker

2.10.1 Einführung

Wohl kaum ein Themenbereich im Rahmen der Krebsbehandlung umfaßt eine solche Datenfülle wie der Bereich der Ernährung. Und in wohl keinem anderen Bereich sind die Empfehlungen so kontrovers, widersprüchlich und z. T. unhaltbar. So habe ich mich entschlossen, den nachfolgenden Übersichtsbeitrag auf „zwei Beine zu stellen“:
Dazu gehört zum einen die gründliche und kritische Literatur von fünf Büchern, die ich als die wichtigsten Grundlagenwerke zur Thematik erachte, weil sie fundiert und kritisch geschrieben sind und die im Ernährungsbereich zutage tretenden kontroversen Auffassungen darstellen und vertreten. Diese (im Anhang unter 1 – 5 aufgeführten) Bücher basieren auf insgesamt 2 449 (!) Datenquellen.
Zum anderen lasse ich in den Beitrag meine eigenen Erfahrungen einfließen, da ich tausende von Krebskranken in ihren Krankheitsverläufen beobachten konnte und bemüht war, mir ein klares und (auch selbst-) kritisches Bild davon zu machen, welchen Einfluß Ernährungsgewohnheiten auf eine Krebserkrankung haben könnten.
Ich selbst bin kein Anhänger der einen oder anderen spezifischen Diät- oder Ernährungsform. Ich bemühe mich darum, eine ausgewogene Mischkost zu betreiben, versuche mich (und meine Tochter) schadstoffarm zu ernähren, soweit dies überhaupt möglich ist, fröne aber durchaus auch dem einen oder anderen Laster oder „Diätfehler“. Ich denke, man würde mich in der Ernährungsliteratur als etwas bewußteren, aber ansonsten sich typisch mitteleuropäisch ernährenden Mischköstler etikettieren (in Anbetracht meiner Liebe zum roten Bordeaux-Wein vielleicht mit frankophilem Einschlag).
Die Beobachtung der unterschiedlichsten Ernährungsgewohnheiten Krebskranker haben mich in den letzten gut eineinhalb Jahrzehnten in dieser Ernährungsweise bestärkt. Was ich gelernt habe in dieser Zeit, ist die Überzeugung und das Wissen, daß keine (auch noch so ausgefeilte) Ernährungsform die Entstehung von Krebs verhindern kann, und daß es keine „Anti-Krebs-Diät“ gibt, auch wenn dies von manchen Autoren noch so vehement (und unbelegt) proklamiert wird.
Wir sind in eine Zeit hineingeboren, in der unser Omnipotenzwahn seine Folgen zeigt. Wir haben uns über Jahrzehnte und Jahrhunderte hinweg durch unsere arrogante Ignoranz gegenüber unserer Umwelt die Problemebenen gebastelt, an die wir uns heute zu adaptieren versuchen: Ozonloch, Abgase und atomare Bedrohung sowie eine immense Flut von Atemluft-, Trinkwasser- und Nahrungsmittelgiften bescheren uns eine breite Palette zivilisatorisch bedingter Krankheiten. Krebs ist dabei fraglos eine dieser Erkrankungen und es macht mich schon manch-

mal wundern, warum heutzutage „nur“ rund 350 000 Menschen in Deutschland neu an Krebs erkanken.
Unser unglücklicher Versuch, nach „Schuldigen“ zu suchen, endlos lange Listen von Kanzerogenen zu erstellen, Genombrüche als Krebsursache zu identifizieren, die Industrie zu beschuldigen, oder auch die Schuld über psychoonkologische Modelle den Betroffenen selbst zuzuschieben, wirken kläglich und tolpatschig. Letztendlich haben alle diese Ansätze auch tatsächlich versagt, denn die Neuerkrankungsrate (Krebsinzidenz) und die Krebstodesfallzahlen (Krebsmortalität) wurden dadurch jedenfalls nicht verändert. In diesem Rahmen sind auch die Versuche zu sehen, eine „krebsfeindliche“ Kostform zu entwickeln, die es per se nicht gibt, nicht geben kann. Die Entstehung, der Verlauf und die Prognostik der Krebserkrankungen sind zu komplex, als daß es auch nur die vage Aussicht auf ein „Krebswundermittel“ oder eine „Krebsdiät“ geben könnte, die bei allen Krebsformen gleichermaßen heilend wirksam wäre.
Realistischer (im Sinne von hilfreicher für den jeweiligen Betroffenen) ist eine auf die individuellen Gegebenheiten ausgerichtete Kostform, die nicht nur die tumorspezifischen Stoffwechselgegebenheiten berücksichtigt, sondern sich auch an die persönliche Struktur des einzelnen Patienten adaptiert. Die rigide Kostumstellung eines Omnivoren im fortgeschrittenen Krankheitsstadium in Richtung einer vegetarischen Kostform kann mehr schaden als nutzen! Auch wenn diese meine Auffassung nicht in die Denk- und Handlungskategorien dogmatischer „Diätisten“ paßt, so entspricht sie doch sicher den realistischen Problemen des Krebskranken mit all seinen Beschwerden (Inappetenz, Übelkeit und Erbrechen unter der Chemotherapie, Malabsorption, Kachexie und Stenosierungen bei gastrointestinalen Tumoren, Dumping-Syndrom nach Magen-OP, etc. pp.). Vor allem denken Sie bitte an eines: ein durch Diagnosestellung und nachfolgende diagnostische und therapeutische Prozeduren psychisch und physisch arg strapazierter Mensch benötigt dringend Ebenen der Lebensfreude und Lebenslust; und wenn dies durch den Genuß eines Schweineschnitzels gewährleistet ist, so kann sich dies immunologisch u. U. günstiger (und damit heilsamer!) auswirken als eine ganze Handvoll Vitamintabletten.

2.10.2 Krebsdiäten und psychische Struktur

Ich bin sechzehn Jahre lang in eine Schule gegangen, in der tausende von Patienten meine Lehrer waren; an einige erinnere ich mich sehr deutlich:

- die tief überzeugte Vegetarierin, die nach zwanzig Jahren streng vegetarischer Kost an metastasiertem Dickdarmkrebs erkrankte,
- die koreanische Krankenschwester, die vor nun 12 Jahren mit Hilfe der Makrobiotik und der Mistel ein 7 cm großes hepatozelluläres Karzinom in eine

vollständige und anhaltende Rückbildung brachte, die auch nach dem Absetzen der Makrobiotik fortdauerte (die mittlere statistische Überlebenszeit bei diesen Karzinomen beträgt 6 Monate),

- der jugoslawische Arbeiter, der trotz Ekel eine strenge makrobiotische Kost durchführte und trotzdem (oder deshalb?) an seinem Leiomyosarkom verstarb (er litt zuletzt mehr unter seiner fleischlosen Kost als an seiner Erkrankung), oder letztlich
- die junge Lehrerin, deren Brusttumor sich nach einer zweimonatigen radikalen Fastenkur nach BREUSS um gut die Hälfte verkleinert hatte (und die nach langsamer Wiederaufnahme einer normalen Ernährung an explodierenden Metastasen und im Zustand extremen Proteinmangels und in einer desolaten Kachexie verstarb).

Warum ich diese Fälle anführe? Ich möchte unterstreichen, daß es für Krebskranke enorm wichtig ist, selbst aktiv werden zu können. Ernährungsumstellungen und das Durchführen von (z. T. rigiden) Diätformen kommen diesem Bedürfnis nach Eigeninitiative zwar entgegen, kennzeichnen sich aber häufig durch Strukturen von harten Selbstbestrafungsaktionen, die die Krebskranken in eine fatale psychische Disziplinierung treiben. Ernährungsumstellungen sind dann sinnvoll, wenn die Patienten eine gewisse körperliche Stabilität besitzen, und wenn die gewählte Kostform nicht absehbar zu Mangelerscheinungen führt (und damit die Grunderkrankung anheizt). Weiter muß beachtet werden, daß bei bestimmten Krebserkrankungen eine Umstellung zu einer bestimmten Kostform entweder notwendig, d. h. tumorbedingt ist (z. B. bei Pankreaskarzinomen, Gastrointestinaltumoren, HNO-Neoplasien), oder andererseits tunlichst vermieden werden sollte (z. B. bei Tumorkachexie).
Ernährungsumstellungen aus geistig-weltanschaulicher Sichtweise heraus, wie dies z. B. bei der anthroposophischen Ernährung, der Vollwertkost, dem Vegetarismus und der Makrobiotik häufig zu finden ist, erscheint mir problemlos und ich habe keine Schwierigkeiten, dies auch bei meinen Krebspatienten zu akzeptieren. Kritisch werde ich jedoch dann, wenn die Krankheit der Auslöser zum Umstieg in eine vollständig andere Kostform wird. Dann nämlich ist die Ernährungsumstellung sehr oft eine Maßnahme, mit der der Erkrankte seinen Willen zur Bekämpfung der Krankheit signalisieren möchte. Er verzichtet in diesem Rahmen häufig auf vorher geliebte Genüsse, und es fehlt allermeist ein nachvollziehbares Korrelat zwischen der Maßnahme und der zu erwartenden Wirkung (gegen den Krebs). Oder anders ausgedrückt: nicht die gewählte Kostform soll gegen den Krebs helfen, sondern der Verzicht auf den einen oder anderen Genuß. Es hat manchmal durchaus tragigkomische Züge, wie hier versucht wird, mit dem Tod zu handeln, nach dem Motto: „Ich verzichte auf Liebgewordenes, dafür gib mir noch ein paar Lebensjahre". Auch wenn sich diese Darstellung sehr hart anhören mag, ist sie doch ein zu oft in meiner Praxis beobachtetes Phänomen und

entspricht vielen in der Psychoonkologie beschriebenen Funktionsmustern Krebskranker.
Rigide Diätformen entsprechen also einerseits den krankmachenden psychoonkologischen Verhaltensmustern Krebskranker (Themen: Schuld, Verzicht und Selbstdisziplinierung) und bringen andererseits keinen reproduzierbaren Nutzen für den Betroffenen (treiben ihn im Extremfall noch weiter in die Krankheit hinein).
Statt rigider Diäten erscheint es wesentlich zweckmäßiger, bestimmte Meditations-, Konzentrations- oder Körperübungen anzubieten, um dem Erkrankten eine praktikable Ebene von Eigeninitiative an die Hand zu geben.
Ich werde nachfolgend bemüht sein, die im Rahmen der Krebsthematik wesentlichen (verbreitesten) Ernährungsformen vorzustellen und kritisch zu beleuchten. Schlußendlich werde ich Ihnen Empfehlungen an die Hand geben, die sich aus meiner Erfahrung und der o. g. kritischen Literaturrecherche ergeben. Ich betone dabei jedoch, daß es sich hier nicht um eine neuerliche „Krebsdiät" handelt, sondern um eine Ernährungsempfehlung, die für jeden mitteleuropäischen Menschen gelten kann und dabei gleichzeitg auf Besonderheiten im Rahmen der Krebskrankheit Rücksicht nimmt.

2.10.3 Zufuhr von Nahrungsstoffen beim Gesunden

Unsere Ernährung dient zunächst der Zufuhr von Vitalstoffen, welche von unserem Organismus nicht selbst synthetisiert werden können (z. B. Vitamine, Mineralstoffe, Spurenelemente), oder die als Kofaktoren für den Aufbau wichtiger Stoffe im Organismus bedeutsam sind (z. B. Aminosäuren für den Aufbau von körpereigenem Protein oder Milchsäure zum Erhalt der physiologischen Darmflora). Weiter gewährleistet die Nahrungsstoffzufuhr die Bereitstellung von Energie aus den drei Nahrungsgrundstoffen Protein, Fett und Kohlenhydrate. Die wesentlichen biochemischen Prozesse der Energiegewinnung (sogenannte ATP-Synthese) aus den Nahrungssubstraten und dem Atemsauerstoff laufen in den Mitochondrien der Zellen ab (Zitratzyklus, Horecker-Zyklus...).
In diesem Rahmen wird je nach Alter, Körpergröße und -gewicht, körperlicher Betätigung und Gesundheitszustand eine bestimmte Menge von energieliefernden Nahrungsbestandteilen benötigt, um einen gesunden und leistungsfähigen Zustand des Organismus zu erhalten und um die Wärmeregulation zu gewährleisten. In der Regel wird dieses Nahrungsstoff-Optimum in unserer mitteleuropäischen Ernährung auch erreicht. Ernährungsbedingte Mangelzustände sind hier selten und meist durch einseitige Kostformen (Malnutrition durch einschränkende Diäten, extreme Fast-food-Ernährung) oder durch Erkrankungen bedingt (Malabsorption, Maldigestion).

2.10.4 Eiweiß (Protein)

Eiweiß ist für sehr viele Vitalfunktionen wichtig. So ist die extrazelluläre Matrix, ein die Gewebszellen schützender „Filter" aus Kollagen, Elastin und Keratin, zum größten Teil aus Eiweißen und Zuckern (Proteoglykane und Glykosaminoglykane) aufgebaut (35); Eiweiße werden zur Hormon- und Antikörperbildung benötigt und besitzen wichtige Transportfunktionen im Blut.
Entsprechend der Resorptionsfähigkeit und des Gehaltes an Aminosäuren wird das Nahrungseiweiß in Protein hoher Qualität (tierisches Protein) und niedrigerer Qualität (pflanzliches Protein) unterteilt. Empfohlen wird eine gemischte Zufuhr aus beiden Proteinquellen, da dies die optimale Eiweißsättigung gewährleistet. Eine Ernährung ausschließlich aus tierischen Proteinquellen oder ausschließlich aus Protein pflanzlicher Herkunft kann u. U. langfristig zu Mangelerscheinungen oder bestimmten Erkrankungen führen (Quelle: s. unter 1., S. 26 und 2., S. 93).
Bei Verzicht auf Fleischprodukte (vegetarische Ernährung) sollte ein bestimmter Teil des Eiweißbedarfs durch Milch oder Milchprodukte (lakto-vegetarische Ernährung) oder den zusätzlichen Genuß von Eiern (ovo-lakto-vegetarische Ernährung) gedeckt werden.
Die von Seiten der Vegatarier häufig vertretene Ansicht, der Eiweißbedarf würde durch den Genuß von Soja und Tofu genügend befriedigt, darf angezweifelt werden. Sojabohnen enthalten (in unerhitztem Zustand) eine breite Palette von Schadstoffen: Enzymhemmer (die den Abbau der Sojabohne im Verdauungstrakt hemmen), toxische Lektine und Saponine, Ripoxidase (die die Resorption von Karotin hemmt) sowie Substanzen, die bei Jodmangel zu Schilddrüsenvergrößerungen führen.
Soja ist eigentlich nur empfehlenswert, wenn es einer Erhitzung unterzogen wurde; dann jedoch enthält es nur noch einen Bruchteil des Proteins und der (wichtigen) ungesättigten Fettsäuren (Quelle: s. unter 3., S. 91).
Tofu, ein Produkt aus Soja, ist aufgrund der Herstellungsweise ebenfalls problematisch: Sojaeiweiß wird zur Tofuherstellung mit ätzenden Magnesiumsalzen und durch Hitzeeinwirkung denaturiert (Quelle: s. unter 5., S. 120).
Andererseits ist die ausschließliche Eiweißzufuhr aus tierischen Produkten ebenfalls nicht empfehlenswert. Zwar ist die lange Zeit vertretene Ansicht, daß die hierdurch erfolgende erhöhte Fettzufuhr zu Cholesterinerhöhungen und nachfolgend zu einem erhöhten Herz-/Gefäßrisiko führen könne, heute zunehmend umstritten. Dennoch kann eine vorwiegend aus Fleisch bestehende Ernährung über die Purine eine Verschiebung des Säuremilieus bewirken (saure Stoffwechsellage). Dies wiederum kann zu einer Reihe von Beschwerden und Erkrankungen führen (Beispiel Gicht).
Des Weiteren wird hinsichtlich der hohen Zufuhr tierischer Fette eine mögliche Dickdarmkrebs-fördernde Wirkung diskutiert, zumindest dann, wenn diese Fette

isoliert aufgenommen werden. Eine kombinierte Zufuhr tierischer Fette gemeinsam mit Ballaststoffen, antioxidativen Vitaminen und Karotinoiden kann diese Gefahr offenbar wieder neutralisieren (34). Hier steht also die Empfehlung im Raum, tierische Fette stets in nativem Zustand (Fleisch) und gemeinsam mit z. B. Kartoffeln und Gemüse zuzuführen.
Hinzu kommt selbstverständlich die Frage nach der Qualität der eiweißliefernden Nahrungsmittel, dies gilt für die pflanzlichen wie für die tierischen Produkte. Die heute in der Tierzucht angewandten Methoden und Medikamente (Massentierhaltung, Anwendung von Antibiotika, Hormonen etc. pp.) erscheinen ebenso problematisch wie die Kontamination pflanzlicher Produkte mit Schwermetallen (v. a. Blei, Cadmium, Quecksilber), Insektiziden, Pestiziden und radioaktivem Fallout. Die bei Drucklegung aktuelle Problematik von virusalen Epidemien bei Tieren durch die Verwendung von Tierprodukten in der Zucht (Stichworte Scrapie, Schweinepest, BSE, Creutzfeld-Jacob-Krankheit) beschreibt lediglich einen aktuellen Trend auf einem seit langem bestehenden Irrweg in der „modernen" Nahrungsbeschaffung des „zivilisierten" Menschen.
Die DGE emfiehlt eine tägliche Eiweißzufuhr aus gemischten (tierischen und pflanzlichen) Quellen von 0,8 g pro kg Körpergewicht und Tag beim gesunden Erwachsenen (Quelle: s. unter 1., S. 26).

2.10.5 Kohlenhydrate

Kohlenhydrate sind einfache oder komplexe Zuckerverbindungen (Mono- und Disaccharide), Stärke (Polysaccharide) und Ballaststoffe (hochmolekulare unverdauliche Kohlenhydrate). Sie stellen die Basis der Energiegewinnung dar und gewährleisten die Körperkraft und Körperwärme.
Gesunde Erwachsene weisen einen täglichen Umsatz von mindestens 180 g Glukose auf; hiervon werden durch das Gehirn etwa 140 g zu Kohlendioxid und Wasser verbrannt und die restlichen 40 g werden zu Laktat und Pyruvat abgebaut, woraus in der Leber wiederum Glukose synthetisiert wird. Ein kurzfristig vermindertes Glukoseangebot wird vorübergehend durch verstärkte Verwertung von Aminosäuren kompensiert (Glukoneogenese), längerfristiger Glukosemangel (z. B. beim Fasten) führt zu einer Glukosesynthese aus Ketonkörpern (Quelle: s. unter 1., S. 36 ff und 2., S. 93 ff).
Die optimale Zufuhr von Kohlenhydraten wird durch eine Kombination aus Zukkern (bevorzugt Disaccharide wie Maltose, Laktose oder Saccharose), Nahrungsfetten (v. a. ungesättigte Fettsäuren) sowie stärke- und ballaststoffreichen Nahrungsmitteln (Getreide, Kartoffeln, Reis, Gemüse) gewährleistet. Die isolierte Zufuhr von Fabrikzuckern ergibt keinen Vorteil, entgegen der proklamierten Ansicht der Zuckerindustrie, die z. B. Dextrose als „Energielieferanten" anpreist.

Isoliert zugeführter Zucker wird unter Zuhilfenahme anderer Stoffe (v. a. Vitamin B1) verbrannt. Bei langfristiger hoher Zufuhr isolierter Zucker kommt es zu Mangelerscheinungen. Ein weiteres Problem ist hierbei die Entwicklung körperlicher Sucht durch eine potentielle Erhöhung des Insulinspiegels, der wiederum zur erhöhten Zuckerzufuhr zwingt.
Wie schon gesagt, sollte die Zufuhr von Zuckern nur (oder vorwiegend) durch Nahrungsmittel erfolgen, die neben Stärke und Ballaststoffen einen eigenen „natürlichen“ Zuckeranteil besitzen.
Ballaststoffe sind im wesentlichen unverdauliche Kohlenhydrate pflanzlicher Herkunft (wie Zellulose, Hemizellulose, Pektin etc.), die z. B. durch ihre Quellwirkung eine günstige Wirkung auf die Darmtätigkeit (Passagezeit) ausüben. Sie werden nicht vom Organismus resorbiert, wohl aber zum Teil von der Darmflora ab- und umgebaut. Hierbei entstehen beispielsweise resorbierbare Fettsäuren. Weiterhin sind Ballaststoffe in der Lage, toxische Substanzen im Gastrointestinaltrakt zu binden und abzuführen (Beispiel Gallensäuren, Quelle: s. unter 2., S. 103 ff). Ballaststoffreiche Nahrungsmittel sind u. a. Weizenkleie, Weizenkeime, Hülsenfrüchte, Vollkornbrot, Knäckebrot und Nüsse.

2.10.6 Fette

Die in der Nahrung enthaltenen Fette sind (ebenso wie Eiweiß, Kohlenhydrate, Vitamine, Mineralstoffe und Spurenelemente) lebensnotwendig. Eine seit Jahrzehnten geführte Kampagne mit der Empfehlung zu einem niedrigen Fettanteil in der Ernährung, gerät seit einiger Zeit zunehmend ins Wanken und bedarf der kritischen Hinterfragung. Fette sind chemische Ester des dreiwertigen Alkohols Glyzerin. Sie sind pflanzlicher oder tierischer Herkunft und treten in der Regel zusammen mit pflanzlichem bzw. tierischem Eiweiß auf. Dem natürlichen Fett beigemischt sind (wiederum je nach Herkunft) verschiedene fettlösliche Lipoide, ein breites Spektrum öl- und fettlöslicher Begleitstoffe. Zu erwähnen wären hier v. a. die fettlöslichen Vitamine A, D, E und K, pflanzliche und tierische Sterine sowie die Phospholipide (Lezithin, Kephalin, Glykolipide etc. pp.). Die Lipide besitzen zentrale Bedeutung für Aufbau und Funktion v. a. des Nervensystems, aber auch der Lunge, Leber, des Herzens, der Nieren und der Muskulatur.
Zur Aufrechterhaltung dieser Organfunktionen ist die Zufuhr nativer Fette (also v. a. aus tierischer Herkunft) vorzuziehen, da die o. g. Kombination von Fetten, Lipiden und Eiweiß ausgewogen und gut resorbierbar ist. Zudem ist ein Kausalzusammenhang zwischen hohem Plasma-Cholesterin und Herzkreislauferkrankungen bis heute nicht belegt, wie etwas weiter unten (s. „Das Dogma des Cholesterins“) ausgeführt ist. Pflanzlichen Ölen und den daraus hergestellten Fabrikfetten (Margarine, Kokosfette etc.) sind in der Regel sämtliche Lipoide und Sterine im Rahmen des Raffinationsprozesses durch Erhitzung entzogen. Ausnahmen sind

hier die nichtraffinierten Öle, wie z. B. Leinöl, Distelöl, natives Olivenöl). Auch für die weiter oben schon einmal angesprochene Sojabohne, die an sich sehr viel natives Fett in vollwertiger Form enthält, gilt, daß das bei uns erhältliche Sojaöl durch die Herstellungsweise der Raffination weitgehend von allen Lipoiden befreit wurde.

Ebenso beim Weizen: während der native (unbehandelte) Weizenkeim als Hauptreservoir für hochwertiges pflanzliches Eiweiß gilt (und den höchsten Gehalt an Lipoiden aufweist), ist dieses Nahrungsprodukt durch Kornvermahlung von allen wesentlichen Inhaltstoffen befreit.

Die DGE und ihr US-amerikanisches Pendant (US Dept. of Health and Human Services) empfehlen weiterhin einen niedrigen Fettverzehr in der Nahrung. Grund hierfür ist v. a. die noch immer angenommene Gefährdung für Herzkreislauferkrankungen durch das Cholesterin. Diese Gesellschaften empfehlen eine maximale Fettzufuhr von 5 %, wie die nachfolgende Tabelle des US Dept. of Health and Human Services ausweist:

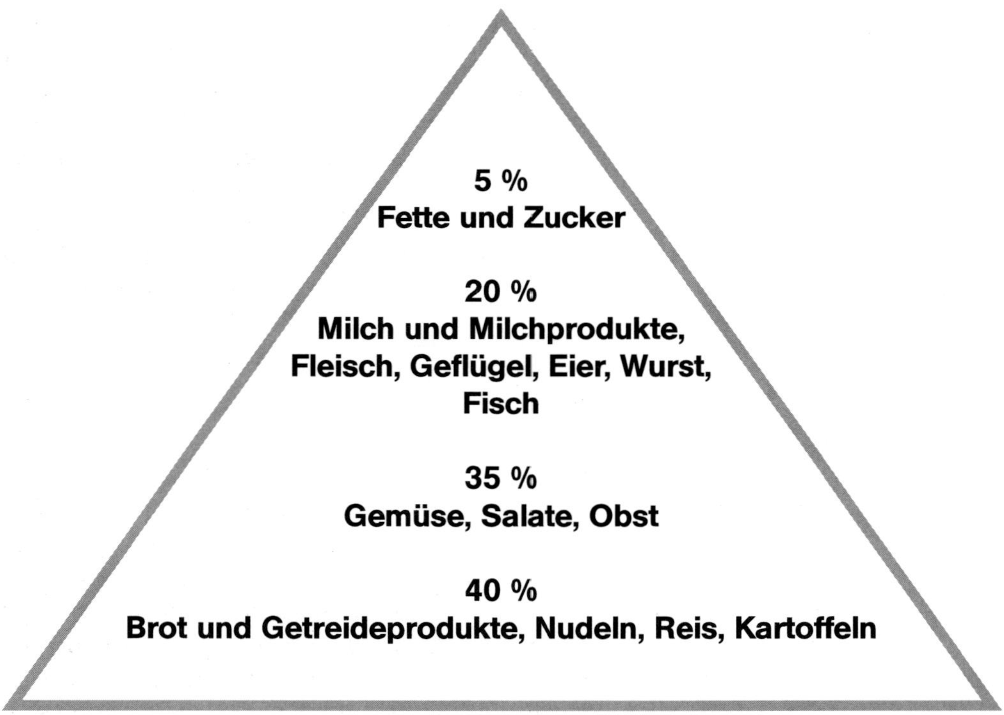

Abb. 2.23 „Ernährungspyramide“

2.10.7 Das Dogma des Cholesterins

Seit Jahrzehnten gilt das Cholesterin als der metabolische Bösewicht par excellence, obgleich die Empfehlungen der Labormediziner, Internisten und Praktiker hinsichtlich des vertretbaren Cholesterin-Serumspiegels seit jeher z. T. erheblich differieren. Galten Patienten mit einem Cholesterin-Serumspiegel von 180 mg/dl noch vor 15 Jahren als „Risikopatienten" für die koronare Herzkrankheit und Arteriosklerose, so siedelt man heute die obere Normgrenze bei bis zu 220 mg/dl an. Auch wenn sich die Obergrenze des Normbereiches in den letzten Jahren nach oben verschoben hat und mehr Gelassenheit bei Cholesterinwerten um 200 mg/dl zu verzeichnen ist, so wird doch das Cholesterin neben Übergewicht, Rauchen und Bewegungsmangel als einer der Hauptrisikofaktoren postuliert.
In letzter Zeit droht das Dogma des Cholesterins aus zwei Gründen ins Wanken zu geraten: zum einen stellt sich uns neuerdings ein neuer Risikofaktor für die Herzkreislauferkrankungen vor, das „Homozystein". Es ist dabei, dem Cholesterin den Rang abzulaufen. Homozystein (alpha-Aminothiobuttersäure) ist ein bislang als unbedeutend eingestufter intermediärer Metabolit. Er wird üblicherweise sofort nach der Entstehung zu Methionin und Glutathion verstoffwechselt und dadurch unschädlich gemacht. Insofern ist die Konzentration in Zellen und Gewebe in der Regel sehr niedrig. Verschiedene Veröffentlichungen neueren Datums deuten darauf hin, daß ein erhöhter Spiegel von Homozystein im Blut eng mit einer steigenden Frequenz von Herzinfarkten, Apoplexien und Durchblutungsstörungen korreliert. Dabei spielen sich bei Erhöhungen des Homozystein-Spiegels im Blut z. T. dramatische Intimaschädigungen an den Gefäßen sowie Veränderungen an den Thrombozyten ab. Weiter wird die Interaktion zwischen Lipoprotein und Fibrin nachhaltig gestört, was zusammen zu erheblichen Gefäßwandveränderungen führt (6 – 8).

2.10.8 Cholesterin und Krebs

Ernst K. M. BOSKAMP ist es wesentlich zu verdanken, daß die Rolle des Cholesterins in der Nahrungskette, insbesondere aber auch bei der Entstehung und im Verlauf der Krebskrankheit neu und kritisch beleuchtet wird. Wesentlich ist seine Hypothese vom Zusammenhang zwischen einem erniedrigten Cholesterinspiegel und dem Verlauf, eventuell gar der Entstehung von Tumoren. KAREL war es, der bereits vor sechzig (!) Jahren den Fettstoffwechsel von Patientinnen mit gynäkologischen Tumorerkrankungen untersuchte und einen Zusammenhang zwischen Tumorprogression und sinkendem Cholesterinspiegel fand (9). Seine Frage aus dieser Untersuchung: „Ursache oder Wirkung?" ist bis heute unbeantwortet, weil nicht systematisch untersucht. Mehrere, auch neuere Untersuchungen haben die-

se Korrelation untermauert, wie die Arbeiten von MILLER 1981 (10), FEINLEIB 1983 (11), ZEISSING 1990 (12), WINAVER et al. 1990 (13) und von MULLER et al. 1992 (14) belegen.
Dieser Zusammenhang zwischen zunehmender Hypocholesterinämie und dem klinischen Bild der zunehmenden Tumorkachexie kann auch heute reproduziert werden. Inwieweit das Cholesterin hier die zentrale Drehscheibe der Problematik ist, oder ob eine Interaktion mit anderen Faktoren eine Rolle spielt (z. B. Tumor-Nekrose-Faktor-beta) ist schwer einschätzbar, sollte jedoch unbedingt einer näheren und intensiveren Untersuchung unterzogen werden.
Trotz des Wissens um (oder in Unkenntnis) diese(r) progressive(n) Hypocholesterinämie, Hyposterinämie oder Hypolipämie werden bei malignen Prozessen nur Diätempfehlungen gegeben, die den Verzicht auf Fleisch, tierisches Fett, Eier sowie alle cholesterin- und lipoidhaltigen Nahrungsmittel zugunsten einer möglichst pflanzlichen Kost wie Getreide, Gemüse, Obst und pflanzliche Fette propagieren.
„Gerson-Diät", „Breuss-Saftfastenkur" oder „Makrobiotik", gehen hier mit Empfehlungen von „offizieller" Seite Hand in Hand und treiben die Anwender möglicherweise in einen bis heute vehement geleugneten Mangelzustand, der gerade bei Karzinompatienten dramatische Auswirkungen haben könnte.

2.10.9 Kostformen bei Krebs

Hinsichtlich der Zusammenhänge zwischen Ernährungs- und Lebensgewohnheiten einerseits und der Entstehung und dem Verlauf der Krebskrankheit andererseits bestehen kaum Zweifel. Nikotin- und Alkoholkonsum verstärken linear mit ansteigender Menge und zunehmender Zeit die Gefahr der Ausbildung von Tumoren im Respirations- und Gastrointestinaltrakt. Unterschiedliche Ernährungsgewohnheiten korrelieren häufig mit dem signifikant höherem Auftreten bestimmter Krebslokalisationen. Stichwortartige Beispiele solcher Korrelationen sind: HNO-Tumoren in Regionen mit erhöhtem Genuß von Betelnüssen (Asien), Lebertumoren durch Aflatoxine bei feuchtwarmer Lagerung von Lebensmitteln (Afrika), HNO- und Ösophagustumoren bei chronischem Alkoholismus (Europa, v. a. Frankreich), Ösophaguskarzinome auf der Insel Curacao (Genuß von crotonölhaltigen Pflanzen) sowie in bestimmten Regionen Asiens (durch Verzehr extrem heißer Speisen) oder Dickdarmkarzinome durch Opiumgenuß (Iran).
Der Verdacht, daß die in den Industriestaaten seit Jahrzehnten hohe Zahl von Krebserkrankungen in Zusammenhang mit Ernährungsgewohnheiten stünde, wurde vielerorts untersucht; die Ergebnisse sind sehr uneinheitlich. Klar scheint zu sein, daß bestimmte Ernährungs-, Lebens- und Umweltbedingungen das Risiko für bestimmte Tumorarten erhöhen. Dennoch ist der Zusammenhang hier nicht

monokausal. So erkranken eben manche Menschen nicht an Krebs, obgleich sie rauchen, Alkohol trinken, Betelnüsse essen oder anderen, als kanzerogen postulierten Substanzen oder Einflüssen ausgesetzt sind. Der Weg von dem (kanzerogenen) Reiz zum Tumor ist ein langer, komplexer und schwer überschaubarer Weg. Auch hinsichtlich der Ernährungsgewohnheiten gibt es offenbar keine „conditio sine qua non", keine Zwangsläufigkeit, sondern eine heterogene Palette von Reizen, die im Einzelfall zu Krebs führen können (36, 37).
Im Rahmen der komplementären Krebsbehandlung haben sich im Laufe von rund 60 Jahren verschiedene Kost- und Diätformen etabliert, die Krebskranken empfohlen werden. Den meisten dieser Ernährungsformen sind folgende Hauptpunkte gemeinsam: der Verzicht auf denaturierte Nahrungsmittel (v. a. Weißmehlprodukte und Industriezucker) sowie die Empfehlung einer vitalstoffreichen Kost, weitgehend ohne chemische Zusatzstoffe. Schon diese Grundempfehlung ist allerdings schwer zu realisieren. Wenn wir allein daran denken, daß Obst und Gemüse weltweit eine zunehmende Belastung mit Schwermetallen, Nitrat, Insektiziden und Herbiziden aufweisen (von den gentechnologisch behandelten Lebensmitteln nicht zu reden), wenn wir uns vergegenwärtigen, daß beispielsweise

- 1 kg Grünkohl einen Benzpyrengehalt von acht Mikrogramm aufweist, was etwa 600 gerauchten Zigaretten entspricht (Quelle: s. unter 4., S. 136),
- Spinat, Rettich, Radieschen, Sauerampfer, Mangold, Rote Beete, Kopfsalat, Sojabohnen, Gurken, Sellerie, Petersilie und Möhren einen extrem hohen Nitratgehalt von bis zu 2 500 mg/kG aufweisen (Quelle: s. unter 3., S. 92),
- Bohnen, Sojabohnen und Erbsen hohe Konzentrationen von Vitaminantagonisten enthalten, die die Aufnahme v. a. von Vitamin E und D sowie von Karotin behindern (Quelle: s. unter 3., S. 91), dann ist die Realisierung einer frischen und vitalstoffreichen „gesunden" Ernährung mehr als fragwürdig. Daran ändert auch nichts der in den letzten Jahrzehnten zu registrierende Boom von „Bio-Erzeugern", die sich um eine weitgehend unbelastete Lebensmittelproduktion bemühen. Auch die „Biohöfe" existieren auf unserem Planeten. Sie sind Luft- und Wasserverschmutzung sowie radioaktivem Fallout ebenso ausgesetzt wie die Höfe „normaler" Erzeuger. Wir alle sind also (wie Krebspatienten auch) dem „Risikofaktor Umwelt" exponiert, so daß die Empfehlung einer bestimmten Kostform in Anbetracht der Lebensmittelbelastungen ein gewisses „benefit" für den Anwender der jeweiligen Ernährungsform gewährleisten müßte. Dies kann jedoch im Falle der Krebskrankheiten keine der angeführten Kostformen garantieren.

Zudem erfordert die (z. T. radikale) Umstellung der Ernährung eine gewisse Grundstabilität des Anwenders. Ein Patient mit einem Krebsleiden ist in der Regel jedoch bereits zum Zeitpunkt der Diagnosestellung in einem biochemischen und immunologischen Ausnahmezustand. Eine radikale Änderung der Lebens- und Ernährungsgewohnheiten kann hier u. U. mehr schaden als nützen, zumal die

Krankheit an sich ein konsumierendes Leiden darstellt. Auch die psychische Situation ist zu berücksichtigen. Die Änderung hin zu einer Kostform, die dem Betroffenen (wie z. B. im Falle der Makrobiotik) zu einer in der Regel genuß- und lustfeindlichen Kostform rät, erscheint zumindest fragwürdig. Auch hier ist die Frage nach dem „benefit" zu stellen: In welcher Weise profitiert der Patient durch die Umstellung auf eine dramatisch andere Kostform?
Nachfolgend eine kurze Übersicht zu den üblichen Kostformen, die bei Krebs empfohlen werden. Im Nachsatz dazu einige kritische Anmerkungen zur Frage des „benefit" beim Anwender.
Generell kann wohl gesagt werden, daß für keine der genannten Kostformen glaubhaft eine krebshemmende Wirkung nachgewiesen werden konnte; möglicherweise profitieren Patienten davon, eine eigene Aktivität in der Auseinandersetzung mit ihrer Krankheit aufnehmen zu können. Dies ist fraglos eine gute und unterstützenswerte Motivation, die die Patienten-Therapeuten-Compliance verbessert und den Krankheitsverlauf günstiger gestalten kann. Es muß jedoch gewährleistet sein, daß die Betroffenen nicht in ein Vitalstoffdefizit geraten (wie z. B. beim Breuss-Saftfasten, in der Makrobiotik sowie im strengen Vegetarismus). Zudem sollte die Art und Lokalisation der Erkrankung beachtet werden, die aus ernährungsphysiologischer Sicht zu bestimmten speziellen Empfehlungen zwingen (z. B. bei HNO- und gastrointestinalen Tumoren, Pankreaskarzinomen oder Leberkarzinomen).

KOSTFORM: Vollwerternährung
BEGRÜNDER/PROTAGONISTEN: Anemüller, Bruker, Kollath, Leitzmann, Ries, Windstosser, Zabel (15 - 21).
WESEN DER KOSTFORM: Im Wesentlichen rät die Vollwertkost zu einer ausgewogenen Mischkost mit Schwerpunkt auf pflanzlichen Nahrungsbestandteilen. Fleisch ist nicht generell ausgeschlossen, jedoch wird zum Verzicht auf Fleisch aus Masttierhaltung und auf Innereien geraten. Von Schweinefleisch wird unter Hinweis auf besondere Stoffwechselbedingungen und die Anwesenheit von spezifischen Toxinen (Sutoxine) ebenfalls eher abgeraten. Die Ernährung sollte möglichst frisch und schonend zubereitet sein, der Einkauf bei „Bio-Produzenten" wird angeraten. Weißmehlprodukte fallen ebenso wie Industriezucker unter ein generelles Verbot. Hohes Gewicht wird auf die ausreichende Zufuhr von hochungesättigten Fettsäuren gelegt (kaltgepresste Öle), die u. U. auch mittels Nahrungsmittelzusätzen substituiert werden sollen.
Der Hauptkritikpunkt an unserer Ernährung besteht an der industriellen Veränderung (Denaturierung) unserer Lebensmittel.
KRITIK: Der Begriff der „Vollwerternährung" ist in den letzten Jahrzehnten zunehmend zersplittert worden. Anfeindungen und interne Kämpfe unter

konkurrierenden „Vollwertkost“-Päpsten lassen die Empfehlungen im Einzelnen unverständlich und widersprüchlich erscheinen. Auch die Empfehlungen des Nestors der Vollwertkost Werner Kollath (1892 – 1970) enthalten Widersprüche und Ungereimtheiten, wie in dem Buch „Prost Mahlzeit, krank durch gesunde Ernährung“ (Quelle: s. unter 5., ab Seite 115) ausgeführt wird.

Eine krebsspezifische Wirksamkeit wird der Vollwertkost von deren Vertretern in der Regel nicht nachgesagt. Vielmehr erscheint die Vollwertkost als eine sozioökologische Antwort auf zunehmende Denaturierung und Vergiftung unserer Umwelt und Nahrungsmittel. Im Prinzip sollten sich alle Menschen vollwertig ernähren; inwieweit dies überhaupt möglich und realistisch ist, habe ich weiter oben ausgeführt.
Ein positiver Aspekt in den Empfehlungen zur Vollwertkost ist die Einteilung der Nahrungsaufnahme in 5 – 6 kleinere Mahlzeiten über den Tag verteilt. Dies erscheint gerade bei Krebskranken zweckmäßig, um Stoffwechselbelastungen durch wenige große Mahlzeiten zu vermeiden (bei Patienten mit Pankreaskarzinomen ist diese Empfehlung übrigens obligatorisch). Auch erscheint die Resorption durch mehrere kleine Mahlzeiten verbessert.
Eine gesundheitliche Gefährdung durch die Umstellung auf Vollwertkost ist nicht zu erwarten, auch nicht bei Krebskranken. Da von einigen Vertretern der Vollwertkost der Verzicht auf Fleisch und Tierprodukte (insbesondere Milch und Milchprodukte sowie Eier und Eiprodukte) empfohlen wird, und damit die Grenzen zum Vegetarismus verwischen, sollte auf eine kritische und undogmatische Vollwertkost geachtet werden. Der radikale Verzicht auf diese Produkte kann zu Mangelerscheinungen führen (s. unter „Vegetarismus“).

KOSTFORM: Vegetarismus
BEGRÜNDER/PROTAGONISTEN: Bircher-Benner (22)
WESEN DER KOSTFORM: Der Vegetarismus ist durch ein generelles Verbot von Fleisch, Zucker, Salz und Weißmehlprodukten gekennzeichnet. Ferner wird auch eine Reduzierung von pflanzlichem Eiweiß empfohlen. Es wird zur reichlichen Zufuhr von Rohkost geraten und eine hohe Konzentration von Mineralstoffen empfohlen (Ausnahme Natriumchlorid). Während Bircher-Benner Molkereiprodukte erlaubt, gibt es radikalere Vertreter des Vegetarismus, die (meist aus weltanschaulichen/religiösen Gründen) alle Tierprodukte verbieten.

KRITIK: Der (radikale) Vegetarismus erscheint mir nicht als zweckmäßige Kostform im Rahmen der Krebstherapie. Es gibt Hinweise darauf, daß eine streng vegetarische Kost zu einigen Substanzdefiziten führen kann, insbesondere zu Unterversorgungen im Bereich Eisen, Vitamin B12, Kalzium, Protein und Jod (23). Hierauf sollten auch gesunde Anhänger des Vegetarismus achten und ggf. von Zeit zu Zeit entsprechende Laborkontrollen durchführen lassen, um ein Vitalstoffdefizit zu vermeiden.

KOSTFORM: Makrobiotik
BEGRÜNDER/PROTAGONISTEN: Ohsawa (in: 24)
WESEN DER KOSTFORM: Die makrobiotische Ernährung stammt ursprünglich aus Japan und ist eng verbunden mit der asiatischen Weltanschauung des Yin/Yang-Prinzips. Inhaltlich wird eine reine Getreideernährung angestrebt, die über verschiedene Stufen langsam alle anderen Nahrungsmittel ersetzt. Parallel wird eine äußerst geringe Flüssigkeitszufuhr empfohlen, die Nahrung soll sehr lange durchgekaut werden. Angeblich soll diese Kostform dazu führen, daß der Mensch wieder „lernt", Vitamin C und andere essentielle Substanzen selbst zu synthetisieren.

KRITIK: Die makrobiotische Kostform führt zu Mangelerscheinungen. Abgesehen davon, daß eine zu geringe Flüssigkeitszufuhr (bei hohem Salzverzehr) zu Schädigungen der Niere führen kann, kommt es zu Mangelerscheinungen v. a. bei der Eiweißversorgung, aber auch bei Vitamin C, Kalzium und Eisen (Quelle: s. unter 2., S. 44).
Eigene Erfahrungen in der Praxis zeigen, daß sich makrobiotische Gruppen häufig sehr dogmatisch und repressiv geben. Mir ist mehrfach von Patienten berichtet worden, daß ihnen bei einem drohenden Abbruch der makrobiotischen Kost bedeutet wurde, daß sie dann recht sicher an ihrer Krankheit sterben würden. Es wird weiter über Todesfälle im Zusammenhang mit der makrobiotischen Kost berichtet (25). Die Makrobiotik nimmt für sich selbst in Anspruch, als alleinige Maßnahme zu Tumorrückbildungen führen zu können, und ist damit als unseriös einzustufen.
Die makrobiotische Kost ist weiterhin eine sehr niederkalorische Kostform, Anwender nehmen nach Umstellung auf diese Ernährung in der Regel mehrere kg Körpergewicht ab. Im Zusammenhang mit Krebs, bei dem eine Gewichtsabnahme häufig mit einer Progression der Erkrankung einhergeht, ist diese Kostform höchst problematisch.

KOSTFORM: Zellatmungsaktive Kost
BEGRÜNDER/PROTAGONISTEN: Ferenczi, Kuhl, Seeger
(26-28).
WESEN DER KOSTFORM: Basierend auf den Arbeiten von Otto Warburg (1883 – 1970), der einen pathologischen Stoffwechsel der Tumorzelle nachweisen konnte (29), geht diese Kostform davon aus, daß die Ernährung einer pathologischen Gewebsübersäuerung im Tumorstoffwechsel entgegenwirken soll. Durch die im Tumorgewebe stattfindende Gärung (Glykolyse) entstehen Gärungsmilchsäuren, die durch Störung des gesunden Gewebes den Boden

für die Tumorprogression bereiten. Durch die Interaktion von Gewebe- und Blut-pH kommt es zu einer Gewebsazidose mit der Folge einer Blutalkalose. Kuhl bemüht sich im Sinne einer Isopathie durch Zufuhr von Milchsäure und hochungesättigten Fettsäuren diesem Prozeß entgegenzuwirken, während Seeger und Ferenczi mit Wirkstoffen aus der Roten Beete (Anthozyane) gegen diesen Mechanismus vorzugehen versuchen. Bei allen Autoren gilt ein absolutes Zuckerverbot (nicht nur Industriezucker), ansonsten entsprechen die Ernährungrichtlinien weitgehend denen der Vollwertkost.
Kuhl und Seeger nehmen für die jeweiligen Empfehlungen eine tumorizide Wirkungsweise in Anspruch. Die Arbeiten, zumindest die von Seeger und Ferenczi, haben eine gewisse wissenschaftliche Qualität und scheinen auf eine verbessernde Wirkung der Anthozyane auf den Zellstoffwechsel hinzudeuten.

KRITIK: Die Arbeiten von Warburg waren fraglos bahnbrechend im Verständnis der Pathobiochemie von Tumoren. Inzwischen ist aber bekannt, daß einige Tumorarten die genannten Stoffwechselstörungen nicht aufweisen (und somit für diese Kost- und Behandlungsform nicht zugänglich sind). Weiterhin erscheint es problematisch, ausreichend hohe Dosen des Rote-Beete-Wirkstoffes Anthozyan zu substituieren: in der Praxis können (häufig geschmackssensible) Krebspatienten die nötigen Mengen Roter Beete (mind. 1kg/Tag) nicht zu sich nehmen. Bei inzwischen auf dem Markt erhältlichen Präparaten mit Anthozyanen erscheint die Frage nach der Herkunft berechtigt, berücksichtigt man den hohen Cadmiumgehalt der Roten Beete.

KOSTFORM: Heilfasten nach BREUSS
BEGRÜNDER/PROTAGONISTEN: Breuss, Buchinger (30, 31).
WESEN DER KOSTFORM: Grundsätzlich geht dieser „Kostform" die Annahme voraus, daß ein Verzicht auf die Zufuhr von Nahrung über eine Irritation des Stickstoffgleichgewichts zu einem Angriff auf die Proteinreserven führt. Dabei soll es angeblich zu einer Auflösung von Tumoren kommen. Während der Mentor des Heilfastens Buchinger selbst die manifeste Krebskrankheit als Kontraindikation darstellt, empfiehlt Breuss bei manifesten, auch metastasierten Tumorerkrankungen eine radikale 42tägige Fastenkur. In dieser Kur wird auf jegliche feste Nahrungsbestandteile verzichtet und lediglich Saft- und Teezufuhr gestattet. Breuss geht davon aus, daß der Tumor „ausgehungert" werden soll und beschreibt sehr viele Heilerfolge (allerdings nicht reproduzierbar dokumentiert). Er nimmt für diese (alleinige) Methode einen krebsheilenden Charakter in Anspruch.

KRITIK: Die absolute Nahrungskarenz ist bei Krebspatienten als gefährlich einzustufen. Die Folgen für den Energie-, Mineralstoff-, Eiweiß- und Spurenelementhaushalt sind katastrophal, das Immunsystem gerät durch diese

„Kur“ in eine stark supprimierte Abwehrlage. Ich konnte Patienten beobachten, die sich gegen meinen Rat zu einer Breuss-Kur entschlossen hatten. Bei einigen dieser Patienten kam es unter der 42tägigen Fastenkur tatsächlich zu einer Tumorreduktion (bei parallelem Verlust von etlichen kg Körpergewicht). Nach Aufnahme der normalen Ernährung wurden jedoch Tumorprogredienzen mit ungewohnter Aggressivität beobachtet, die die Patienten in vielen Fälle in kurzer Zeit ad exitum brachten. Ich empfehle dringend, Patienten von einer solchen „Behandlung“ abzuraten.

SONSTIGE KOSTFORMEN:
Eine Reihe weiterer, sehr spezifischer Kostformen wird von Zeit zu Zeit im Zusammenhang mit der Krebsbekämpfung genannt. Beispiele sind sehr isolationistische Diätformen (nach Gerson, Leupold, Hay oder Schmidt). Ich führe diese nicht aus, weil es sich um spezifische Diäten handelt, die sich auf sehr eingeschränkte biochemische Randprobleme des Tumorgeschehens beziehen, wie z. B. den Kalium-Natriumhaushalt oder das Cholesterin-Insulinverhältnis. Sie erscheinen mir im Rahmen der Krebsbehandlung nicht empfehlenswert.

2.10.10 Zusammenfassung und Empfehlungen für die Ernährung Krebskranker

Subsummierend muß noch einmal darauf hingewiesen werden, daß es keine Ernährungs-, Kost- oder Diätform gibt, die für sich als tumorhemmend oder gar krebsheilend bezeichnet werden kann. Je rigider und dogmatischer solche Kostformen von ihren Protagonisten vertreten werden (Beispiele Breuss, Makrobiotik), desto skeptischer und zurückhaltender sollten wir in der Ernährungsberatung unserer Krebspatienten sein. Gegen eine Ernährungsumstellung ist grundsätzlich nichts einzuwenden, jedoch muß dabei beachtet werden, daß die Krebskrankheit einige Besonderheiten in der Stoffwechsellage bietet, die für den gesunden Menschen nicht gelten. So kann ein gesunder Mensch sicher ohne Probleme einige Tage eines „Heilfastens“ durchstehen und der Effekt ist beispielsweise in Richtung Entgiftung, Entschlackung und Drainage z. T. bemerkenswert. Ein Gesunder kann hiervon profitieren, ganz anders ist die Situation allerdings beim Krebskranken. Dieser hat eine konsumierende Krankheit, die mit ihren immunologischen und biochemischen Besonderheiten eine massive Belastung darstellt. Inappetenz, Störungen der Geschmacksinnervation, Malabsorption und Verlust von Vitalstoffen durch den Tumorstoffwechsel stellen im Verlauf die Hauptprobleme beim Krebskranken dar. Im Hintergrund droht die Tumorkachexie, die in den meisten Fällen mit einer massiven Tumorprogredienz korreliert.

Tabelle 2.15: Empfehlungen für die Ernährung Krebskranker

1. Stark zu reduzierende bzw. zu meidende Nahrungsmittel:

Weißmehl und -produkte, Frischkornbreie (Pilzbefall!), Industriezucker (Traubenzucker, Fruchtzucker, Honig, weißer Raffinadezucker) und Süßstoffe, Konfitüren und Marmeladen, Süßwaren aller Art (Eis, Kuchen, Schokoladen etc.), Margarine mit gehärteten Fetten, wasserhelle (raffinierte) Öle, hochprozentige Alkoholika, Kochsalz (stattdessen Meersalz).

2. In Einschränkung gestattete Nahrungsmittel:

Bier, roter Wein, Kaffee, mageres bis mittelfettes Fleisch (bevorzugt Rind, Hammel, Lamm), tierische Innereien(Bries, Bregen, Nieren, Leber), Geflügel, Wild, Wurstwaren, brauner Zucker, Milchzucker, kaltgeschleuderter Honig.

3. Verstärkt einzusetzende Nahrungsmittel:

Kartoffeln (bevorzugt aus biolog. Anbau), Fisch (v. a. Dorsch, Heilbutt, Hai, Hering, Makrelen), Milch und alle Milchprodukte, Ei (v. a. Eidotter), Weizenkeime (unbehandelt), Vollkornprodukte, Müsli, Nudeln (bevorzugt aus Hartweizengries), alle Obst- u. Gemüsesorten (bevorzugt aus biolog. Anbau), Speisegewürze (Kräuter), unraffinierte Öle (v. a. Weizenkeimöl, Leinöl, Distelöl, Sonnenblumenöl, natives Olivenöl).

4. Sonstige zu beachtende Grundsätze:

- reichlich Flüssigkeit (Tees, Mineralwässer, zuckerfreie Obst- u. Gemüsesäfte);
- ausreichender Anteil an Kohlenhydraten, Ballaststoffen, Fetten (nativer Herkunft) und Protein (tierischer und pflanzlicher Herkunft); bei der Zufuhr von Nahrungsfetten ist darauf zu achten, daß diese möglichst gemeinsam mit kohlenhydrat- und ballaststoffhaltigen Nahrungsmitteln zugeführt werden (also z. B. Fleisch gemeinsam mit Gemüse, Leinöl mit Kartoffeln oder Olivenöl in Salaten etc. pp.);
- viel frische Kost (Rohkostanteil, Obst, Gemüse);
- Einkauf aller Nahrungsmittel – soweit möglich – im Handel des biologischen Erzeugerkreises.

Das Hauptaugenmerk ist deshalb bei Krebskranken auf eine schmackhafte und abwechslungsreiche, kohlenhydrat- und vitalstoffreiche Kost mit ausreichender Proteinversorgung zu richten. Eine ausgewogene Mischkost mit gleichzeitigem Proteinangebot aus tierischen und pflanzlichen Quellen, ein Mindestmaß an toxischen Belastungen durch Nahrungsmittelzusätze, eine kohlenhydrat- und ballaststoffreiche Nahrung, die in mehreren kleineren Mahlzeiten zugeführt wird, ist anzustreben. Dabei sollten (v. a. bei Patienten unter Strahlen- oder Chemotherapie oder in der postoperativen Rekonvaleszenz) die Wünsche und „Gelüste“ des

Betroffenen hohe Beachtung finden. Aggressive Therapieformen erfordern auch zusätzlich die Substitution von bestimmten Vitaminen und Spurenelementen, die über die übliche Versorgung mit Nahrungsmitteln hinausgehen. Dies betrifft insbesondere antioxidativ wirksame Substanzen (v. a. die Vitamine C und E) sowie Substanzen mit stimulierender Wirkung auf Repairmechanismen des Immunsystems (Zink, Selen, Vitamin A).
In einigen Bereichen erscheinen die Aussagen und Hinweise der Vollwertkost sinnvoll, v. a. hinsichtlich der Auswirkung denaturierter Nahrungsmittel (Weißmehl, Zucker). Die Empfehlungen bezüglich einer fettarmen Kost können von mir nicht unterstützt werden, wie ich weiter oben (siehe unter „Cholesterin und Krebs") ausgeführt habe. Ansonsten halte ich eine „vollwertorientierte Mischkost" für zweckmäßig, die sich grob und undogmatisch an den in der folgenden Tabelle aufgeführten Richtlinien orientiert.
Anders zeigt sich die Situation beispielsweise in der Ernährungsumstellung Krebskranker, die durch aggressive Therapieverfahren Störungen der Darmkeimbesiedelung aufweisen, insbesondere bei Candidabefall des Darmes.
Ein Grundsatz der Ernährung bei Krebs ist die Akzeptanz gegenüber „Ernährungsfehlern". Nicht nur aus psychoimmunologischer Sicht ist es sicher besser, dem Patienten den Genuß eines Schweinesteaks zu gestatten, als ihn dogmatisch zu reglementieren. Genießen zu können, hat aus meiner Sicht für Menschen mit Krebserkrankungen einen nicht zu unterschätzenden Stellenwert. Die Bedeutung selbstdisziplinierender Maßnahmen in der psychoonkologischen Hintergrundgeschichte Krebskranker habe ich an dieser und anderer Stelle bereits ausgeführt (32, 33): Krebskranke haben sehr häufig eine hohe Selbstdisziplin und eine z. T. bis zum Masochismus gehende harte Haltung gegenüber sich selbst, die durch rigide Kostformen verstärkt würde. Dabei profitiert der Krebskranke in aller Regel nicht von diesen Kostformen.

Literaturhinweise

1. Empfehlungen für die Nährstoffzufuhr, herausgegeben von der Dt. Gesellsch. f. Ernährung DGE, Frankfurt/M. 1995.
2. RENNER, Kh., CANZLER, H.: Ernährung und Krebs, Haug, Heidelberg 1990.
3. Chemie in Lebensmitteln, herausgegeben von der KATALYSE-Umweltgruppe, Köln 1981.
4. KOCH, E.R.: Krebswelt, Krankheit als Industrieprodukt, Kiepenheuer & Witsch, Köln 1981.
5. POLLMER, U., FOCK, A., GONDER, U., HAUG, K.: Prost Mahlzeit! Krank durch gesunde Ernährung, Kiepenheuer & Witsch, Köln 1994.
6. TÖPEL, U., NOLL, F., RUDOLF, K.H., ANDERSSOHN, P.: Homocystein, ein wichtiger Parameter für Gefäßerkrankungen, Aktuelles Rundschreiben des Instit. f. Med. Diagnostik, Berlin März 1996

7. SCHMIDT, Kh.: Risikofaktor Homocystein, Aktuelles Rundschreiben des Lab. f. Spektralanal. u. Biolog. Untersuchungen Dr. Bayer GmbH, Stuttgart 1/1996.
8. WILDENRATH, C.: Homocystein, ein neuer Risikofaktor für Herz, Hirn und Gefäße ? NATURAMED 2/96, 21ff, Kirchheim Verlag Mainz 1996
9. KAREL, K., BIOCH. Z. 201, 286 (1928)
10. MILLER, S.R.: Serum Cholesterol and Human Colon Cancer, INCJ. 67, 2, 297 (1981)
11. FEINLEIB, M.:Review of the Epidemiological Evidence for a Possible Relationship bet ween Hypocholesterolemia and Cancer, CANCER RESEARCH (Suppl.) 43, 25033 (1983)
12. ZEISSING, M.: Cholesterinspiegel bei Patienten mit Tumoren des Gastrointestinaltraktes, Doktorarbeit am Universitätsklinikum Hamburg Eppendorf 1986
13. WINAVER, S.D. et al.: Declining Serum Cholesterol Levels Prior to Diagnosis of Colon Cancer, J. AMERIC. MED. ASS. 263, 15 (1990)
14. MULLER, C.P. et al.: The Prognostic Significance of Total Serum Cholesterol in Patients with Hodgkin's Desease, CANCER 69, 1042 (1992)
15. ANEMÜLLER, H.: Diät bei Krebskranken, PHYS. MED. u. REHAB. 6, 146 (1974)
16. BRUKER, M.O.: Gesund durch richtige Ernährung, Ges. f. Gesundheitsberatung, Karlsruhe (ohne Jahresangabe)
17. KOLLATH, W.: Der Vollwert der Nahrung und seine Bestimmung durch Wachstum und Zellersatz, Z. f. d. ges. MED. 2, 31 (1947)
18. VON KOERBER, MÄNNLE, LEITZMANN: Vollwerternährung, Heidelberg 1973
19. ANEMÜLLER, H., RIES, J.K.: Anleitung zu einer stoffwechselaktiven Kost, Bayer. Krebsges. (Hrsg.), München (ohne Jahresang.)
20. WINDSTOSSER, K.: Die Ernährung des Krebskranken, in: Krebs in der Praxis, Schriftenreihe d. Zentralv. d. Ärzte f. Naturheilv. e.V., Bd. 22, Uelzen 1969
21. ZABEL, W.: Die interne Krebstherapie und die Ernährung des Krebskranken, Bircher-Benner-V., Bad Homburg 1980 (8. Aufl.)
22. RENNER, K.H., CANZLER, H.: Vegetarische Vollwertkost nach Bircher-Benner in: Ernährung und Krebs, S. 53, Haug Heidelberg 1995 (3. Aufl.)
23. WILDENRATH, C.: Ist die vegetarische Ernährung die bessere Alternative? in: NATU RAMED 6, 19 (1996), Kirchheim Verlag, München 1996
24. GROOT, E.H., TEUNISSEN VAN MANEN, M.H.: Makrobiotische Ernährung, in: ERNÄHRUNGSRUNDSCH. 25, 271 (1978)
25. RENNER, K.H., CANZLER, H.: Makrobiotik und makrobiotische Ernährung, in: Ernährung und Krebs, S.4 4, Haug Heidelberg 1995 (3. Aufl.)
26. FERENCZI, S., SEEGER, P.G., TRÜB, P.: Rote Beete in der Zusatztherapie bei Kranken mit bösartigen Neubildungen, Haug Heidelberg 1970
27. KUHL, J.: Geschwülste, Humata Verlag Bern, 12. Aufl. (ohne Jahresang.)
28. SEEGER, P.G.: Krebs, Problem ohne Ausweg?, Verl. f. Med. Dr. E. Fischer, Heidelberg 1974
29. WARBURG, O.: Ideen zur Fermentchemie der Tumoren, Akademie-Verlag, Berlin 1947
30. BREUSS, R.: Ratschläge zur Vorbeugung und Behandlung vieler Krankheiten - Krebs, Leukämie und andere scheinbar unheilbare Krankheiten mit natürlichen Mitteln heil bar, Eigenverlag Rudolf Breuss, Bludenz (ohne Jahresang.)
31. BUCHINGER, O.: Das Heilfasten und seine Hilfsmethoden als biologischer Weg, Hippokrates Stuttgart 1964 (12. Aufl.)
32. KUNO,M.D.: Krebs und Kunst, KREBSFORUM 29/1993 (Teil 1) und 30/1993 (Teil 2), SynMed Verlag, Berlin 1993
33. KUNO, M.D.: Der Krebs in mir ist Satan, einige unorthodoxe Gedanken zur Psychoonkologie, NATURHEILPRAXIS 6/95, S. 865 (Teil 1) und 9/95, S. 1270 (Teil 2), R. Pflaum Verlag, München 1995
34. SCHALHORN, A.: Gastronintestinale Tumoren, in: HUHN, D., HERRMANN, R.:

Medikamentöse Therapie maligner Erkrankungen, S. 241, G. Fischer, Stuttgart 1995 (3. Aufl.)
35. HEINE, H.: Matrixforschung in der Präventivmedizin, S. 1 ff, G. Fischer, Stuttgart 1989
36. SCHLITTER, H.E.: Krebswachstum, gestörte Gewebsregeneration durch dysregulierte Mesenchymfunktion, Schriftenreihe Krebsgeschehen Bd. 13, Verl. f. Med. Dr. E. Fischer, Heidelberg 1977
37. KUNO, M.D.: Ganzheitliche Krebstherapie, Versuch einer Standortbestimmung, in: HORNUNG, J.: Forschungsmethoden in der Komplementärmedizin, Schattauer, Stuttgart 1996

2.11 Wege der psychoonkologischen Begleitung

2.11.1 Praktische Therapie

Während ich im Kapitel 1.5 bemüht war, die psychoonkologischen Grundlagen und das Spannungsfeld der „Bösartigkeit" im Zusammenhang mit Krebs abzustecken, möchte ich nun auf die praktische Vorgehensweise in der Betreuung und Behandlung eingehen.
Dabei sehe ich mich keiner der bekannten psychologischen und/oder spirituellen Schulen verpflichtet, so daß ich auch meine praktische Vorgehensweise in der Arbeit mit Krebskranken nicht als unumstößliches Therapiekonzept verstanden wissen will. Vielmehr ist das, was ich in der Krebstherapie tue, ein über lange Jahre entstandenes und sich ständig veränderndes Vorgehen, das sich aus der täglichen Arbeit mit Krebskranken entwickelt hat. Man könnte es vielleicht als undogmatische spirituelle Psychologie bezeichnen, wenn man denn einen Namen dafür suchen wollte. Meine diesbezüglichen Grundauffassungen und Arbeitsweisen lehnen sich dabei im Bereich der Psychologie an die Betrachtungsweisen von C.G. JUNG (1, 2), W. REICH (3, 4), E. BECKER (5), L. LESHAN (6) und A. MILLER (7, 8) an. Im theosophisch-spirituellen Bereich sehe ich meine Grundlagen verbunden mit Alice A. BAILEY (9) und J. ROBERTS (10, 11), sowie mit Frau Ulla VON BERNUS (Bad Harzburg), deren offene Ohren in langen persönlichen Gesprächen über die Thematik des „Bösen" mich sehr inspiriert haben. Die genannten Quellenangaben dienen auch als Hinweis auf weiterführende Literatur (am Ende des Beitrages). In der praktischen Arbeit mit Patienten wende ich Techniken des NLP, der Visualisierung und der Trancearbeit an, die in Gesprächen und mit Hilfe homöopathischer Interventionen aufgearbeitet werden.
Wie schon angedeutet, lebt der phänotypische Krebspatient in einem eng gestrickten Netz von Glaubenssätzen und Verhaltensmustern, die ihren Schwerpunkt in den Bereichen VERZICHT, HARMONIE und SCHULD haben. Die im psychosozialen Rahmen daraus folgende Konsequenz ist sehr häufig eine enge Abhängigkeit, z. B. vom Beziehungs- oder Ehepartner, von den Eltern oder Kindern oder vom Arzt/Therapeuten. Dabei sind diese Abhängigkeitsverhältnisse oft geprägt von konstruierten Schuldgefühlen. Der phänotypische Krebspatient ist ein ausserordentlich treuer Mensch, der beispielsweise eine Beziehungstrennung nicht von sich aus initiieren wird, selbst wenn (oder gerade weil) die Beziehung durch sklavische Unterdrückung und Ausbeutung gekennzeichnet ist. Ich hatte weiter oben anhand eines Beispieles die Strukturen ausgeführt, die den Patienten auch dann

an den Partner binden, wenn die geführte Beziehung die eigenen Selbstwertgefühle tief verletzt und unterminiert. Die Glaubenssätze „ich habe Schuld an meiner Lebenssituation“, „ich muß Gutes tun, um das Böse abzuwenden“ sowie eine ausgeprägte Konfliktvermeidungs-Strategie sind die psychologisch-moralischen Wegweiser des Patienten.

Schritt 1: Vom Wissen zum Erfahren
Aus dem Gesagten ergibt sich für mich die Vorgehensweise in der Therapie. Es gilt, den Patienten zunächst Zeit und Raum zur Verfügung zu stellen, um das akut Erlebte (die Diagnose Krebs) wie auch die in mehreren Vorgesprächen dargelegten krankmachenden Grundmuster (Verzicht, Schuld, Harmonie) zu durchdenken und zu erspüren. Dabei erscheint es mir (gerade in unserer heutigen Zeit) sehr wichtig, daß das intellektuell vermittelte WISSEN um die krankmachenden Energien und Muster nach und nach in den Hintergrund tritt und in ein praktisches und tatsächliches ERFAHREN und SPÜREN übergehen kann.

Das Bild vom Krebs
Meist schon in der ersten anamnestischen Sitzung gebe ich meinen Patienten die „Hausaufgabe“ mit, ein Bild ihres Krebses zu malen. Dies kann realistisch, abstrakt, bunt oder schwarzweiß, mit Bleistift oder in Öl sein, je nach Bedürfnis. Ich möchte damit zweierlei erreichen:

1. einschätzen zu können, in welcher Form, in welcher Weise die Betroffenen sich diese tiefe und vitale Bedrohung vorstellen, und (durch spätere Bilder im Verlauf der Therapie) es ermöglichen, Veränderungen mitzuerleben und zu dokumentieren;
2. die Patienten dazu bewegen, sich mit ihrer Krankheit auf nicht-intellektuelle Weise auseinanderzusetzen, und zwar in Form von Bilder- und Traumwelten.

Die bildliche, frei-assoziative Auseinandersetzung mit Krebs führt die Betroffenen häufig stärker an das „Fühlen“ ihrer Krankheit heran, auch wenn oft gar keine krankheitsbedingten körperlichen Beschwerden bestehen. Ich meine damit auch weniger das körperliche, sondern vielmehr das emotionale Spüren.
Den in den genannten Beziehungen erlittenen Schmerz auch körperlich zu spüren, ist für die meisten Krebspatienten eine völlig neue Erfahrung, die Türen zur Veränderung aufstoßen kann. Es geht darum, den Patienten zu einer sinnlich-meditativen Erfahrung zu verhelfen. Es geht auch darum, in einer Zeit, in der die Menschheit einer Informationsflut, einer Reizüberflutung mit Daten, Fakten und Informationen ausgesetzt ist, zurückzuführen zum körperlich spürbaren Erfahren des eigenen Körpers. Wissen um die Art und die Energie der eigenen Krankheit ist zweifelsfrei wichtig, hilft dem Betroffenen jedoch nicht weiter, wenn die sinnhafte Erfahrung dessen ausbleibt, was er mental erkannt hat. Praktiken, die solche Erfahrungen ermöglichen, existieren etliche: von Yoga über Bioenergetik bis hin

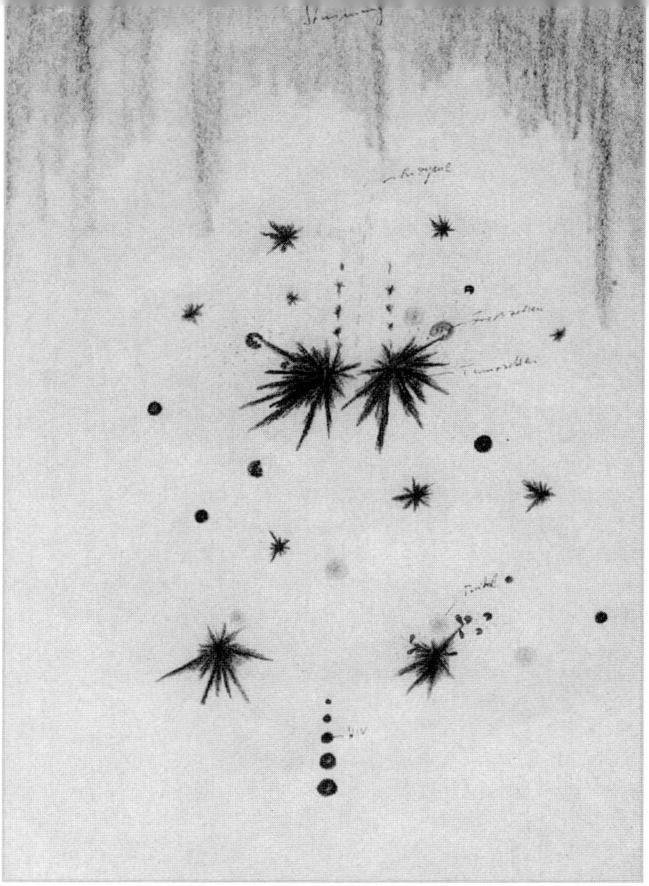

Abb. 2.24 31jährige Kosmetikerin mit Non-Hodkin-Lymphom bei AIDS, inzwischen verstorben

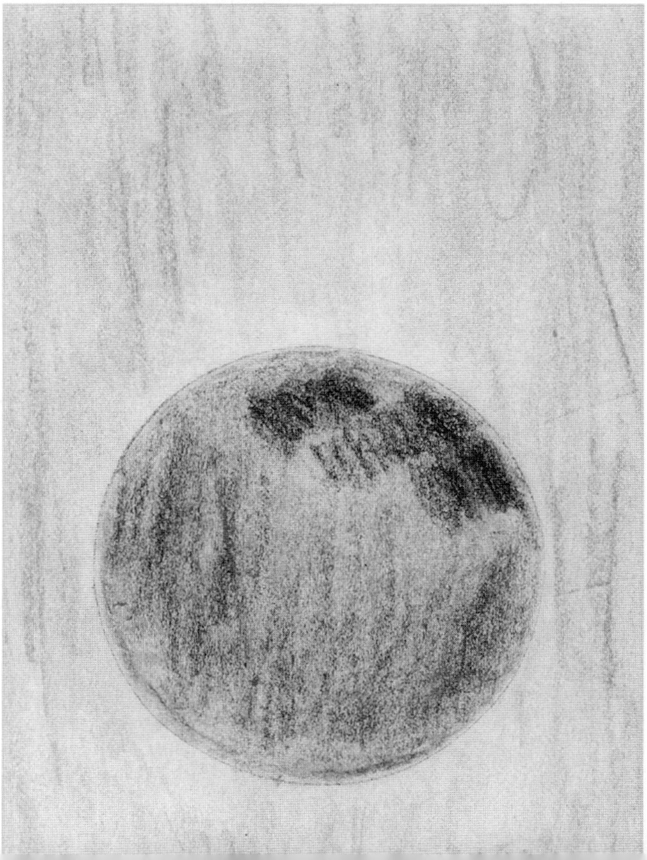

Abb. 2.25 48jährige Sozialpädagogin, Mammakarzinom postoperativ und postradiär, rezidivfrei

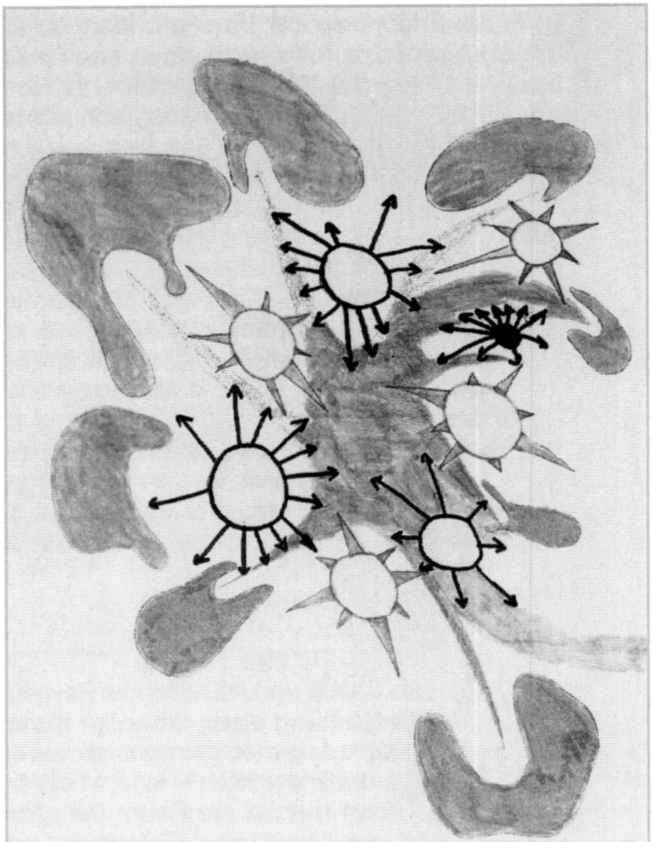

Abb. 2.26 36jährige Biologin und Studentin der Psychologie, Appendix-Karzinom postoperativ, rezidivfrei

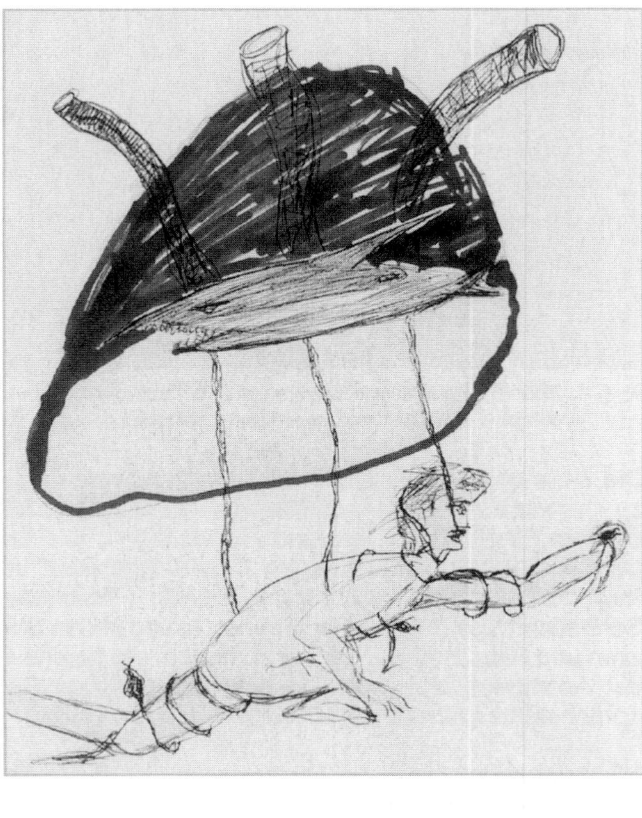

Abb. 2.27 43jähriger Historiker, inoperatives Gallenwege-Karzinom, inzwischen verstorben

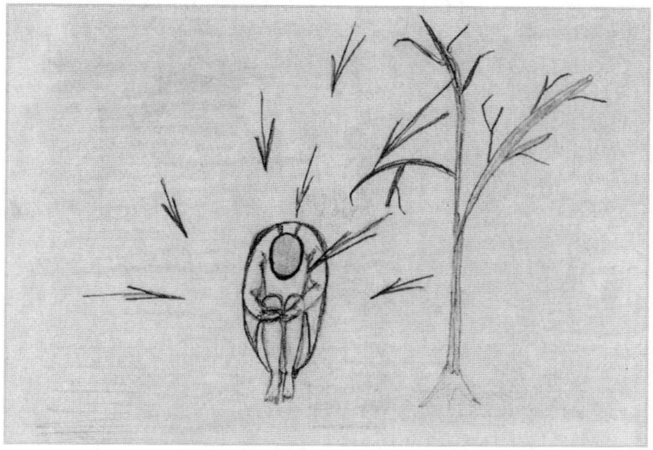

Abb. 2.28 38jährige Schauspielerin, Mammakarzinom postoperativ, rezidivfrei

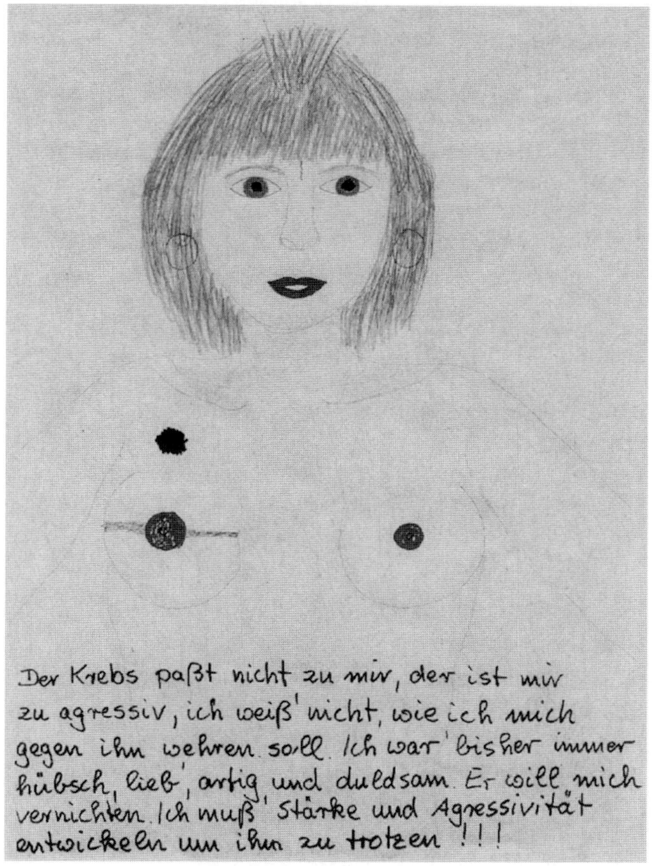
Der Krebs paßt nicht zu mir, der ist mir
zu agressiv, ich weiß' nicht, wie ich mich
gegen ihn wehren soll. Ich war' bisher immer
hübsch, lieb', artig und duldsam. Er will mich
vernichten. Ich muß' Stärke und Agressivität
entwickeln um ihn zu trotzen!!!

Abb. 2.29 32jährige Prostituierte, Mammakarzinom postoperativ, diffuse Metastasierung, inzwischen verstorben

zur Zen-Meditation und zum meditativen Gebet. In meiner Arbeit geht es mir weiterhin darum, eine Rückbindung (=re-ligio) zur Inneren Führung zu erreichen, Glauben neu zu erfahren und zu vertiefen (wobei ich dies nicht in konfessionel

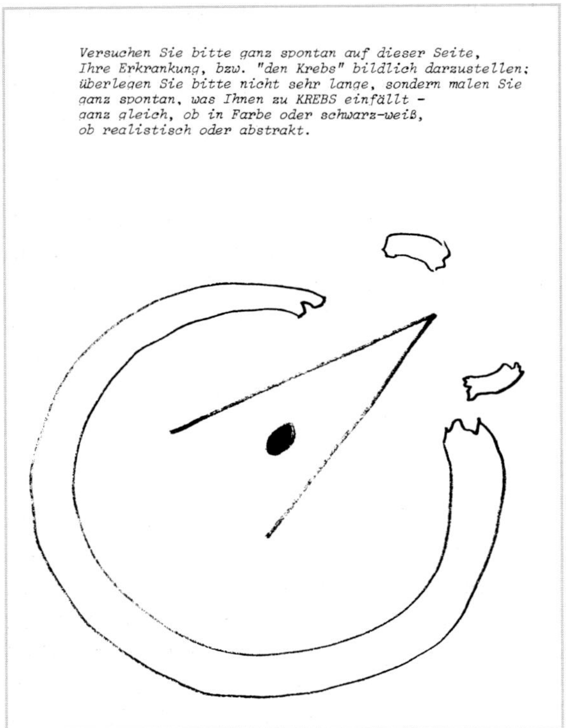

Abb. 2.30 26jähriger Krankenpfleger, maligner Hodentumor nach Semikastration, rezidivfrei

lem Rahmen verstanden wissen möchte). Wenn wir die bestehenden krankmachenden Glaubenssysteme des Patienten erschüttern wollen, so müssen wir dem Patienten gleichzeitig die Möglichkeit geben, neue, gesunde Glaubenssysteme zu installieren. Die Wege dorthin möchte ich nachfolgend zu beschreiben versuchen.

Exerzitien

Ich tue dies meist dadurch, daß ich den Patienten für eine gewisse Zeit in ein Exerzitium schicke. Die Patienten werden für 3 –30 Tage (je nach Vorerfahrung in meditativen Praktiken und je nach Bedürfnis des Patienten) in einem Kloster am Rande Berlins einquartiert. Exerzitien sind Tage bewußten Schweigens, verbunden mit täglichen mehrstündigen Tiefenmeditationen und/oder Gebeten.

Die Erfahrung zeigt, daß solcher Verzicht auf verbale Kommunikation, solch ein radikaler Entzug von äußeren Reizen (lediglich lange Spaziergänge in der Natur werden erlaubt), den Patienten intensiv auf sich selbst zurückwirft. Nur so ist es möglich, das eigene bisherige Leben aus einer ganz neuen Sicht anzuschauen, die erfahrenen Verletzungen neuerlich zu erleben und zu erfahren und daraus Konsequenzen für einen neuen Lebensweg zu ziehen. Es geht darum, zu entscheiden, wie das eigene Leben gestaltet sein soll, und die hinderlichen Faktoren (in der späteren Arbeit mit mir) zu bestimmen und zu beseitigen.

ZIELBESTIMMUNG und ZIELVERWIRKLICHUNG sind hier die Schlüsselbegriffe dessen, was therapeutisch erreicht werden soll.
Innerhalb des Exerzitiums wird die Möglichkeit gegeben, neben der Kommunikation mit der Inneren Stimme (esoterisch: die Innere Führung, theosophisch: Gott) auch in abendlichen Gesprächen mit einer erfahrenen Exerzitienbegleiterin (im Falle meines Klosters ist es eine diesbezüglich erfahrene Nonne) oder mit mir selbst, sofern meine Zeit dies zuläßt, die Erfahrungen zu besprechen. Immerhin handelt es sich fast immer um sehr zentrale, ja lebensstrukturelle Dinge, die im Schweigen erfahren werden. Die Auseinandersetzung mit dem Tod, die Konfrontation mit dem „Bösen", oder auch unterdrückte Anteile des Selbst (wie z. B. das „Innere Kind", die „Träumerin") beginnen einen lebendigen, stillen Dialog; und häufig sind es symbolhafte Stimmen, die im Schweigen zu sprechen beginnen, so daß der Patient Rat und Hilfe im Gespräch benötigt.

Schritt 2: Zielbestimmung
Nachdem dieser erste (meist als sehr intensiv erfahrene) Schritt getan ist, ist bei den meisten Patienten eine wesentlich höhere Bewußtseinsschwelle für ihre Lebensproblematik erreicht. Dabei ist es sehr wichtig, daß sich der Patient nicht Schuld dafür zuweist, krank geworden zu sein. Zu oft wird den Patienten in falsch verstandenen psychosomatischen Therapien der Gedanke vermittelt, er sei selbst daran Schuld, Krebs bekommen zu haben. Dies ist genauso falsch (und fördert zudem die beim Krebspatienten eh schon sehr ausgeprägten Schuldgefühle) wie die Suche nach den Ursachen im Außen, bei Umweltgiften und Radioaktivität. Es geht darum, daß der Krebskranke versteht, daß die Ursache für seine Krankheit zu einem nicht unwesentlichen Teil in einem Mangel an Selbstbewußtsein und Selbstbestimmung sowie einem Übermaß an Fremdbestimmung liegt. In diese Richtung sind auch die begleitenden Gespräche auszurichten und zu führen. Der Patient soll lernen, Verantwortung für sein Leben zu übernehmen, indem er seinen Lebensweg bestimmt.

Der Dialog der inneren Anteile
Hilfreich ist hierbei eine Technik, die dem NLP entlehnt ist. In mehreren, jeweils 1 – 2stündigen Trancen geht der Patient in einer Art „Rollenspiel" in verschiedene Anteile seines Selbst. Stellen Sie sich das so vor, daß dem Patienten (zunächst) vier Stühle im Kreis aufgestellt zu Verfügung stehen. Vor jedem Stuhl liegt auf dem Boden ein großes farbiges Feld, auf dem die Worte -ICH-, -TRÄUMER/IN-, -KRITIKER/IN- und -MANAGER/IN- geschrieben sind. Im ersten Schritt setzt sich der Patient auf den Stuhl hinter dem (grünen) Feld ICH, stellt seine Füße hinein und entspannt. Er wird aufgefordert sich vorzustellen, daß er ganz von einem angenehmen und satten Grün umgeben ist, und soll sich dann seine gegenwärtige Situation bewußt machen (die Diagnose Krebs, der jetzige Zeitpunkt seines Lebens, die auf ihn zukommenden medizinischen Maßnahmen, sein psychosoziales

Umfeld etc.). Zunehmend soll er sich all seiner inneren Anteile und (sich z. T. widersprechenden) Stimmen bewußt werden, die alle zusammen sein gesamtes Selbst ausmachen: die guten und bösen Stimmen, seine träumerischen und kreativen Anteile, sein analytischer Teil, seine kindlichen und trotzigen Aspekte etc. pp. Er soll empfinden, welche Anteile sein gesamtes ICH ausmachen, und welche Anteile besonders ausgeprägt und lebendig, oder aber eingeschränkt und rudimentär ausgebildet sind. Weiter soll er sich tief bewußt machen, in welcher Situation, in welcher Krise er sich befindet.

Anschließend soll er sein Augenmerk auf die anderen (zunächst drei) Anteile richten, auf den Träumer, den Kritiker und den Manager, und diese Anteile bitten, im Interesse des gesamten ICHs miteinander zu kommunizieren. Wenn die anderen Anteile einer Kommunikation zustimmen, so wird der Patient aufgefordert, das (gelbe) Feld der Träumerin zu betreten. Wieder soll er sich vorstellen, von der Farbe des Feldes umgeben zu sein (Kritiker = rot, Manager = blau). Er soll sich die Aufgabe und Rolle des Träumers in ihm bewußt machen und der Wichtigkeit dieses Anteiles gewahr werden: die Entwicklung von Träumen, Visionen, Phantasien, ohne die ein Leben nicht lebenswert wäre. Er soll sich alte Träume und Wünsche, z. T. aus seiner Kindheit wieder gegenwärtig machen und im inneren Dialog abwägen, welches die zentralen und bedeutsamsten Träume und Wünsche für sein Leben sind.

Nachdem der Anteil des Träumers frei und ungehemmt träumen durfte (hier gilt, daß **alles** erlaubt ist, daß für den Träumer in seiner Phantasie keine Grenzen des Vorstellbaren existieren, keine moralischen Instanzen und keine limitierenden Gesetze!), betritt der Patient das Feld des Kritikers, der die Aufgabe hat, in freundschaftlicher Sympathie die Realisierungsmöglichkeiten der Vorstellungen des Träumers zu prüfen und abzuwägen. Dem Kritiker muß dabei die Bedeutung der Träume und des kreativen Anteils deutlich gemacht werden; er hat keine inhaltliche Kritik an den Träumen zu üben, auch wenn diese noch so absurd erscheinen. Der kritisch-analytische Teil hat lediglich (im Interesse der gesamten ICH-Struktur, also auch im eigenen Interesse) zu prüfen, welche der Träume umsetzbar sind, also vermutlich lebbar wären.

Hier tritt nun ein lebendiger Dialog zwischen zwei bedeutsamen Anteilen des Patienten ein und nicht selten werden Sie als Therapeut plötzlich auf die passive Zuschauerbank geschoben, weil die beiden Anteile eine intensive Kommunikation beginnen.

Manchmal treten innerhalb dieses Dialoges weitere Anteile des Patienten zutage: das trotzige Kind beispielsweise, das sich den realistischen Einschätzungen des Kritikers nicht anschließen mag, o. ä.; lassen Sie diese Anteile zu Wort kommen und sehen Sie gemeinsam mit dem Patienten an, welche Bedeutung diese Anteile haben und wie gewichtig sie im Leben des Patienten sind. Räumen Sie ihnen den gebührenden Platz in der Lebensplanung ein.

Schritt 3: Zielverwirklichung
Ist der Diaglog in eine Phase gekommen (dies kann sich oft über viele Sitzungen hinziehen), in der Träumer und Kritiker sowie ggf. weitere Anteile zu einem Ergebnis gelangt sind, das alle beteiligten inneren Ebenen zufriedenstellt, so lassen Sie den Patienten das blaue Feld des Managers betreten. In diesem Feld geht es darum, konkrete Schritte der Veränderung zu beschließen: was muß getan werden, um die beschlossenen Veränderungen in die Tat umzusetzen. Welche Schritte sind zu unternehmen, in welchem Zeitraum soll das geschehen etc. pp. Es geht darum, eine Art vertragliche Abmachung der inneren Anteile zu erreichen, an die alle Beteiligten sich zu halten haben.
Abschließend wird nochmals die grüne ICH-Struktur betreten: es wird noch einmal vergegenwärtigt, was in diesem Prozeß geschehen ist und zu was sich die inneren Anteile entschlossen haben. Es wird deutlich betont, daß es sich um einen inneren Vertrag handelt, dessen Ausführung zur Heilung des gesamten ICHs mit all seinen Anteilen beiträgt. Der Prozeß endet mit einem Dank des ICHs an seine inneren Anteile für die Bereitschaft, freundschaftlich miteinander zu kommunizieren.
Auch wenn dieser Prozeß damit aktiv beendet ist, wird der innere Dialog in dem Patienten weitergehen. Überprüfen Sie als Therapeut bisweilen, ob die vereinbarten Schritte in Richtung Veränderung auch tatsächlich unternommen werden.

2.11.2 Der Vertrag mit dem Krebs

Krebs und sein symptomatisches Korrelat – der Tumor – sollten in der Behandlung und Betreuung in ganzheitlichem Sinne ihre Bedrohlichkeit verlieren. Zwar ist der Krebs des Patienten eine (lebens-)bedrohliche Erkrankung und Patient und Therapeuten sind verständlicherweise zunächst bemüht, diesen zu bekämpfen. Wenn es jedoch innerhalb einer ganzheitlich ausgerichteten, sensiblen Therapie darum gehen soll, Heilimpulse zu geben, dann darf der Patient nicht in ein inneres Kriegsszenario getrieben werden, in dem sich Tumorzellen und Abwehrzellen Schlachten liefern. Überlassen Sie diese Rolle bewußt den klinisch-onkologischen Therapeuten, die hierfür zuständig sind und die dieses "Handwerk" verstehen. Versuchen Sie vielmehr, gemeinsam mit dem Patienten die Symbolhaftigkeit des Krebses im Leben des Patienten zu erkunden. Krebs sollte als (wenn auch sehr radikaler) Ratgeber visualisiert werden, der dem Patienten Hinweise auf krankmachende Lebensumstände geben kann. Ich führe von Zeit zu Zeit Trance- oder Traumreisen durch den Körper der Patienten durch, auf denen die Orte der Tumorlokalisation aufgesucht und angeschaut werden. Sehr oft stoßen wir dabei auf typische Thuja-Bilder, wie dunkle versteckte, eklige, angstmachende, vor sich hingärende oder schwarzmagische Energien oder Gegenstände (in diesem Fall gebe ich den Patienten eine einmalige Dosis Thuja C200). Ich bewege den Patienten auch hier zur Aufnahme eines Dialoges mit dem Tumor. Er soll den Tumor darum bitten, seine Motivation mitzuteilen, die Gründe preiszugeben, warum er zu diesem Zeitpunkt des Lebens aktiv geworden ist. Der Patient soll erfragen, was der Tumor braucht, um besänftigt zu werden, und das Ziel ist auch hier ein Vertragsabschluß, der dem Tumorgeschehen über eine Befriedigung seiner Ansprüche seine Existenzgrundlage entzieht. Ist dies (auch wieder über meist mehrere Sitzungen) erreicht, sollte ein wirklicher, schriftlicher Vertrag zwischen dem Patienten und der Krankheit aufgesetzt werden, in dem beide Seiten Ihre Beschlüsse fixieren.

2.11.3 Das Böse-Buch

Viele der z. T. oben beschrieben Techniken haben das Ziel, die der Krebskrankheit innewohnende Bösartigkeit und Destruktivität zu kanalisieren. Es geht darum, ungelebte Aggression, Bösartigkeit und zerstörerische Energie in Worte, Bilder und Vorstellungen zu kleiden, sie bewußt zu machen und in „gesunden" Ebenen auszuleben, zu kanalisieren. Dem Patienten muß im therapeutischen Prozeß erlaubt werden, böse zu werden, aggressiv zu sein oder etwas kaputt machen zu dürfen, um diese Energien aus der zellulären Ebene herauszulösen. In solchen Phasen der Auseinandersetzung kann die (zweifelsfrei unorthodoxe) Gabe von Hoch- und Höchstpotenzen homöopathischer Mittel die gerade bestehende Auseinandersetzung verstärken und kanalisieren helfen. Häufige Arzneimittelbilder in diesen therapeutischen Phasen sind beispielsweise Mercurius, Thuja, Platinum, Staphisagria, Hyoscyamus oder Stramonium, die dann in C200 – C1000er Potenzen gegeben werden.
Eine weitere Möglichkeit der Kanalisierung solcher Energien ist das Anlegen eines Böse-Buches. Hier wird dem Patienten die Möglichkeit gegeben, alle seine tiefen , dunklen, bösen, zerstörerischen und perversen Gedanken, Wünsche, Visionen und Sehnsüchte niederzuschreiben. Gedanken zu seiner aktuellen Auseinandersetzung mit dem Bösen, Briefe an Freunde und Feinde, an verlassene Geliebte und ehemalige Beziehungspartner, oder auch an gegenwärtige Ehepartner, Eltern, Kinder... Alles, was längst einmal ausgesprochen werden sollte, darf sich äußern, und dabei kann der Patient sicher sein, daß niemand (auch nicht der Therapeut) diese Zeilen zu lesen bekommen wird.

2.11.4 Der sterbende Krebspatient

Bei all den Bemühungen, bei all der Kraft und Liebe, die wir unseren Patienten geben können, und trotz aller differenzierter Therapiemaßnahmen werden wir im Themenrahmen Krebs in einem hohen Maße mit sterbenden Menschen konfrontiert werden. Diese Situationen zeigen uns die Grenzen des Machbaren und des Vorstellbaren auf. Innerhalb der universitären Medizin erfahren Patienten diesen Spannungsraum häufig als distanzierten und kalten Raum, denn es ist der Raum der „medizinischen Impotenz“. Krebs zeigt der siegesgewohnten Medizin ihre Grenzen und nicht selten reagiert die Medizin hierauf (aus Hilflosigkeit) mit Distanz, Arroganz und Kälte.

Den absehbar sterbenden Patienten nicht alleine zu lassen, ihm dabei zu helfen, ein soziales, psychisches und energetisches Umfeld aufzubauen, in dem es ihm möglich erscheint, in menschenwürdigem Rahmen Abschied zu nehmen und zu gehen, ist Teil unserer Aufgabe, und manchmal steht dieser Teil im Vordergrund unserer Tätigkeit.

Dabei sollten wir uns in unseren Maßnahmen und Äußerungen an dem orientieren, was der Betroffene uns signalisiert, denn der Weg vom „Kampf gegen den Krebs“ zum „Loslassen vom Leben“ ist ein langer, schwerer und mehrstufiger Prozeß. Dabei müssen wir beständig schauen und spüren, wo der Betroffene gerade steht. Meiner Erfahrung nach weiß der betroffene Mensch oft sehr früh, wenn die therapeutischen Maßnahmen zu versagen beginnen: er wird stiller, zurückgezogener und man kann spüren, daß das Einhalten der Behandlungstermine kraftaufwendig wird und häufig nur noch den Angehörigen zuliebe durchgeführt wird.

In diesen Phasen bedarf es „offener Ohren“ für Signale des Patienten. Häufig tauchen hier erstmals Fragen auf, die sich nach dem „Wie“ des Sterbeprozesses richten. Als Therapeut stehen Sie (im Gegensatz zu den Angehörigen) hier in der Verantwortung, mit dem Patienten offen und aufrichtig in ein Gespräch über das zu erwartende Ende, eventuell über Fragen nach dem „Danach“ einzutreten, in einen Dialog über das Sterben.

Es ist unmöglich (und m. E. auch kontraproduktiv), zu diesem Spannungsfeld konkrete Handlungs- und Verhaltensempfehlungen zu geben, die über das Gesagte hinausgehen. Dazu sind die Sterbeprozesse, die Inhalte und Zeitrahmen der Sterbenden zu unterschiedlich und sehr eng an Lebensbedingungen, Lebensmuster und Glaubensmodelle des einzelnen gebunden. Es ist fraglos die schwerste Phase für alle Beteiligten und es umspannt einen breiten Themenrahmen, wie moralische und religiöse Fragen, Fragen der Ernährung und Pflege, der Schmerztherapie und der Sterbehilfe, der Organisation sozialer (häuslicher) Strukturen wie auch der psychisch-moralischen Betreuung der Angehörigen. In jedem Fall ist in dieser Phase die Fähigkeit gefordert, zuhören zu können, anwesend sein zu können, zulassen zu können, was geschieht; wir werden (überwiegend) zur Passivität gezwungen und müssen das aushalten lernen. Es würde den vorgegebenen Rahmen sprengen und ein eigenes Buch erfordern, zu diesem Thema umfassend zu informieren. Deshalb sei an dieser Stelle der Einfachheit halber (und bis zu einem späteren Zeitpunkt, an dem zu diesem Themenrahmen ein Buch von mir erscheinen wird), auf die Arbeiten von Elisabeth KÜBLER-ROSS verwiesen, die sich ausführlich damit beschäftigt hat.

2.11.5 Wider den einschränkenden therapeutischen Dogmatismus

In meinem vorliegenden Beitrag habe ich mich auf den Teil meiner Arbeit konzentriert, der die psychosozialen und spirituellen Ebenen der Krebsproblematik umfaßt. Ich möchte aber betonen, daß die Krebsproblematik zu komplex ist, um sie ausschließlich auf dieser Ebene zu therapieren. Wer das Krebsproblem ausschließlich als psychischen Konflikt begreift und diese Krankheit ausschließlich durch eine Lösung dieses Konfliktes zu behandeln sucht, wird ebenso scheitern wie der klinische Onkologe, der der Krankheit nur mit Zytostatika zu Leibe rücken will. Es bedarf einer sehr komplexen und übergreifenden Therapie, die die zellulär-gewebliche, biochemische, immunologisch-endokrine, psychosoziale und spirituelle Lebensebene des Erkrankten berücksichtigt und behandelt. Mit dieser komplexen Forderung ist der niedergelassene Praktiker eigentlich überfordert, bedarf es doch neben Kenntnissen der Pathologie, Biochemie, Psychoneuroendokrino-Immunologie, Psychologie und Esoterik auch einer entsprechenden Umgebung, in der der Patient auch spüren und erfahren kann (z. B. ein Kloster, wie oben beschrieben). Und so nehme ich die Diskrepanz zwischen dem, was eigentlich erforderlich wäre und dem, was real in meiner Praxis machbar ist, tagtäglich wahr.

Es ist sehr schwer, einen Rat zu geben, um diese Problematik des in der Onkologie tätigen Therapeuten zu lösen oder zumindest zu entschärfen. Alle tief in die Krebsthematik involvierten Therapeuten, die mir bislang begegnet sind, zeigten jedenfalls Strukturen oder zumindest Bereitschaft, die „Schattenebene“ menschlicher Existenz gut zu kennen oder kennenzulernen. „Nichts Böses ist mir fremd, es hat mich gelehrt zu lachen“... so oder ähnlich könnte die Lebensmaxime derjenigen sein, die sich eingehend mit der Krebsthematik und den dazugehörigen Randbereichen beschäftigen.

Anstelle eines Ratschlags für diejenigen Kollegen/-innen, die sich der Krebsthematik annähern wollen oder bereits mit krebskranken Menschen arbeiten, die also in diese komplexe Thematik undogmatisch einzutauchen bereit sind, möchte ich einen Text von Peter Handke als Anregung zum Nachdenken nachfolgend wiedergeben. Mich hat dieser Text sehr berührt; er hat seinen Platz über meinem Schreibtisch gefunden, und ich nutze ihn als ständig mahnende Aufforderung, die eigene Position in der Therapie zu überprüfen:

„Spiele das Spiel.
Gefährde die Arbeit noch mehr.
Sei nicht die Hauptperson.
Such die Gegenüberstellung.
Aber sei absichtslos.
Vermeide die Hintergedanken.
Verschweige nichts.
Sei weich und stark.
Sei schlau, laß dich ein und verachte den Sieg.

Beobachte nicht, prüfe nicht,
sondern bleib geistesgegenwärtig und bereit für die Zeichen.
Sei erschütterbar.
Zeig deine Augen, wink die anderen in die Tiefe,
sorge für den Raum und betrachte jeden in seinem Bild.
Entscheide nur begeistert.
Scheitere ruhig.
Vor allem hab Zeit und nimm Umwege.
Laß dich ablenken.
Mach sozusagen Urlaub.
Überhör keinen Baum und kein Wasser.
Kehr ein, wo du Lust hast, und gönn dir die Sonne.
Vergiß die Angehörigen, bestärke die Unbekannten,
bück dich nach Nebensachen, weich aus in die Menschenleere, pfeif auf das Schicksaldrama,
mißachte das Unglück, zerlach den Konflikt.
Beweg dich in deinen Eigenfarben, bis du im Recht bist
und das Rauschen der Blätter süß wird.
Geh über die Dörfer, ich komme dir nach."

Peter Handke: Für die Therapeuten.

Vom weiter oben ausgeführten Spiel der inneren Dialoge inspiriert, will ich hier und heute meinen inneren Anteil des Träumers zu Wort kommen lassen, der sehr genaue Vorstellungen von dem hat, was notwendig wäre, um effektive therapeutische Arbeit zu leisten: der Traum einer Krebs-(Tages-)Klinik, in der personell, räumlich und auf der spirituellen Ebene all die vorgenannten Bedingungen erfüllt sind. Ein fach- und berufsübergreifendes, gleichberechtigtes Miteinander von Therapeuten, Patienten und deren Angehörigen (die zu oft mit ihrer speziellen Problematik allein gelassen werden) in Räumlichkeiten, die die immunologische Diagnostik ebenso zulassen wie spirituelles Gebet, meditative Konfrontation mit dem „Bösen", Gruppengespräche, Einzeltrance, Exerzitien, aber auch Sauerstofftherapie und Überwärmung.
Dieser Traum ist in mir so oft visualisiert und im Dialog mit dem Anteil des Kritikers geschärft worden, daß es nur eine Frage der Zeit sein kann, bis es ein solches Klinikprojekt hier in Berlin geben wird.

Quellennachweis

1. JUNG, C.G.: Zivilisation im Übergang, Walter Verlag, Olten 1991
2. JUNG, C.G.: Zur Psychologie westlicher und östlicher Religionen, Walter Verlag, Olten 1988
3. REICH, Wilhelm: Der Einbruch der sexuellen Zwangsmoral, Kiepenheuer & Witsch, Köln 1972
4. REICH, Wilhelm: Charakteranalyse, Kiepenheuer & Witsch, Köln 1989
5. BECKER, Ernest: Die Überwindung der Todesfurcht, Dynamik des Todes, Goldmann 1987
6. LESHAN, Lawrence: Diagnose Krebs. Wendepunkt und Neubeginn, Klett-Cotta, Stuttgart 1993
7. MILLER, Alice: Das Drama des begabten Kindes, Suhrkamp, Frankfurt/M. 1979
8. MILLER, Alice: Du sollst nicht merken, Suhrkamp, Frankfurt/M. 1981
9. BAILEY, Alice A.: Eine Abhandlung über weisse Magie, Lucis Trust, Genf 1951
10. ROBERTS, Jane: Gespräche mit Seth, Ariston, Genf 1979
11. ROBERTS, Jane: Träume, Evolution und Werterfüllung, Bd. 1 und 2, Ariston, Genf 1990

2.12 Sonstige Behandlungsansätze

Das Spektrum von „Therapieangeboten" bei Krebs ist nahezu unüberschaubar und füllt Bibliotheken. Einen übergroßen Anteil nehmen dabei Verfahren, Techniken und Medikationen ein, die auch bei freundschaftlich-kollegialer Würdigung des Engagements in diesem Bereich als absurd, oder zumindest als gewagt bezeichnet werden müssen. Wenn sie nicht gefährlich sind, dann sind sie zumindest nicht reproduzierbar, eine der Mindestanforderungen für Verfahren, die andere übernehmen sollen oder wollen.

Die Boulevardpresse berichtet des öfteren (und gerne) von Wunderheilern, die ihre Wundertaten letztlich nicht erklären können, denen jedes nachvollziehbare Fundament fehlt und/oder deren Methoden keiner Nachprüfung standhalten.

Ich will in meinem Buch eine Trennungslinie zu solchen Verfahren ziehen, ohne direkt und namentlich dieselben zu bezeichnen. Ich möchte in mein Buch nur solche Verfahren aufgenommen wissen, mit denen ich (in vollem Verantwortungsbewußtsein mir selbst und meinen Patienten gegenüber) auch bereit wäre, zu arbeiten.

Alle oben ausgeführten Kapitel beschreiben solche Verfahren. In diesem kurzen (vorletzten) Kapitel möchte ich Verfahren aufführen, die ich ebenfalls für geeignet halte, die Situation Krebskranker zu verbessern. Es handelt sich um Verfahren, die in der begleitenden Therapie helfen können, das Befinden des Betroffenen zu bessern, Schmerzen zu bekämpfen, Nebenwirkungen aggressiver Therapieschemata zu lindern und somit ein wenig zu einer besseren Allgemein-Balance der Betroffenen zu führen. Die parallele Anwendung aller in meinem Buch genannten Verfahren halte ich für unsinnig, da dies den Vorwurf bestätigen würde, der uns vielerorts entgegengehalten wird, nämlich den der Polypragmasie. Viele Verfahren richten sich (auf unterschiedlichen Ebenen) auf das gleiche Ziel, so daß es notwendig ist, sich als Therapeut zu orientieren, auszuwählen und eine gut kombinierte Begleittherapie anzuwenden. Es geht nicht um VIEL, sondern es geht um die richtige Maßnahme zur richtigen Zeit beim richtigen Patienten (und durch den richtigen Therapeuten!). Das Weglassen eines Medikaments kann manchmal hilfeicher sein, wenn es beispielsweise durch ein Gespräch ersetzt wird.

2.12.1 Sauerstofftherapie

Die Anwendung medizinischen Sauerstoffs kann zu einer allgemeinen Vitalisierung und zur Stimulation auch immunologischer Vorgänge führen. Gerade bei Krebspatienten im fortgeschrittenen Stadium, unter und nach Strahlen- und Chemotherapien, muß von einem schlechten Sauerstoffstatus augegangen werden,

hier bietet sich die Sauerstoffgabe im Sinne eines Roborans an. Abgesehen von der roborierenden Wirkung wird davon ausgegangen, daß die Erhöhung des Sauerstoff-Partialdruckes im Organismus, wie auch innerhalb der Körperzellen, eine hemmende Wirkung auf Tumorzellen besitzt; hierfür steht im wesentlichen der Name des kürzlich verstorbenen Wissenschaftlers und Krebsforschers Manfred VON ARDENNE (Dresden), der im Verlaufe vieler Forscherjahrzehnte die Sauerstofftherapie als wesentlichen Bestandteil der komplementären Krebstherapie begründete und ausbaute.
Grundlage ist die nobelpreisbedachte Arbeit von O. WARBURG, der einen eigenen Tumorstoffwechsel nachwies (Glykolyse). Die Grundlagen der Tumorglykolyse gelten noch heute und für die allermeisten Tumoren (näheres hierzu ist im Kap. 1.4 – Tumorbiochemie – ausgeführt).
Die verschiedenenorts angewandte Technik der Sauerstoffbehandlung ist uneinheitlich:

- Inhalation von medizinischem Sauerstoff per Maske,
- Applikation von Singulett-Sauerstoff,
- intravenöse Infusion von Ozon,
- Hämatogene Oxidationstherapie nach WEHRLI,
- UV-Bestrahlung des Blutes.

Es war im Wesentlichen VON ARDENNE, der die Sauerstofftherapie bei Krebs mit Fundament unterlegt und zu einer hohen Akzeptanz auch in der Onkologie geführt hat. Seine im Dresdener Forschungszentrum durchgeführten Arbeiten mündeten letztlich in ein heutiges modernes Kombinationsverfahren, bestehend aus Sauerstoffgaben, Hyperthermie und Übersäuerung des Organismus (mittels extremer Hyperglykämie). Nach seiner Ansicht ist es im Rahmen der onkologischen Behandlung notwendig, Sauerstoff in einer bestimmten Technik und für einen bestimmten Zeitraum zu verabreichen, um eine Erhöhung des Sauerstoff-Partialdruckes auch innerhalb der Tumorzellen zu erreichen.

2.12.2 Tumorvakzine

Der Name des schwedischen Krebsforschers TALLBERG steht für ein Verfahren, das in bestimmten Fällen eine wesentliche immunologische Unterstützung der Krebstherapie bedeutet. Von dem patienteneigenen Tumor- (oder Metastasen-) Gewebe des jeweiligen Patienten wird etwa 1 g entnommen, mittels unterschiedlicher Verfahren devitalisiert und und in einer Serie von – in der Regel – i.c.-Injektionen reappliziert. In verschiedenen, auf die Vakzineherstellung spezialisierten Einrichtungen wird die Vakzine zudem mit Zytokinen inkubiert (meist Interferone). Erwartet wird eine spezifische Immunisierung (etwa nach dem Impfprinzip), nach der es zu einem signifikanten Anstieg hochspezifischer Killerzellen

kommt, die die Information über das vorliegende Tumorantigen in sich tragen und so gezielt die Tumorzellen angreifen. Die Vakzine-Aufbereitung wird in Deutschland an verschiedenen Stellen durchgeführt; als Beispiele seien hier die Firma VitOrgan (Ostfildern), das Laboratorium Dr. Ahlert (Heidelberg) und die Firma Macropharm in Hannover genannt sein.
Dieses Prinzip der Tumorvakzine existiert auch in den fermentierten Karzinom-Nosoden der Firma HEEL (Baden Baden), die in homöopathisierter Form vorliegen. Der Vorteil der ersteren Methode ist die Verwendung von Tumormaterial des Patienten selbst (= autologe Vakzine).

2.12.3 Neuraltherapie

Die Neuraltherapie hat als eigenständige Behandlungsmethode im Rahmen der Erfahrungsheilkunde Tradition. Sie wurde von den Gebrüdern HUNEKE begründet und stützt sich wesentlich auf Injektionen mit der Substanz NOVOCAIN. Entscheidend für die Wirksamkeit der Neuraltherapie seien dabei der Injektionsort und das applizierte Medikament.
Im Rahmen der Krebstherapie kann die Neuraltherapie als sehr wesentliche Schmerztherapie angewandt werden; zudem ist aber die Substanz NOVOCAIN als Pharmakon hervorzuheben, welches sich durch

- vegetativ modulierende,
- schmerzhemmende,
- durchblutungsförderne und
- neural entstörende Wirkung kennzeichnet.

Der routinemäßige Einsatz von NOVOCAIN in Form von Injektionen an die relevanten Grenzstränge, an Narben und alte bakterielle Foci sowie intra- und paravenös zur Modulation des Vegetativums ist empfehlenswert.

2.12.4 Darmsanierung

Bei allen Patienten mit Krebserkrankungen sollte eine Überprüfung der Dickdarm-Keimflora durchgeführt werden. Die Wechselwirkungen zwischen Dickdarmflora und dem darmassoziierten Immunsystem (GALT = Gut-associated Lymphoid Tissue) sowie dem systemischen zellulären Immunsystem sollten im Interesse einer Homöostase berücksichtigt werden. Hinzu kommt, daß Krebspatienten nach Abdominaleingriffen, Abdominalbestrahlungen und zytostatischen Behandlungen in aller Regel eine therapiebedürftige Störung der Darmflora aufweisen. Gastrointestinale Mykosen sind im Zusamnmenhang mit der Krebstherapie eigentlich fast in jedem Fall nachweisbar.

Tabelle 2.16: Wirkmechanismen einzelner Ebenen der ganzheitlichen Krebstherapie

Bezeichnung	Maßmahme/ Medikament	zytostat. Wirkung	immunod. Wirkung	metaboll. Wirkung	psych. Effekt
Mistel	Mistel	+++	+++	++	++
Echinacea	Echinacin®	–	++	?	?
Eleutherokokkus	Eleukokk®	–	++	?	?
Organotherapie	Thymuspeptide	–	+++	++	++
	Milzpeptide	–	++	++	++
	Bindegewebe	–	++	++	++
Mikrobiolog. Therapie	BCG	–	++	+	?
	Corynebakt.	–	++	+	?
	Nokardien	(+)	+++	++	?
	Streptokokken	(+)	+++	++	?
Orthomolek. Therapie	Vitamin A	++	++	++	?
	Vitamin C	–	++	++	?
	Vitamin E	–	+	+++	+
	Zink	–	++	++	++
	Selen	–	++	+++	?
	Glutathion	+	++	+++	?
	Lithium	–	++	(+)	+++
	Germanium	–	–	?	?
Enzyme	Wobe Mugos®	(+)	+++	?	?
Vakzine	Vakzine	(+)	+++	?	–
Psychoth.	Gespräch	–	++	?	+++
	Bioenerg.	–	++	?	+++
	NLP	?	++	?	+++
	Visualis.	?	++	?	+++
	Psychoanalyse	–	?	?	+++
Homöopathie	Homöopathika	–	?	++	+++
Hyperthermie	aktive (Fieberth.)	+	+++	++	+
	passive (versch. Techniken)	++	+	+	–
Sauerstoff	Sauerstoff	–	+	++	?
Interferone	IFN-alpha	+	+++	?	–
	IFN-beta	++	+++	?	–
Interleukine	IL-1	(+)	+++	?	–
	IL-2	(+)	+++	?	–
	TNF-alpha	+++	+++	?	–
Chemotherapie	Versch. Zytostatika	+++	+++	?	?
Ätherlipide	Phospholipide	–	+	++	?
Fettsäuren	Fettsäuren	–	+	++	?
Diät	versch. Formen	–	+	+++	++

Grundlagen und empfohlene weiterführende Literatur

VON ARDENNE, M.: Sauerstoff-Mehrschritt-Therapie, Thieme Stuttgart 1978
BYSTRYN, J.C., FERRONE, S., LIVINGSTON, P.: Specific Immunotherapy of Cancer with Vaccines, Annals of the New York Academy of Sciences Vol. 690, New York 1990
DOSCH, P.: Lehrbuch der Neuraltherapie, Haug Heidelberg 1991
MÜLLER, J., OTTENJANN, R., SEIFERT, J.: Ökosystem Darm, Springer Berlin 1989
NOLTING, S.: Mykosen des Verdauungstraktes, Med.-wiss. Mediendienst, Hamburg 1994
SCHLITTER, H.E.: Erfahrungen mit der Neuraltherapie bei fortgeschrittenen Krebserkrankungen, in: KREBSGESCHEHEN 11, S. 2-13, Verl. f. Med. Dr. E. Fischer, Heidelberg 1979
SCHULER, R., SCHULER, A.: Physiologie und Pathophysiologie der Intestinalflora, MAYR Druck u. Verl., Miesbach ohne Jahresangabe
SONNEBORN, U., GREINWALD, R.: Beziehungen zwischen Wirtsorganismus und Darmflora, Schattauer Stuttgart 1991

2.13 Langzeitnachsorge und Krebsprävention

Die Entwicklung einer Krebserkrankung von der ersten Tumorzell-Manifestation bis zur klinischen Erkennbarkeit durchläuft – wie beschrieben – verschiedene Phasen und benötigt einen entsprechenden Zeitraum. Beim Mammakarzinom existieren beispielsweise Schätzungen, die diesen Zeitraum auf bis zu 12 Jahre festlegen. Selbst in Anbetracht sehr schnell wachsender Tumoren, wie beispielsweise die Weichteilsarkome, kann doch in der Regel von einem meist mehrjährigen Entwicklungsprozeß ausgegangen werden.
Dementsprechend wäre es auch unrealistisch, eine Tumortherapie mit der operativen Entfernung abgeschlossen zu wähnen; die komplementäre Therapie setzt mit ihrem ganzheitlichen Ansatz hier erst ein. Doch auch nach einem (Mindest-) Zeitraum von drei bis sechs Monaten, den eine wirksame komplementäre Nachbehandlung benötigt, um metabolische, immunologische und psychische Verschiebungen zu regulieren, sollte eine Art "Erhaltungstherapie" noch über einige Jahre fortgesetzt werden.
Diese Erhaltungstherapie soll verhindern, daß kleinere tägliche Disharmonien die erreichte Balance des Patienten wieder stören. Sie soll das therapeutisch erreichte Niveau sichern und im Sinne einer Konditionierung dafür sorgen, daß das psychische, immunologische und metabolische Gleichgewicht „selbsttragend“ bleibt. Ein Patient mit einer durchlebten Krebserkrankung wird für den Rest seines Lebens ein höheres Risiko haben, erneut an Krebs zu erkranken, als beispielsweise ein nicht krebskranker Raucher. Dies gilt in besonderem Maße für Patienten, die aggressive Therapieschemata durchlaufen mußten (Chemo-, Strahlentherapie), die ja ihrerseits kanzerogene Wirkungen aufweisen, die z. T. erst 10 – 15 Jahre nach Erstbehandlung zu späten Zweittumoren führen. Es ist also ein langjähriges Beobachten („Monitoring“), sowie ein zeitiges Eingreifen bei Zeichen der Disbalance vonnöten.
Im Rahmen der klinisch-onkologischen Erstbehandlung erfolgt eine Begleit- und Nachbehandlung mit Methoden der komplementären Krebstherapie, wie in den vorausgegangenen Kapiteln ausgeführt. Diese intensive Basistherapie umfaßt in der Regel einen Zeitraum von 3 – 6 Monaten postoperativ. Daran schließt sich, sofern die klinische und immunologische Verlaufsdiagnostik zufriedenstellend ausfällt, die Erhaltungstherapie an. Diese umfaßt meist das Anlernen der Patienten in der Eigeninjektion von Mistel, die homöopathische Konstitutionstherapie und die psychische Langzeitstabilisierung. Je nach Situation in den abschliessenden immunologischen Befunden, muß u. U. auch mit orthomolekularen Mitteln supplementiert werden.

In jedem Fall ist es ratsam, auch bei optimalem Behandlungsverlauf die Erhaltungstherapie und die Beobachtungsphase auf ca. 10 Jahre auszurichten, in deren Verlauf die Patienten zur regelmäßigen Konsultation in die Praxis kommen. Die Konsultationstermine werden dann (bei problemlosem Verlauf) immer weiter hinausgestreckt, zuletzt auf 1x jährlich.
Die Methoden der Erhaltungstherapie bestehen im Wesentlichen aus:

- Misteltherapie (Eigeninjektionen durch die Patienten),
- psychotherapeutischer Langzeitbegleitung und ggf. Krisenintervention,
- homöopathisch-konstitutioneller Behandlung nach den Regeln der klassischen Homöopathie,
- orthomolekularer Supplementierung sowie
- Enzymgaben.

Ergänzend wird mit Hilfe des „Immunmonitoring", d. h. der in regelmäßigen Abständen durchgeführten Untersuchung des zellulären Immunstatus inklusive der jeweils zuständigen Tumormarker eine Beobachtung des immunologischen Profils durchgeführt. Dies kann nach zufriedenstellendem Abschluß der Basistherapien in etwa jährlichen Abständen erfolgen.
Die jeweiligen Therapieschemata entnehmen Sie bitte dem Text und den zusammenfassenden Tabellen am Ende der jeweiligen Kapitel.

Tabelle 2.17: Anwendungszeiträume der verschiedenen Verfahren
xxx ... = Anwendung
°°°° ... = Pause

Therapieform	Diagnosestellung – OP – Strahlentherapie – Chemotherapie – Komplementäre Therapie – Nachsorge im rezidivfreien Intervall
Mistel	XXXXXXXXXXXXXX °°°°°°°°° XXXXXXXXXXXXXXXXXXXXXXXXXXXXXXXXXXXXXXXXXXXXXXXXXXXX →
Hyperthermie	XXXXXXXXXXXXXX°°°°°°°°°°°XXX°°°°°°°°°°XXX°°°°°°°°°°°°XXX XXX XXX°°°°°°°°° nach Erfordernis
Thymuspeptide	XXXXXXXXXXXXXX°°XXXXXXXXXX °°°°°°°°° nach Erfordernis
Milzpeptide	°°°°°°°°°°°°°°°°°°°°°°°°°°°°XXXXXXXXXXXXXXXXXXXX°°°°°°°°°°°°°°°°°°°°°°°°°°° nach Erfordernis
orthomolek. Therapie	XXXXXXXXXXXXXX°°°°°°°°°XXXXXXXXXXXXXXXXXXXXXXXXXXXXXXXXX°°°°°°°°° (Basisversorgung) →
Enzyme	XXXXXXXXXXXXXX °°°°°°°°°XXXXXXXXXXXXXXXXXXXXXXXXXXXXXXXXX°°°°°°°°° (niedrig dos. Langzeittherapie) →
psycholog. Betreuung	XXXXXXXXXXXXXX°°°°°°°°° XXXXXXXXXXXXXXXXXXXXXXXXXXXXXXXXX (ggf.. Krisenintervention) →
Homöopathie	°°°°°°°°°°°°°°° XXX°°°°°°°°°XXXXXX (situative Intervention) XXXXXXXXXX°°°°°°°°°(Konstitutionstherapie) →
Tumorvakzine	(Gewebegewinnung)°°°°°°°°°°°°°°°°°°°°°°°°°°°°°°°°XXXXXXXXXXXXXXXXX (etwa über 1 Jahr)

Abschließend bedenken Sie bitte, daß auch ein noch so großes Erfahrungsgut aus der Betreuung tausender Krebskranker kein universelles Heilsystem begründen kann. Die Krebskrankheit verläuft nach sehr individuellen Gesichtspunkten, und dies erfordert, daß Therapeuten lernen müssen, sich einer Situation anzupassen. Wenn Sie zehn Krebspatienten entsprechend meinen Empfehlungen erfolgreich behandeln konnten, so wird mit Sicherheit der Elfte oder Zwölfte plötzlich gänzlich anders reagieren als Sie es gewohnt sind oder als es in meiner „Systematik der Krebstherapie" beschrieben ist. Dies ist ein Ereignis, was Ihnen die Begrenztheit unseres Wissens über die „Phänomenologie des Krebses" aufzeigen wird.
Der Mensch ist keine „Input-output-Maschine", die entsprechend unseren Maßnahmen und Handlungen reagieren wird. Dies zu wissen ist einerseits schmerzlich, weil es uns oft zu ohnmächtigen Helfern macht, bedeutet aber andererseits das Erfahren der Großartigkeit der individuellen Naturgesetze.

KAPITEL 3
SPEZIELLE ONKOLOGIE, DIE HÄUFIGSTEN TUMORLOKALISATIONEN UND IHRE BESONDERHEITEN

„Es ist, als ob das Drama Krebs auf einer Bühne spiele und die Mitspieler und Beobachter alles daransetzen zu ergründen, wie man seinen Verlauf beeinflussen könne, indem sie alle Vorgänge auf der Bühne auf das Genaueste untersuchen und messen, um dann die Passagen, aus denen sich das Böse zu entwickeln scheint, mit eingeschobenen Zusatzhandlungen zu bekämpfen oder einfach herauszuschneiden. Die Gesamtkonzeption des Dramas wird aber dadurch nicht nur wenig verändert, sondern oft genug sogar unterstützt, so wie ein Regisseur durch eine verfremdende Inszenierung die Idee des Autors besonders klar herausarbeiten kann. Das Stück nimmt seinen Verlauf, und das Böse erscheint, indem es allen Widerständen trotzt, nur noch böser – wenn nicht der Hauptdarsteller selbst seine eigene Rolle grundlegend verändert (...).
Die Ergebnisse des Untersuchens und Messens der Handlung auf der Bühne und die Versuche, daraus die große Wandlung zu erreichen, füllen Bibliotheken – und leider auch Friedhöfe. Der erhoffte Durchbruch ist bisher nicht gelungen, und auch die neuesten Entwicklungen lassen allenfalls einzelne Verbesserungen erwarten. Dennoch gehören die diesbezüglichen Ergebnisse der naturwissenschaftlichen Forschung zu den größten Leistungen der Medizingeschichte."

Werner J. Meinhold, aus: KREBS, eine mystifizierte Krankheit, S. 13, Walter-Verlag, Zürich 1996

3.0.1 Anstelle einer Einführung: ein offenes Wort an die Kollegenschaft

Wer sich bereit findet, sich mit der Krebsthematik auseinanderzusetzen, sich mit Patienten zu beschäftigen, die an einer primär tödlichen Erkrankung leiden, der sollte sich der hohen Ansprüche an medizinisches Wissen, naturheilkundliche Erfahrung, therapeutisches Geschick und ethische Verantwortung bewußt sein, die dieser Themenrahmen beinhaltet. Die Beschäftigung mit Krebs bedeutet zwangsläufig, daß wir an die Grenzen des medizinisch Machbaren und an die Grenzen des Vorstellbaren stoßen. Ob uns dies gefällt oder nicht: wir werden im Rahmen der Krebsbehandlung in einem hohen Prozentsatz mit Menschen konfrontiert, die im Rahmen einer Behandlung an ihrer Erkrankung sterben werden, ganz egal, ob sie klinisch-onkologisch, naturheilkundlich oder mit einem kombinierten Therapieschema behandelt werden.

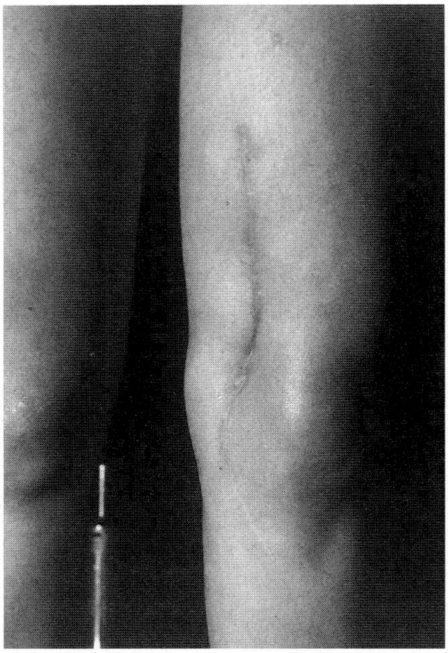

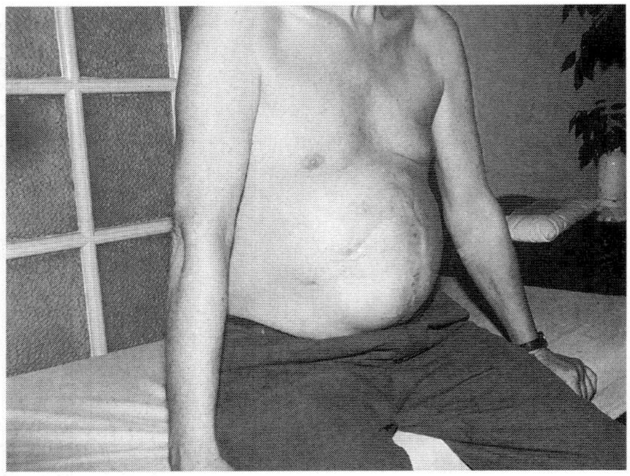

Oben: Abb. 3.2 55jähriger Mann mit etwa kindskopfgroßem, inoperablen Pankreaskarzinom (nach Probelaparatomie)

Links: Abb. 3.1 Kniegelenk einer jungen Frau mit mehrfach operiertem Synovialsarkom

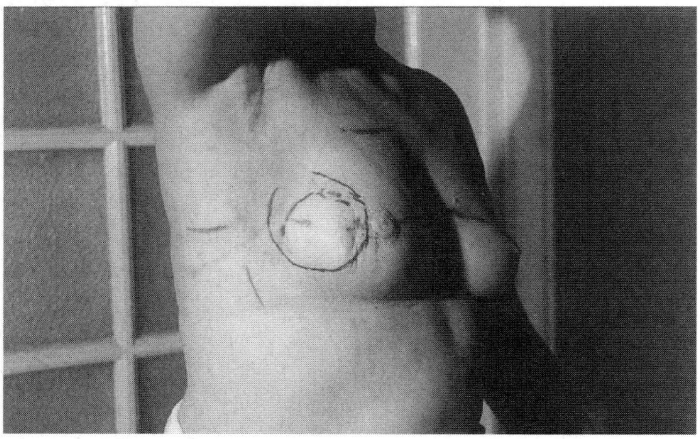

Abb. 3.3 Mammakarzinom unter Strahlentherapie

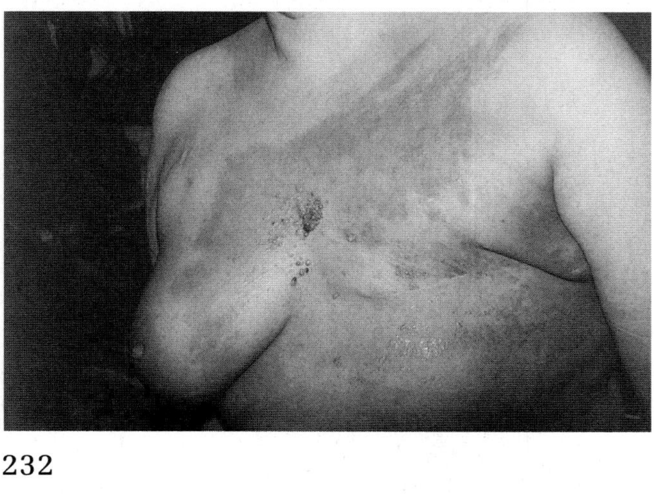

Abb. 3.4 Mammakarzinom nach Brusdtamputation; ausgedehntes inflammatorisches Lokalrezidiv und Hautmetastasen

Abb. 3.5 bis 3.7
Disseminierte, multilokuläre Mycosis fungoides im Tumorstadium

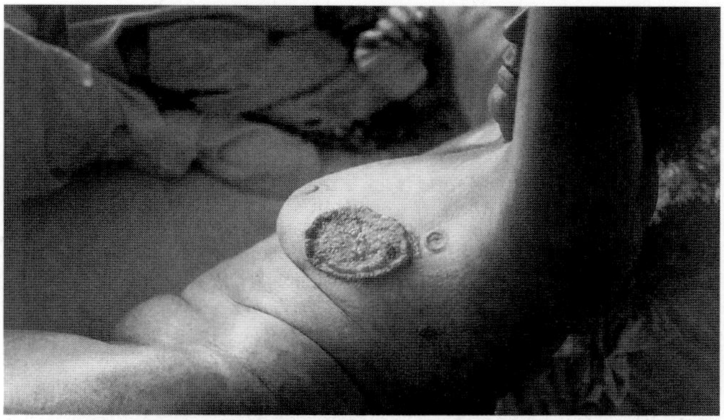

Abb. 3.5

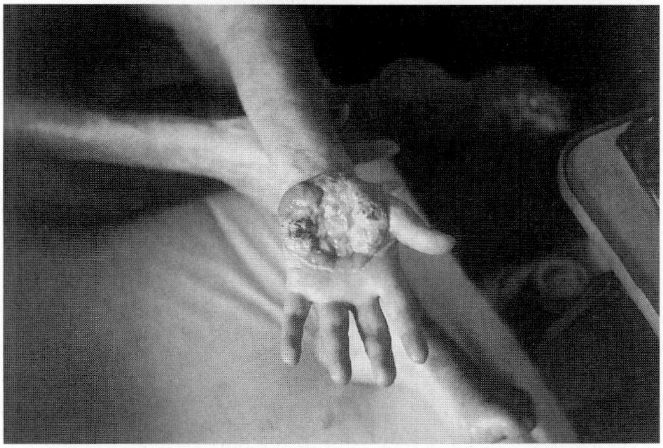

Abb. 3.6

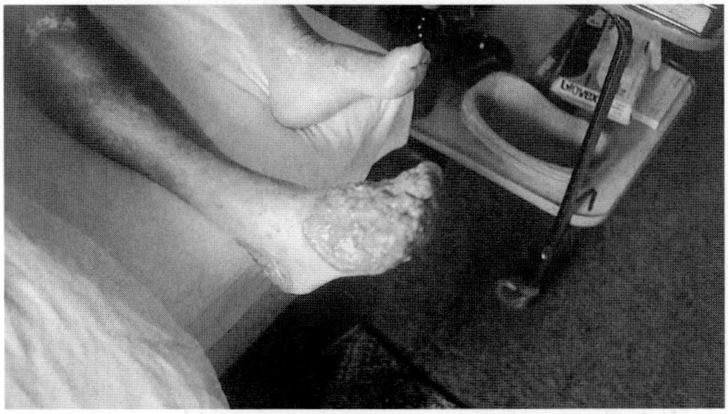

Abb. 3.7

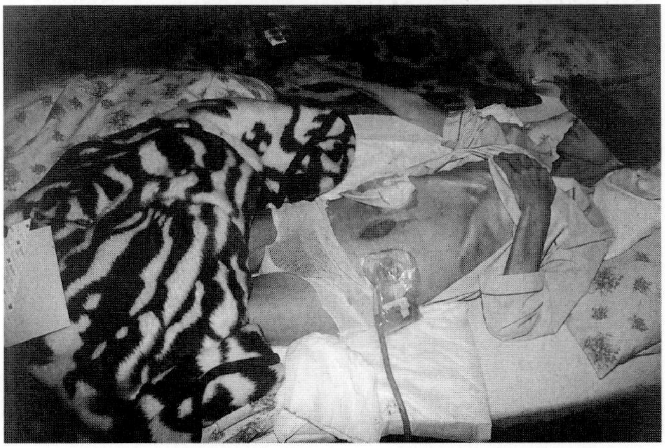

Abb. 3.8 60jähriger Patient ante finum; metastasiertes, inkurables Kolonkarzinom. Wundheilungsstörungen nach Bauch-OP, Anus praeter, Tumorkachexie

Der Grund hierfür ist in zwei Faktoren zu suchen:
Erstens kommen Krebspatienten sehr oft (zu oft) in einem Stadium der Erkrankung zu uns, in dem bereits alle klinisch-onkologischen „Register" gezogen sind. Nach Operationen, Strahlen- und Chemotherapien, nach dem Auftreten des ersten, zweiten oder dritten Rezidivs oder im Stadium einer diffus disseminierten Erkrankung stehen die Patienten vor uns und fragen nach den Möglichkeiten der naturheilkundlichen Therapie, die dann als Hoffnungsträger dient. In den wenigsten Fällen können wir, mit sehr viel therapeutischem Fingerspitzengefühl und einer differenzierten Therapie, noch lindernd eingreifen. Meist jedoch beschränken sich unsere Möglichkeiten auf die liebevolle therapeutische Begleitung Sterbender.
Zweitens besteht bei der Mehrzahl der in einer bereits disseminierten Krebskrankheit befindlichen Patienten eine solche toxische Belastungssituation durch die klinische Therapie, aber auch durch den ständigen massiven Anfall von Tumortoxinen, daß sich der Organismus bereits in einer absolut irreversiblen Reaktionsstarre befindet. Das zelluläre Immunsystem ist schwer supprimiert, die extrazelluläre Matrix und die Mitochondrien sind irreversibel zerstört, die Drainagesysteme durch nekrotische Tumorzellreste verstopft, die Leber ist durch medikamentöse Behandlungen an den Grenzen ihrer Leistungsfähigkeit angelangt und die Psyche durch langwierige Krankenhausaufenthalte und „klinische Massaker" schwer angeschlagen. Nicht selten spüren wir die tief resignierte Haltung der Betroffenen, die nur noch den Angehörigen zuliebe in unsere Praxis kommen, selbst aber keinerlei wirkliche Motivation zu einem neuerlichen Therapieversuch zeigen.
Wir wollen uns nichts vormachen: Krebskranke in solchen Situationen werden aus der Krise der Krebskrankheit nicht mehr herausfinden. Der Tod wird als nahende Erlösung von den durchlebten und durchlittenen Qualen verstanden und im tiefsten Inneren herbeigesehnt.
Dies liegt keinesfalls an der Qualität unserer Therapieverfahren, auch nicht daran, daß die erfahrungsheilkundlichen Ansätze ineffektiv wären. In solchen Fällen kommt einfach jede Hilfe zu spät, weil die Krebskrankheit (auch bereits auf der psychisch-energetischen Ebene) eine derartige Eigendynamik entwickelt hat, daß jede Hilfe, jeder Heilungsimpuls ins Leere laufen muß.
Hier ist eigentlich eine politische Ebene angesprochen, die diese Tatsache verändern könnte: es bedarf intensiver öffentlicher Aufklärung darüber, daß ein kurativer Ansatz in der Krebstherapie nur dann realistisch ist, wenn bereits zu einem frühestmöglichen Zeitpunkt eine gut abgestimmte Kombination aus schulmedizinischen und komplementären Verfahren in kurativer Absicht eingreift. Im optimalen Fall also direkt nach der Diagnosestellung. Um dies zu erreichen, ist verstärkte Information der Patienten, des onkologischen Pflegepersonals (das sehr oft Ansprechpartner vertrauensvoller onkologischer Patienten ist) und der Ärzte über sinnvolle komplementäre Maßnahmen notwendig. Es bedarf aber auch einer ho-

hen Qualität und Kompetenz unseres Berufsstandes in diesem Bereich, um sowohl bei den Betroffenen als auch beim Pflegepersonal und bei Ärzten Vertrauen zu schaffen.
In diesem Sinne und zu diesem Ziel benötigen wir ein bundesweites Netz onkologisch tätiger Kolleginnen und Kollegen, die in beständiger fachlich-kollegialer Kommunikation ihre Erfahrungen und ihr Wissen zusammentragen, auswerten und der (Fach-) Öffentlichkeit zur Verfügung stellen sowie über eine qualifizierte Fortbildung für eine hohe Qualität und Kompetenz onkologisch ausgerichteter Heilpraktiker sorgen. Bei Drucklegung dieses Buches beginnt sich auf meine Initiative hin ein solcher Bundesarbeitskreis zu organisieren und ich hoffe, daß der unter dem Namen A.K.O.D.H. (Bundesarbeitskreis für Komplementäre Onkologie Deutscher Heilpraktiker) stehende Kreis in absehbarer Zeit zu einem solchen Ziel beitragen kann (s. Anschrift in Anhang 2).
Der nachfolgende Teil des Buches beschäftigt sich mit den speziellen Problemen der einzelnen Tumorarten bzw. der jeweiligen Organlokalisationen. Er vermittelt Informationen über

- Inzidenz und Verbreitung,
- mögliche (ko-)kausale Risikofaktoren,
- Früherkennungsmethoden und (soweit vorhanden) Präventionsmöglichkeiten,
- diagnostische und therapeutische Vorgehensweisen der herkömmlichen Onkologie (aus der aktuellen internationalen onkologischen Literatur),
- spezielle Ansätze der komplementären Onkologie sowie
- Hinweise auf spezielle Gegebenheiten im Verlauf der jeweiligen Erkrankung.

Es versteht sich als kleines Nachschlagewerk für die tägliche Praxis. Die in den jeweiligen Abschnitten aufgeführten Behandlungsvorschläge sollen eine Ergänzung zu den in Teil 2 ausgeführten Grundzügen der Krebstherapie in ganzheitlichem Sinne darstellen. Sie basieren vor allem auf den Erfahrungen aus meiner eigenen Praxisarbeit und erheben keinen Anspruch auf Vollständigkeit. Jede Anwenderin und jeder Anwender ist aufgefordert, meine Vorschläge zum diagnostischen und therapeutischen Vorgehen im Einzelfall zu überprüfen, an die individuelle Situation anzupassen und ggf. auch mit mir diesbezüglich Kontakt aufzunehmen.
Es sind diejenigen Tumorlokalisationen ausgeführt, die die höchste Krebsinzidenz und -mortalität aufweisen und die uns in unserer Praxis damit auch am häufigsten begegnen werden (oder uns auch selbst betreffen können). Auf eine detaillierte Ausführung von seltenen Tumorarten, wie beispielsweise das AIDS-assoziierte Kaposisarkom oder das maligne Thymom u. ä., habe ich verzichtet, da dies den vorgegebenen Rahmen sprengen würde. Im Bereich der systemischen malignen Erkrankungen des *Blutes und des lymphatischen Systems* (Plasmozytom, Leukosen und Lymphomerkrankungen) habe ich mir eine lediglich kurzgefasste Darstellung erlaubt. Die Behandlung systemischer maligner Erkrankungen *des Blutes und des lymphatischen Systems* gestaltet sich schwierig und ist im Regelfall,

ebenso wie die kindlichen malignen Erkrankungen, der klinisch-onkologischen Therapie vorbehalten. Vor allem im letzteren Fall sollte sich eine komplementäre Therapie auf noninvasive begleitende Maßnahmen beschränken, wie beispielsweise die homöopathische situative Intervention und konstitutionsstärkende Maßnahmen (s. hierzu Kap. 2 „Homöopathie"). Immunstimulierende oder -modulierende Maßnahmen sind im Rahmen der Leukosen und Lymphomerkrankungen mit außerordentlicher Vorsicht und nur in erfahrener Hand unter kontinuierlicher engmaschiger Kontrolle der Immunlage anzuraten. Die Anwendung zytoreduktiver komplementärer Verfahren (z. B. der Mistel) erfolgt im Rahmen der malignen Systemerkrankungen nach anderen Richtlinien als in der Behandlung solider epithelialer Tumoren. Näheres hierzu ist im Kapitel „maligne Systemerkrankungen" ausgeführt.

Bei den (am meisten verbreiteten) soliden epithelialen Tumoren ist die Behandlungsmöglichkeit der klinischen Onkologie noch immer sehr eingeschränkt. In einem großen Prozentsatz der Fälle liegt dies daran, daß eine wirkliche Früherkennung nicht möglich ist (Ausnahme: Zervixkarzinom). Die Praxis zeigt, daß im Regelfall bei Erstdiagnose eines epithelialen Tumors bereits Mikrometastasen vorliegen, die sich dem (nur lokalen) operativen Eingriff entziehen und sich nach einer klinisch stummen Periode (von im Mittel 6 bis 36 Monaten) weiteren Wachstums nachweisen lassen. Aus diesem Grund ist in den allermeisten Fällen eine primär systemische Behandlung, die den Regeln der Ganzheitsmedizin entsprechen sollte, erforderlich. Diese kann von komplementärmedizinischer Seite mit Maßnahmen erfolgen, denen entweder auch eine direkte tumordestruktive Wirkung zugeschrieben wird (Hyperthermie, intravenöse Misteltherapie, hohe Vitamin-A-Dosen), oder die über den Umweg der Stimulation der tumorspezifischen Immunantwort systemisch tumorhemmend wirksam werden können (aktive Fiebertherpie, subkutane Misteltherapie, Thymus- und Milzpeptide, Enzyme, verschiedene Orthomolekulare Substanzen, Tumorvakzine). Als dritter (neuer Weg) werden derzeit Substanzen untersucht, die die Apoptose (programmierter Zelltod) im Tumorgewebe auszulösen vermögen. Hierzu gehören neben der Mistel und den Splenopeptiden auch bestimmte orthomolekulare Stoffe, wie beispielsweise das Glutathion. Sicher kann gesagt werden, daß nach dem heutigen Kenntnisstand eine rein lokale chirurgische Therapie unzureichend ist.

Im Zusammenhang mit meinen Ausführungen zu den Tumoren der weiblichen und männlichen Fortpflanzungsorgane sei mir eine Anmerkung erlaubt. Entsprechend den Bestimmungen im Gesetz zur Ausübung der Heilkunde ohne Bestallung ("Heilpraktikergesetz") ist festgelegt, daß unserem Berufsstand die Untersuchung und Behandlung von Erkrankungen der Fortpflanzungsorgane untersagt ist. Die ersten Kapitel meines Buches zeigen klar auf, daß es sich bei der Krebskrankheit um eine systemische, primär den gesamten Organismus des Betroffenen umfassende Erkrankung handelt, in deren Verlauf sich erst im späten Erkrankungsstadium eine Organlokalisation manifestiert. Diese Organlokalisation beruht auf konstitutionellen Schwachpunkten, psychosozialen Gegebenheiten, genetischen Prädispositionen oder Expositionen gegenüber Noxen (Umweltgifte, Viren etc. pp.). Somit stellt die Behandlung des Krebses in jedem Fall auch primär eine Behandlung des Gesamtorganismus dar, und die organbezogene Diagnostik und Therapie ist lediglich eine sekundäre Maßnahme zur Behandlung spezieller onkologischer Probleme.

Hinzu kommt, daß die Organlokalisationen im Bereich der Ovarien, des Hodens und der Prostata angesichts der neueren Erkenntnisse um die Vernetzung von Organen und Organsystemen (Stichwort „Neuro-Endokrino-Immunologie“) einer erweiterten Betrachtung und Behandlung bedürfen. Möglicherweise ist das Gebiet der Neuro-Endokrino-Immunologie in zwei oder drei Jahrzehnten bereits eine eigenständige Fachdisziplin innerhalb der Medizin. Jedenfalls entspricht die strenge Zuordnung beispielsweise des Ovarialkarzinoms zur Gynäkologie oder des Prostatakarzinoms zur Urologie nicht den realen Erfordernissen. In der klinischen Onkologie wird dem bereits heute durch die Einrichtung interdisziplinärer „Tumorkonferenzen“ entsprochen, in deren Rahmen mehrere Fachdisziplinen gleichzeitig in enger Kommunikation und Kooperation das therapeutische Prozedere festlegen.

Im Rahmen der Krebsbehandlung ist nicht nur aus den o. g. rechtlichen Gründen, sondern auch aus ethischen und praktischen Gesichtspunkten heraus eine Zusammenarbeit mit den jeweiligen Fachärzten anzustreben. Im Falle der Tumorerkrankungen des männlichen und weiblichen Genitales sowie der Brustdrüse oder der Prostata ist ein fachärztlich-gynäkologisches bzw. -urologisches Konsilium unumgänglich.

Um es noch konkreter zu formulieren: Behandeln Sie einen Krebskranken niemals als alleiniger Therapeut! Sie stehen in hoher Verantwortung gegenüber dem Erkrankten, dessen Krankheitsverlauf wesentlich durch eine gut koordinierte Zusammenarbeit verschiedener Berufs- und Fachrichtungen günstiger gestaltet werden kann. Zudem werden Sie feststellen, daß Sie als alleiniger Behandler nach recht kurzer Zeit mit den speziellen onkologischen Problemen überfordert sein werden, so daß eine Kooperation mit Fachärzten (beispielsweise im Rahmen der Organmetastasierung, der Tumorkachexie, der Schmerztherapie und der Sterbebegleitung, um nur einige Punkte zu nennen) auch praktisch unverzichtbar ist.

Während sich die Fachärzte um die spezifischen (organbezogenen) Problemstellungen der Betroffenen kümmern und leider nicht allzu selten den Erkrankten in seiner ganzheitlichen Dimension vernachlässigen, sollten wir als Heilpraktiker wieder den diagnostischen und therapeutischen Blick auf den erkrankten Menschen innerhalb seines Umfeldes lenken. Krebs wird nur dann effektiv behandelbar sein, wenn neben den spezifischen Organproblemen auch die übergeordneten Dimensionen und Regelmechanismen von Endokrinium, Immun- und Nervensystem, Metabolismus und psychosozialem Umfeld in die Therapie einbezogen werden. Dies ist unsere Aufgabe und unsere Stärke. Deshalb, und nicht nur aus rechtlichen Gründen, sollten wir Krebspatienten nicht isoliert in unserem naturheilkundlichen Rahmen behandeln, sondern ganzheitlich denkende und handelnde, kritische Begleiter sein.

Hinweis

Die im Teil 3 ausgeführten zytostatischen Behandlungsstrategien berücksichtigen die heute üblicherweise angewandten Arzneistoffe in den Mono- oder Kombinations-Chemotherapien. Die diesbezügliche Arzneiforschung ist noch immer in Fluß, so daß die Übersichten keinen Anspruch auf Vollständigkeit erheben (können). In Anhang 1 am Ende dieses Kapitels sind die gebräuchlichsten Medikamentennamen für die jeweiligen zytostatischen Substanzen übersichtlich aufgeführt.

3.1 Tumoren der weiblichen Geschlechtsorgane

Zahlen

Das Mammakarzinom stellt mit Abstand die häufigste Krebserkankung der Frau dar. Dementsprechend nimmt das Mammakarzinom in diesem Kapitel auch den größten Raum ein. Bei den Unterleibskarzinomen rangiert an erster Stelle das Korpuskarzinom mit 48 %, gefolgt vom Ovarialkarzinom mit 29 %, vom Kollumkarzinom mit 19 %, vom Vulvakarzinom mit 3 % und vom Vaginalkarzinom mit 1%.

3.1.1 Das Mammakarzinom

Zahlen

Die Inzidenz des Mammakarzinoms liegt in Deutschland bei rund 100 Neuerkrankungen auf 100 000 Einwohner pro Jahr und betrug 1995 laut der Auswertung des Robert-Koch-Instituts 42 700 Neuerkrankungen. In 0,7 % der Fälle kann das Mammakarzinom auch beim Mann auftreten.

Ätiologie

Als ätiologischer Risikofaktor gelten genetische Einflüsse, d. h. die Wahrscheinlichkeit an einem Mammakarzinom zu erkanken, ist bei Frauen signifikant höher, deren Großmütter ebenfalls ein Mammakarzinom hatten. In der altersbezogenen Inzidenz steigt das Risiko ab Mitte des zweiten Lebensjahrzehnts kontinuierlich an.

Der Einfluß von Ernährungsgewohnheiten, v. a. von hohem Fettkonsum, wird als möglicher Kofaktor kontrovers diskutiert.

Hormonelle Gegebenheiten scheinen beim Mammakarzinom ebenfalls einen Einfluß zu besitzen. So steigt das Risiko einer Mammakarzinomerkrankung bei Patientinnen an, die im Rahmen der Menopause substituierende Hormontherapien erhalten, v. a. bei Östrogen-Gestagen-Kombinationen. Der Einfluß hormoneller Kontrazeptiva („Pille“) in der prämenopausalen Phase wird ebenfalls diskutiert.

Auch Patientinnen mit Mastopathie zeigen eine erhöhte Inzidenz, so daß die Behandlung der Mastopathie durchaus als krebspräventive Maßnahme verstanden werden kann und mastopathische Patientinnen einer engeren klinischen Kontrolle unterzogen werden sollten. Hierbei sei auf die sehr unterschiedliche Einschätzung von Nutzen/Risiko der mammografischen Screening-Diagnostik hingewiesen. Diese kontroverse Diskussion wird weiter unten ausgeführt (siehe „Schulmedizinische Diagnostik“).

Histologie, Wachstum und Ausbreitung

Das Mammakarzinom tritt am häufigsten (zu fast 65 %) im oberen, äußeren Quadranten der Brustdrüse auf. Frauen ab Mitte des zweiten Lebensjahrzehnts ist eine regelmäßige und besonders gründliche Selbstuntersuchung der Brustdrüse v. a. in diesem Sektor anzuraten. Risikopatientinnen (Mastopathie, Erkrankung der Großmutter, Hormonsubstitution) sollten in regelmäßiger gynäkologischer Kontrolle sein.
Histologisch stellt das invasive Milchgangskarzinom (duktales Karzinom) den Hauptanteil der Mammakarzinome dar, gefolgt vom invasiven Läppchenkarzinom (lobuläres Karzinom). In einigen Fällen (ca. 3 %) besteht ein primär multizentrisches Karzinom, d. h. das Karzinom ist an mehreren Stellen der Brustdrüse gleichzeitig lokalisiert. Hierdurch wird ein brusterhaltendes chirurgisches Vorgehen erschwert.
In etwas mehr als der Hälfte aller Brustkrebserkrankungen sind Hormonrezeptoren nachweisbar. Dies bedeutet, daß die Tumorzellen Rezeptoren („Bindemoleküle") für Östrogen oder Progesteron (oder beide) an ihrer Zelloberfläche ausgebildet haben. Die jeweiligen Hormone „docken" an diese Rezeptoren „an" und werden von den Tumorzellen zur Wachtumsstimulation genutzt. Der Nachweis dieser Rezeptoren erfolgt immunhistochemisch am entfernten Karzinomgewebe. Postmenopausale Patientinnen mit positivem Rezeptorstatus sollen eine etwas bessere Prognose aufweisen als prämenopausale Patientinnen mit positivem Rezeptorstatus oder Patientinnen mit negativem Rezeptorstatus. Das Ansprechen ersterer Gruppe auf eine (Anti-)Hormontherapie (s. „Schulmed. Therapie") wird höher eingeschätzt als bei letzteren Gruppen.
In einem hohen Prozentsatz der Fälle ist das Mammakarzinom bei der Diagnosestellung bereits lokal (Lymphsystem) oder *systemisch* (innere Organe, Skelett, Haut) metastasiert. Es liegt also bereits ein disseminiertes Stadium vor, dem eine alleinige lokale Therapie nicht mehr genügt. Dabei ist die Einschätzung der Ausbreitung nur begrenzt möglich.
Die klinisch-statistische Literatur geht davon aus, daß bei Primärtumoren von der Größenordnung bis 1,0 cm Durchmesser bereits in 20 – 30 %, bei Tumoren von 3 – 4 cm in 45 – 55 % und bei Tumoren über 5 cm Durchmesser in etwa 60 % der Fälle eine zumindest lymphogene Aussaat erfolgt ist. Dabei dürfte es sich nach meinen Beobachtungen um sehr zurückhaltende Schätzungen handeln.
Entsprechend den in Teil 1 ausgeführten Charakteristika der Tumorbiologie und -immunologie sowie den anatomischen Gegebenheiten ist die lymphogene Metastasierung in die regionalen Abflußgebiete der erste Ausbreitungsweg. Dabei ist zu beachten, daß innerhalb dieses Prozesses das Lymphsystem mit seiner drainierenden und filternden Funktion häufig seiner Aufgabe gerecht wird, nämlich dem Abfangen von Fremdstrukturen vor dem Übertritt in das Blutkreislaufsystem.
Die Ausbreitung erfolgt lymphogen zunächst innerhalb der direkten Abflußwege

der Mamma (s. *Abb. 3.9*). Überwinden Tumorzellen die ersten Barrieren in Form der Lymphknoten („Level I"), kommt es zur Aussaat in die entfernteren Lymphregionen („Level II und III") und anschließend über den Ductus Botalli zur Invasion in den Blutkreislauf (hämatogene Metastasierung). Seltener, eher bei größeren Tumoren, kann es auch zu einer primär hämatogenen Metastasierung durch Eröffnung lokaler Blutgefäße innerhalb der Brustdrüse kommen.
Im Fall der hämatogenen Aussaat, und vorausgesetzt, die Tumorzellen überleben das feindliche intravasale Milieu, kommt es zur Organmanifestation. Beim Mammakarzinom sind die Organmetastasierungen in der Reihenfolge der Häufigkeit:

- Leber
- Knochen
- Lunge
- Knochenmark
- ZNS
- Haut

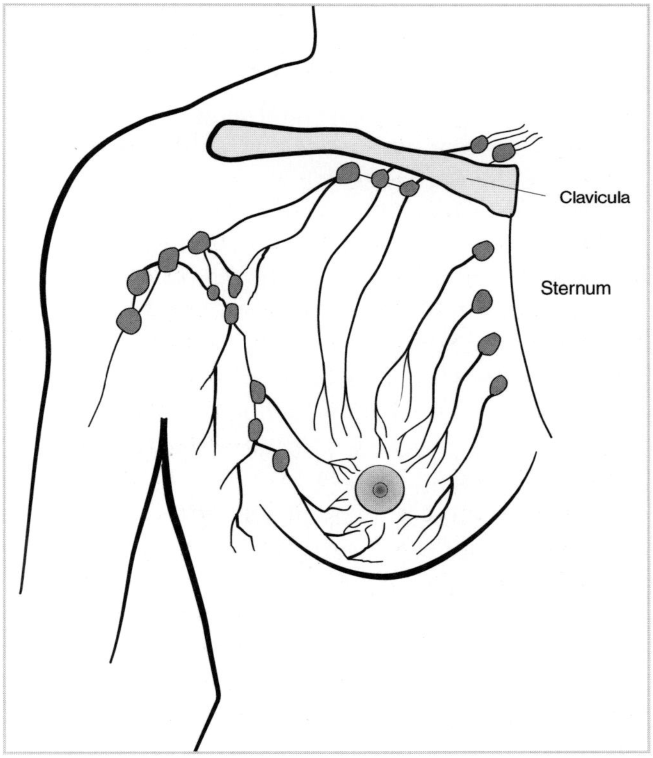

Abb. 3.9 Lymphogene Drainage und Lymphknotenstationen der Brustdrüse

Beim Mammakarzinom spielt das Tumor- „Grading" eine prognostisch wichtige Rolle. Das „Grading" bezeichnet den Grad der Differenzierung, d. h. die Ähnlichkeit, die die Tumorzellen mit dem Ursprungsgewebe aufweisen. Sie wird durch die histologische Untersuchung des Tumorgewebes in Stufen von 1 bis 4 festgelegt. Das Grading des Primärtumors korreliert beim Mammakarzinom besonders deutlich mit der Aggressivität des Tumorgeschehens, gilt jedoch auch bei anderen Tumorarten als prognostischer Faktor.

Tabelle 3.1: Grading, Aggressivität und Prognose beim Mammakarzinom

Grading (G)	Grad der Differenzierung	Aggressivität	Prognose
G1	gut differenziert	niedrig	gut
G2	mäßig differenziert	mäßig	mäßig
G3	schlecht differenziert	hoch	schlecht
G4	undifferenziert	sehr hoch	sehr schlecht

Medizinische Diagnostik

Der jährliche gynäkologische Tastbefund der Brustdrüse mit besonderer Beachtung des oberen, äußeren Quadranten gehört zu den Vorsorgemaßnahmen bei Frauen ab dem 3. Lebensjahrzehnt. Bei Risikopatientinnen (s. o.) sollte diese Untersuchung in halbjährlichen Abständen ab Mitte des zweiten Lebensjahrzehnts erfolgen.
Bei suspekten Befunden folgt dem Tastbefund sinnvollerweise zunächst die Mammasonografie, die als einfache, nicht-invasive und nebenwirkungsfreie Methode empfehlenswert ist. In der Hand eines sonografisch erfahrenen Diagnostikers stellt die Ultraschallmethode eine der Mammografie gleichwertige Diagnosemethode dar. Ausnahme stellen hier lediglich Frauen mit starken Brustdrüsenkörpern sowie mit ausgeprägten Mastopathien dar; in diesem Fall ist die Sonografie unsicher.
Als Folgemaßnahme (und in sehr vielen, möglicherweise zuvielen Fällen) wird die Mammografie der Brustdrüse durchgeführt, die vielerorts als geeignete alljährliche „Screeningmethode" zum Aufspüren von Mammatumoren empfohlen wird. Diese Methode der röntgenologischen Darstellung der Brust ist sehr umstritten und wird auch in der Fachwelt äußerst kontrovers diskutiert, zumindest hinsichtlich ihrer Eignung als Screeningmethode. Einerseits wird die Belastung durch Strahlung und traumatische Kompression der Brustdrüse als hoch eingestuft, andererseits werden (v. a. von Statistikern) die Aussagekraft und der Einfluß auf die Gesamtüberlebenszeit bei Mammakarzinomen bestritten. Letzteres vor allem auf dem Boden der Erkenntnis, daß Mammakarzinome zum Zeitpunkt der Diagnosesicherung in einem hohen Prozentsatz bereits lymphogen metastasiert sind und das therapeutische Vorgehen und die Gesamtüberlebenszeit durch die Mammografie nicht verändert würden. In Folge eines mammografisch suspekten Befundes, so kritische Stimmen, würde sowieso zu Biopsie und Operation geraten, warum also vorher noch diverse belastende diagnostische Mammografien?
Als Alternative zur Mammografie bieten sich in der schulmedizinischen Diagnostik die Verfahren der Computertomografie (CT) mit und ohne Kontrastmittel

(ebenfalls ein röntgenologisches Verfahren) sowie die Magnetresonanz-Tomografie (MRT) an.
In einem hohen Prozentsatz der suspekten Befunde wird gynäkologischerseits die Biopsie in Form einer Feinnadel- oder Drillbiopsie durchgeführt, um die Gutartigkeit oder Bösartigkeit (Dignität) des Befundes zu klären. Auch die Notwendigkeit der Biopsie wird angesichts des Risikos der Metastaseninduktion durch Nadelverletzung des Tumors kontrovers diskutiert. Es steht die Frage im Raum, warum eine Verletzung des Tumors durch die Biopsienadel in Kauf genommen werden soll, wenn die operative Intervention im Anschluß daran sowieso erfolgen wird. Das Problem der falsch-negativen Biopsie oder der Biopsie, bei der kein repräsentatives Material gewonnen werden kann, stellt Patientin und Gynäkologen in einem hohen Prozentsatz vor die Frage, ob aus Sicherheitsgründen der suspekte Bereich nicht operativ entfernt werden sollte. Selbst bei gutartigen (benignen) Tumoren der Brustdrüse stellt der Tumor eine psychische (Angst) und immunologische (spätere Entartung) Gefahr für die Patientin dar. Es wäre also zu überlegen, ob suspekte Befunde nicht von vornherein (und ohne vorherige invasive Diagnoseverfahren) schonend entfernt und mittels intraoperativer Histologie geklärt werden sollten.

Schulmedizinische Therapiestrategien

Chirurgie

Die chirurgische Intervention beim (Verdacht auf) Mammakarzinom erscheint unumgänglich und unverzichtbar. In unserer beratenden und betreuenden Funktion als Heilpraktiker sollten wir uns des hohen Risikos bewußt sein, welches ein Belassen des Tumors in sich birgt. Jeder Tumor, der im Gewebe verbleibt, stellt eine ständige potentielle Metastasenquelle dar. Die modernen und heute praktizierten chirurgischen Vorgehensweisen gerade beim Mammakarzinom entscheiden wesentlich über den weiteren Verlauf der Erkrankung. Eine möglichst frühe gründliche Tumorentfernung schaltet schlagartig die weitere Metastasierung aus, und selbst wenn bereits Mikrometastasen vorliegen, ist die Chance auf eine Heilung durch gut kombinierte Behandlungsverfahren günstig.
Gerade beim Mammakarzinom sollte dieses Wissen verbunden werden mit den Erkenntnissen hinsichtlich der Tumorkinetik, denn Mammakarzinome sind in der Regel eher langsam wachsende Tumoren. Ein Karzinom mit einem Durchmesser von 2 cm kann einen Entwicklungsweg von bis zu 12 Jahren hinter sich haben. Angesichts der Wichtigkeit einer gründlichen Orientierung und Information vor der Entscheidung zum therapeutischen Vorgehen sollte den Patientinnen Zeit gelassen werden, sich ihren individuellen Weg der Behandlung zu erkunden, ihn zu verstehen, zu akzeptieren und mitzutragen. Falls dieser Rat zunächst konträr

zu den obigen Ratschlägen zur frühestmöglichen operativen Intervention erscheinen mag, so wird mein Anliegen vielleicht durch den Hinweis deutlicher, daß in der Regel diejenigen Patientinnen einen günstigeren Gesamtverlauf der Erkrankung aufweisen, die gründlich informiert, immunbiologisch vorbehandelt und die Entscheidung mittragend in die therapeutische Phase der Erkrankung eintreten.
Der Druck und die durch Fachärzte geschürten Ängste, die die Patientinnen häufig innerhalb von 24 Stunden zur Operation bewegen, sind in keinem mir bekannten Fall berechtigt. Eine Ausnahme stellen allenfalls die Patientinnen dar, bei denen eine Biopsie vorgenommen wurde, da eine Verletzung des Tumors zu einer akuten Metastasenaussaat führen kann. Lediglich hier sollte den Patientinnen zu einer umgehenden Tumorresektion geraten werden. In allen anderen Fällen sollte Zeit und Raum gegeben werden; eine etwa 6 – 10tägige „Bedenkzeit" nach Diagnosestellung sollte zur psychischen und immunbiologischen Vorbereitung vor der OP genutzt werden.
Die chirurgische Intervention ist also die wichtigste (und effektivste) Maßnahme in der Behandlung des Mammakarzinoms. Im Gegensatz zu früheren Vorgehensweisen der Radikaloperation (radikale Mastektomie nach HALSTED), bei der neben der Brustdrüse und dem lymphatischen Gewebe auch die Pektoralismuskulatur entfernt wurde, sind heute schonende („modifizierte") Verfahren üblich und sinnvoll. Je nach Tumorgröße wird entweder nur eine Tumorexstirpation (mit 2 cm Sicherheitsabstand im gesunden Gewebe) durchgeführt, oder aber bei größeren Tumoren eine subkutane Mastektomie vorgenommen. In letzterem Fall ist ein prothetischer Aufbau aus kosmetischen Gründen möglich, aber nur bedingt zu empfehlen.
In jedem Fall wird intraoperativ eine Entfernung von Lymphknoten durchgeführt (Axilladissektion). Dies geschieht weniger aus therapeutischen, sondern mehr aus Gründen der Festlegung der Krankheitsausbreitung („Staging"). Je nach Befall verschiedener Lymphknotenstationen wird das postoperative Vorgehen mittels Strahlen-, Hormon- oder Chemotherapie festgelegt.
Entscheidend für die Art des weiteren Vorgehens sind folgende Faktoren:

1. Tumorgröße
2. Tumortyp und -grading
3. Lymphknotenbeteiligung
4. Hormonrezeptorstatus
5. Mitoserate des Tumorgewebes
6. Kriterium der Fernmetastasierung

Eine internationale Kennzeichnung („TNM-Formel") legt postoperativ die lokale und systemische Ausbreitungssituation fest, wie *Tabelle 3.2* übersichtlich ausführt. Die TNM-Formel gilt übrigens (mit kleinen Unterschieden) für fast alle Tumorarten.

Tabelle 3.2: TNM-Klassifikation des Mammakarzinoms

p = histologisch, T = Größe des Primärtumors, N = Befall des Lymphsystems, M = Fernmetastasen, G = Grading (Grad der Differenzierung, histologische Aggressivität), ER = Östrogenrezeptor-Status, PR = Progesteronrezeptor-Status

Tis =	Carcinoma in situ, lokales Karzinom ohne Durchbruch der Basalmambran
pT1 =	Primärtumor bis 2 cm Durchmesser
	pT1a = Tumor bis 0,5 cm pT1b = Tumor bis 1,0 cm, aber > 0,5 cm pT1c = Tumor bis 2,0 cm, aber > 1,0 cm
pT2 =	Primärtumor bis 5 cm, aber > 2 cm
pT3 =	Primärtumor über 5 cm
pT4 =	Primärtumor jeder Größe mit Infiltration in Haut oder Brustwand

+++

pN0 =	Lymphknoten frei von Tumorzellen
pN1 =	Metastasen in beweglichen, ipsilateralen axillären Lymphknoten
	pN1a = Mikrometastasen pN1b = Metastasen im Lymphknoten, zumindest eine > 0,2 cm
pN2 =	Metastasen in ipsilateralen axillären Lymphknoten, untereinander oder an andere Strukturen fixiert
pN3 =	Metastasen in ipsilateralen Lymphknotenstationen entlang der Arteria mammaria interna
MX =	Vorhandensein von Fernmetastasen kann nicht beurteilt werden
M0 =	Definitiv keine Fernmetastasen nachweisbar
M1 =	Fernmetastasen gesichert

+++

G =	Grading, weiter oben ausgeführt

+++

ER neg. =	Keine Östrogenrezeptoren gefunden
ER pos. =	Östrogenrezeptoren vorhanden
PR neg. =	Keine Progesteronrezeptoren gefunden
PR pos. =	Progesteronrezeptoren vorhanden

Anmerkung: Bei der Rezeptorbefundung wird in der Regel angegeben, in welcher prozentualen Intensität die jeweiligen Rezeptoren gefunden wurden. Liegen Hormonrezeptoren > 20 % vor, wird in der Regel eine entsprechende Hormontherapie eingeleitet, oder als spätere Therapieoption erwogen.

Die Strahlenbehandlung des Mammakarzinoms

Eine Strahlenbehandlung erfolgt beim Mammakarzinom postoperativ nach Abheilung der Wundverhältnisse in rein adjuvanter Absicht, d. h. zur Senkung des lokalen Rezidivrisikos bei größeren Primärtumoren, multizentrischen Tumormanifestationen oder Lymphknotenbefall. Eine Verbesserung der Gesamtüberlebenszeit ergibt sich hieraus nicht.
Die Technik besteht in der Bestrahlung des operierten Tumorbettes bis zur Brustwand sowie der Lymphabflußwege.
Im Falle von Metastasen dient die Strahlentherapie der Schmerzbehandlung (v. a. bei Knochenmetastasen) und der Reduktion metastasenbedingter Komplikationen (v. a. bei Hirnmetastasen). In ersterem Fall kann die Radiatio bei knöcherner Beteiligung tragender Skelettanteile eine drohende Spontanfraktur verhindern, da es nach Bestrahlung knöcherner Metastasen zu einem regenerativen Durchbau des betroffenen Knochens mit Kallusbildung kommt.
Eine Kombination aus Strahlentherapie und anderen adjuvanten Methoden (Chemotherapie, Hormonbehandlung, Anwendung von Biphosphonaten bei knöchernen Metastasen) ist häufig geübte Praxis.

Die Chemotherapie des Mammakarzinoms

Der Einsatz der Kombinations-Chemotherapie beim Mammakarzinom wird innerhalb der Onkologie heftig und widersprüchlich diskutiert, ihr Nutzen ist umstritten. Eine Heilung des Mammakarzinoms allein durch Chemotherapie ist definitiv unrealistisch. Die Entwicklung neuer Zytostatika wie Paclitaxel oder Gemcitabine hat an dieser Einschätzung nichts ändern können. Dementsprechend ist sowohl in den klinisch-onkologischen Fachpublikationen wie auch im Umgang mit Mammakarzinom-Patientinnen landläufiger Pessimismus zu konstatieren. Neuere onkologische „Konsensuskonferenzen" empfehlen dementsprechend, auch unter dem Druck medizinisch-ökonomischer „Kosten-Nutzen-Kalkulationen", die routinemäßige Serienuntersuchung von Mammakarzinom-Patientinnen auf Fernmetastasen einzustellen, da eine effektive Behandlung von Organmetastasen sowieso nicht zur Verfügung stünde (KATH und HÖFFGEN, 1995).
Während in manchen klinisch-onkologischen Zentren die adjuvante Chemotherapie zur Routinenachbehandlung des Mammakarzinoms gehört, setzen andere diese aggressive Therapievariante nur bei Befall der Lymphknoten zur Nachbehandlung ein. Kritische Stimmen raten dazu, die systemische Polychemotherapie lediglich dann durchzuführen, wenn metastasenbedingte vitale Komplikationen eintreten (Ikterus durch Lebermetastasen, Störung vitaler Funktionen durch Lungen- oder Hirnmetastasen etc.).
Mein persönlicher Eindruck ist, daß der Einsatz der Chemotherapie nur zu vorübergehenden Verbesserungen der metastasenbedingten Beschwerden und Kom-

plikationen führt, während sich Lebensqualität und Gesamtkrankheitsverlauf hierunter deutlich verschlechtern bzw. verkürzen. Die Nebenwirkungen dieser aggressiven Therapievariante unterscheiden sich je nach eingesetzten Zytostatika. Sie reichen von passagerer Übelkeit über schwere Erbrechens- und Durchfallphasen, gastrointestinale Soorinfektionen und opportunistische bakterielle und virale Infektionen bis zu massiven kardio-, nephro-, neuro- und myelotoxischen Wirkungen mit all ihren Konsequenzen.
Die Entscheidung für oder gegen den Einsatz von Zytostatika muß in jedem Fall der Patientin überlassen werden. Für einen derartigen Entschluß bedarf es jedoch unbedingt einer ausführlichen und (selbst-)kritischen Information über Art und Wirkungsweise der vorgesehenen Therapie sowie der vorgesehenen zytostatischen Substanzen. Im Vordergrund der Entscheidung stehen sicher eher subjektive Sicherheitsbedürfnisse durch vermeintlich stark wirksame Therapieformen. Patientinnen, die sich für eine adjuvante Chemotherapie entscheiden, haben in der Regel ein hohes Sicherheitsbedürfnis und stehen naturheilkundlichen Verfahren auch skeptischer gegenüber. Sie weisen eine höhere Compliance gegenüber der klinischen Onkologie auf und sind auch eher bereit, sich schwereren Nebenwirkungen auszusetzen. Es wäre m. E. falsch, einer solchen Patientin von einer Chemotherapie abzuraten, wenn sie (subjektive) Sicherheit auch mit Nebenwirkungen zu „bezahlen“ bereit ist. Dennoch sollten Patientinnen auf die realistischen Chancen hingewiesen werden, die im Fall der Chemotherapie des Mammakarzinoms eher schlecht sind.

Zytostatische Therapieregimes

In der Regel werden beim Mammakarzinom Kombinations-Chemotherapien durchgeführt, nicht selten in Verbindung mit Strahlentherapie. Sie zielen auf die Beseitigung, oder realistischer formuliert, auf die Minimierung wirklicher oder vermuteter Metastasen oder Resttumorzellen nach operativer Erstintervention ab. Die Kombinations-Chemotherapie stellt in den meisten Fällen eine Kombination der Wirkstoffe Cyclophosphamid, Methotrexat und Fluorouracil (CMF-Schema), Adriamycin (= Doxorubicin) und Cyclophosphamid (AC-Schema), oder Cyclophosphamid und Methotrexat, Fluorouracil, Vincristin und Prednisolon (CMFVP-Schema) dar.
Monotherapien sind seltener, sie werden zumeist als zweite oder dritte Wahl nach erfolgloser Kombinations-Chemotherapie angewandt; zum Einsatz kommen hier beispielsweise Paclitaxel oder Mitoxantron, neuerdings auch Gemcitabine.
Die jeweiligen Nebenwirkungen sind je nach angewandter Substanz unterschiedlich. Detailinformationen hierzu entnehmen Sie bitte der onkologischen Fachliteratur. In jedem Falle ist die Anwendung zytostatischer Substanzen mit einer mehr oder minder ausgeprägten Immunsuppression verbunden, die aus unserer Sicht auch das Hauptproblem darstellt. Einerseits kann eine Chemotherapie z. T.

beachtliche zerstörende Wirkungen im Tumorbereich aufweisen und dadurch schmerzhemmend, lebensverlängernd (v. a. bei vitalen Komplikationen) und hilfreich sein. Andererseits führt die Behandlung zu einer desolaten immunologischen und metabolischen Situation, welche die Tür für diverse suppressionsbedingte Folgeerkrankungen öffnet, bis hin zu iatrogenen Zweittumorerkrankungen.

Die Hormontherapie des Mammakarzinoms

Wie weiter oben schon ausgeführt, weisen rund 60 % aller Mammakarzinom-Patientinnen an ihren Tumorzellen Hormonrezeptoren für Östrogen und/oder Progesteron auf. Hiervon profititiert etwa die Hälfte (überwiegend postmenopausale Patientinnen) von einer Hormontherapie mit Tamoxifen (z. B. TAMOXIFEN-biosyn®) bzw. (neuerdings) einem Tamoxifenderivat (Droloxifen®). Der Vorteil der Therapie, der an einem im Mittel 12 Monate dauernden Krankheitsstillstand erkennbar ist, wird durch vorwiegend subjektive Beschwerden „erkauft“, wie etwa Hitzewallungen, Schweißausbrüche, orthostatische Dysregulationen, Übelkeit, Libidoverlust und depressive Verstimmungen. In der Regel verliert die Hormontherapie nach 6 – 24 Monaten zunehmend ihre Wirksamkeit und es werden dann Zweit- und Drittregimes der Antihormontherapie eingesetzt, um die zu erwartende neuerliche Progredienz der Erkrankung hinauszuzögern.

Spezifische Probleme

Im Fall des Mammakarzinoms stehen psychosoziale Probleme sehr im Vordergrund und bedürfen der sensiblen fachkundigen Beratung und Betreuung. Die weibliche Brust steht in unserer Gesellschaft als Synonym für Weiblichkeit. Ihre Erkrankung und ihre Behandlung (v. a. im Falle der Brustamputation) bedeuten für Frauen sehr häufig einen erheblichen Einbruch in die weibliche Identität, selbst dann, wenn die moderne kosmetische Chirurgie und Prothetik bemüht ist, durch Silikon-, Kochsalz- oder andere Brustprothesen Abhilfe zu schaffen.
Einen Einbruch in die Partnerbeziehung stellt die Brustkrebserkrankung in jedem Falle dar, und nicht selten kommt es sogar zu Trennungen des Partners von der mammaamputierten Patientin. Psychotherapeutischer Beistand bis hin zu einer Paartherapie sind hier nahezu unverzichtbar. Leider wird dieser Bereich innerhalb der onkologischen Klinik noch immer sträflich vernachlässigt. Eine Änderung dieser desolaten Situation ist in Anbetracht der Kostensituation und der sich abzeichnenden Auswirkungen des Gesundheitsstrukturgesetzes in Deutschland nicht absehbar, so daß die psychoonkologische Betreuung auch weiterhin vorwiegend den niedergelassenen Psychotherapeuten und Heilpraktikern überlassen bleibt.

Das Lymphödem

Vor allem nach einer OP mit Strahlentherapie stellt nicht selten das auf der behandelten Seite auftretende Lymphödem eine wesentliche Herausforderung dar. Wenn sich auch ein Lymphödem im Gegensatz zu früheren Jahren seltener und nicht mehr so exzessiv entwickelt, ist doch häufig eine schmerzhafte Bewegungseinschränkung und Belastung der Patientin damit verbunden. Klinischerseits wird diesem Problem meist mit manueller Lymphdrainage begegnet, die aber häufig unzureichend ist. Eine Intensivierung der Neubildung von Lymphkollateralen mittels geeigneter Phytopharmaka oder Homöopathika (v. a. APIS) erscheint zweckmäßig. Außerdem kann mit einer Kombination aus systemischer Enzymtherapie und hohen Dosen Natrium-Selenit gut lindernd eingegriffen werden. Verordnungsbeispiel beim Lymphödem:
LYMPHOMYOSOT® 3x30 Trpf., SELENASE® 3x1 Amp., WOBENZYM® 3 x 3 Tbl. sowie LYMPHDIARAL® als Salbenanwendung.

Komplementäre Therapien beim Mammakarzinom

Wie in jedem Krebserkrankungsfall sollte auch beim Mammakarzinom eine präoperative immunologische Diagnostik durchgeführt werden. Sie zeigt uns die individuelle Immunlage, die das Wachstums des Karzinoms zugelassen hat, und weist uns den postoperativ einzuschlagenden immuntherapeutischen Weg. Ebenfalls präoperativ sollte ein Tumormarker-Screening durchgeführt werden. Dabei geht es darum, den jeweils vorhandenen pathologischen Marker festzuhalten, der dann im weiteren Verlauf der Erkrankung in regelmäßigen Abständen kontrolliert wird. Nach meinen Beobachtungen finden sich bei rund 75 % aller Mammakarzinome präoperative Tumormarkererhöhungen. In der Reihenfolge der Häufigkeit sind Erhöhungen des CA 15-3, MCA, TPA oder CEA-Wertes zu finden. Bei nachfolgender Tumorentfernung in toto und nicht befallenen Lymphknoten fällt der entsprechende Tumormarker innerhalb von 4 – 8 Wochen in den Normbereich zurück. Geschieht dies nicht, so ist davon auszugehen, daß entweder Resttumorzellen verblieben sind, oder bereits Metastasen bestehen.
Im Fall der Tumormarker-Normalisierung nach Erstbehandlung kann der ausgangs pathologische Marker recht zuverlässig als Warnsignal einer erneuten Krankheitsaktivität genutzt werden. Er gehört zur Routinediagnostik im rezidivfreien Intervall.
Neben dem beschriebenen diagnostischen Prozedere ist es zweckmäßig, eine kurze immunbiologische Vorbehandlung durchzuführen. Sie dient der immunbiologischen Vorbereitung auf den Eingriff, verhilft zu einer schnellen und komplikationsarmen Abheilung und soll die intraoperative Metastasierungsgefahr minimieren. In den meisten Fällen ist nach Stellung der Verdachtsdiagnose durch die bildgebenden Verfahren beim Mammakarzinom auch Zeit, um eine solche ca. 8

bis 14tägige Vorbehandlung durchzuführen. In dieser Zeit empfiehlt sich die Applikation von Mistel (z. B. zweimal wöchentlich je 60 mg VYSOREL® M intravenös oder viermal wöchentlich je 30 mg VYSOREL® M subkutan).
Neben der Mistelinjektionstherapie sollte eine Injektionstherapie mit einem Milzpeptidpräparat erfolgen (z. B. 3 x wöchentlich 500 mg FACTOR AF2® intravenös).
Ergänzend erfolgt die orale Therapie mit einer Enzymkombination sowie einem orthomolekularen Kombinationspräparat. Als Enzymmischung empfiehlt sich z. B. die Behandlung mit WOBE MUGOS® 3x3 Tbl./Tag. Das Enzympräparat sollte aufgrund seiner fibrinolytischen Wirkung 2 – 3 Tage vor der geplanten OP abgesetzt werden, um intraoperative Komplikationen (Blutungen) zu vermeiden. In der orthomolekularen Behandlung sollte präoparativ mit einer Kombination gearbeitet werden, die neben den Vitaminen A, C, E und Glutathion, eine Aminosäure (z. B. L-Zystein oder Methionin), alpha-Liponsäure sowie einen mikrobiologischen Bestandteil, wie z. B. Bifidum L. oder Laktobazillus enthält (s. hierzu auch den letzten Abschnitt im Kapitel „Orthomolekulare Therapie").
Aus homöopathisch-energetischen Gesichtspunkten sollte kurz vor oder kurz nach der operativen Herauslösung des Tumorgeschehens die einmalige Gabe von CARCINOSINUM in einer C200-Potenz erfolgen. Aus energetischen Gesichtspunkten wird durch die Entfernung der zellulären Tumormanifestation eine Aktivierung der Karzinom-"Energie" provoziert. Der Tumor ist entfernt, die Gründe für sein Wachstum bleiben jedoch bestehen, so daß eine Art karzinogener „Schwingung" in der Patientin verbleibt, der ihre zelluläre Lokalisation genommen wurde. Die CARCINOSINUM-Gabe soll helfen, diese „Krebs-Energie"zu binden und zu kanalisieren.
In der C200-Potenz wird sowohl auf die körperliche Dimension als auch auf die psychisch-energetische Dimension Einfluß genommen. Nicht selten kommt es hiernach zu einer Konkretisierung der auf psychischer Ebene bestehenden ko-kausalen Faktoren (näheres hierzu im Kapitel „Homöopathie").
Postoperativ sollte in jedem Fall die Behandlung mit Mistel, Enzymen und orthomolekularer Kombination weitergeführt werden. Die ergänzende Behandlung z. B. mit Thymus- und Milzpeptiden, homöopathischen Interventionen, Hyperthermie etc., wie in Kap. 2 ausgeführt, wird nach den Ergebnissen und Erfordernissen des jeweiligen Immunstatus, dem Ausbreitungsstadium sowie der klinisch-onkologischen Situation eingestellt.

Nachsorge und Prävention

Die Nachsorge des erfolgreich erstbehandelten Mammakarzinoms erfolgt in aller Regel durch eine engmaschige klinisch-onkologische und immunbiologische Überwachung über mindestens fünf Jahre post operationem. Das Risiko für ein Rezidiv oder Metastasen ist in den ersten drei Jahren besonders hoch und sinkt mit jedem weiteren rezidivfreien Jahr kontinuierlich ab. Dennoch ist eine Rezidiv-

oder Metastasenbildung auch 20 Jahre nach erfolgreicher Erstbehandlung möglich. An Krebs erkrankte Menschen haben per se ein lebenslang höheres Risiko, erneut an Krebs zu erkanken.
Aus diesen Gründen sollte sich (bei allen Krebserkrankungen) nach der intensiven Nachbehandlungsphase eine mehrjährige Behandlung mit Mistel anschließen, die durch Anlernen der Patientinnen in der subkutanen Eigeninjektion realisiert wird. Jahrzehntelange Erfahrungen in der postoperativen Krebsnachsorge zeigen, daß diejenigen Patienten, die sich kontinuierlich und über Jahre hinweg Mistel injizieren, ein deutlich geringeres Rezidivrisiko haben als solche, die keine Nachbehandlung durchführen oder diese nach kurzer Zeit abbrechen.
Beim Mammakarzinom spielt die Mastopathie eine Rolle in der Krebsätiologie. Der Behandlung der geweblichen Veränderungen der Brustdrüse kommt somit eine gewisse präventive Bedeutung bei. Eine gute Therapiemöglichkeit bietet die Kombination aus hochdosiertem Vitamin E, einem Enzymgemisch, und einer geeigneten homöopathischen Tiefpotenz-Mischung. Ein Verordnungsbeispiel ist: E-MULSIN FORTE® 3x15 Trpf./Tag, WOBENZYM® 3x3 Drag./Tag, MASTODYNON® 3x15 Trpf./Tag.
Als homöopathische Mittel in der antimastopathischen Behandlung stehen (als höhere Potenzen um C30) CONIUM, CIMICIFUGA, THUJA, AGNUS CASTUS und SEPIA im Vordergrund der Mittelwahl.
In jedem Fall der Nachbehandlung und der Prävention sollte ein orthomolekulares Kombinationspräparat als Langzeittherapie eingesetzt werden, welches ein breites und (von Seiten der Substanzkombination her) gut resorbierbares Spektrum der wichtigsten Vitamine, Mineralstoffe und Spurenelemente beinhaltet. Ein Beispiel für eine solche krebspräventive Mischung ist im letzten Abschnitt des Kapitels „Orthomolekulare Therapie“ genannt.

3.1.2 Das Korpuskarzinom (Endometriumkarzinom)

Zahlen

Rund 22 von 100 000 Frauen erkranken jährlich in Deutschland an einem Karzinom des Korpus uteri. Der Altersgipfel liegt im 60. Lebensjahr.

Ätiologie

Die Ätiologie ist weitgehend unklar. Sicher scheint nur, daß das Risiko einer Korpuskarzinomerkrankung für Frauen unter einer Östrogentherapie um 300 – 400 % steigt. Wird hingegen eine Kombination aus Östrogen und Gestagenen eingesetzt, sinkt das Risiko. Ein erhöhtes Risiko für das Korpuskarzinom ist auch unter der Behandlung mit Tamoxifen (z. B. TAMOXIFEN-biosyn®, Antiöstrogentherapie beim Mammakarzinom) nachgewiesen. Ein hormoneller Einfluß ist hier also sehr wahrscheinlich, die genaueren Mechanismen sind noch unklar. Über familiäre Prädisposition wird berichtet.

Histologie, Wachstum und Metastasierung

In über 90 % der Fälle liegt beim Korpuskarzinom ein Adenokarzinom vor. Wachstum und Ausbreitung verlaufen vorwiegend lokal invasiv innerhalb des Endometriums. Die weitere lokale Ausbreitung erfolgt dann über die Zervix zu den Organen des kleinen Beckens (Blase, Vulva/Vagina, Rektum). Die lymphogenen Metastasierungswege reichen zu den Ovarien und den abdominalen Lymphknoten. Die (seltene) Fernmetastasierung betrifft vorwiegend Lunge, Leber und Knochen.

Schulmedizinische Therapie

Die Behandlung ist abhängig vom Stadium der Entartung. Bei der prämalignen Hyperplasie/Dysplasie erschöpft sich die Behandlung in der Hysterektomie und nachfolgender engmaschiger Beobachtung. In den weiteren Tumorstadien wird bei T1 die Entfernung der Gebärmutter mit der der Ovarien kombiniert, während im Stadium T2 eine totale abdominale Operation (nach Wertheim-Meigs) durchgeführt wird.

Im Stadium T3-4 wird eine kombinierte Therapie aus Strahlenbehandlung und OP durchgeführt, wobei je nach Lage und Ausbreitung die Strahlentherapie präoperativ durchgeführt wird, oder aber als "Sandwich-Technik" eine Strahlentherapie-OP-Strahlentherapie erfolgt.

Erwähnenswert sind die hier häufig eintretenden Strahlenschäden an den strahlensensiblen Schleimhäuten der Nachbarorgane (Blase, Rektum, Vagina), die von leichten Schmerzsensationen bis zu Verbrennungen, Entzündungen und Fistelbildungen reichen können.

Der Behandlung mit Hormon- oder Chemotherapie kommt hier aufgrund mangelnder Effektivität nur eine untergeordnete Rolle zu.

Komplementäre Verfahren

In Abhängigkeit von der schulmedizinischen Behandlungstechnik steht hier die Behandlung der (radiogenen) Nebenwirkungen im Vordergrund. Schleimhautschützende und -stärkende Behandlungen aus der Phytotherapie (v. a. mit Equisetum Arvense) oder der Homöopathie (CAUSTICUM, CANTHARIS oder X-RAY) sollten mit mikrobiologisch modulierenden Behandlungen kombiniert werden. Die Erhaltung der Dickdarm- und Vaginal-Mikroflora ist hier relevant, eine Behandlung häufiger Soorinfektionen obligatorisch (Nystatin). Auch die Applika-

tion von Enzymklistieren während der Strahlentherapie (WOBE MUGOS® Klist.) scheint einen deutlich protektiven Effekt zu haben.
Im Rahmen der orthomolekularen Therapie ist die Substitution der strahlensensiblen und antioxidativen Vitamine A, C und E sowie die Gabe von Glutathion und Aminosäuren zu empfehlen.

3.1.3 Das Ovarialkarzinom

Zahlen

Jährlich erkranken in Deutschland rund 15 von 100 000 Frauen. Die Inzidenz ist steigend. Der Altersgipfel der Ovarialkarzinome liegt zwischen dem 50. und dem 60. Lebensjahr. In 15 % der Fälle treten maligne Ovarialkarzinome (in Form von Keimzelltumoren) bei Kindern und Adoleszenten auf.

Ätiologie

Die ätiologischen Risikofaktoren sind ähnlich wie beim Korpuskarzinom gelagert, mit Ausnahme der Östrogeneinnahme, die das Risiko für ein Ovarialkarzinom ebenso senkt wie frühe und mehrfache Graviditäten (Nonnen haben beispielsweise eine zweifach höhere Inzidenz als die übrige weibliche Bevölkerung). Familiäre Prädisposition scheint beim Eierstockkrebs eine Rolle zu spielen, ebenso die Ernährung (adipöse Frauen erkranken häufiger als normalgewichtige). Diskutiert wird ein Einfluß des Mumps-Virus in der Ätiologie. In vielen Fällen wurde beim Ovarialkarzinom ein Verlust des Suppressorgens p53 nachgewiesen. Strahlenexposition stellt ein hohes Erkrankungsrisiko dar (Hiroshima-Überlebende, Tschernobyl-Opfer, Patientinnen nach Strahlentherapien des Abdomens).

Histologie, Wachstum und Ausbreitung

In etwa 70 – 80 % liegt ein epitheliales Karzinom vor. Aufgrund der späten Beschwerdeentwicklung wird das Ovarialkarzinom häufig spät diagnostiziert. Die Ausbreitung erfolgt lokal in Richtung der Tuben, des Uterus, der Beckenwand, der Blase und des Rektums sowie in Richtung des kontralateralen Ovars.
Die lymphogene Aussaat erfolgt meist in die abdominalen Lymphregionen, vorwiegend paraaortal und iliakal. Fernmetastasen siedeln sich in Pleura, Lunge und Leber an.

Schulmedizinische Therapie

An vorderster Stelle steht hier die operative Intervention nach Wertheim-Meigs (totale abdominale Operation unter Entfernung von Ovarien, Uterus, Lymphknoten und Netz). Beim fortgeschrittenen Karzinom, dessen Prognose trotz aller therapeutischer Ansätze insgesamt schlecht ist, wird eine Strahlen- oder Chemotherapie oder eine kombinierte Strahlen-/Chemotherapie angeschlossen, wobei in der Strahlentherapie das gesamte Abdomen bestrahlt werden muß (häufige Netzmetastasen). Die Nebenwirkungen sind hier erheblich. Für zahlreiche zytostatische Substanzen wurden Wirkungen auf die zytostatikasensiblen Ovarialkarzinomzellen nachgewiesen. Die Chemotherapien beim Ovarialkarzinom sind in der Regel sehr aggressiv. Allen voran werden in den heutigen (meist Kombinations-) Chemotherapien Platinverbindungen eingesetzt, z. B. Cisplatin + Cyclophosphamid + Doxorubicin. Als Monotherapie wird heute Melphalan oder Paclitaxel appliziert, neuerdings auch Gemcitabine. Diskutiert wird zur Zeit die lokale (intraperitoneale) Instillationsbehandlung mit Cisplatin, die der systemischen Therapie bei niedrigeren Nebenwirkungen gleichwertig sein soll.

Komplementäre Therapie

Die Begleitbehandlung des Ovarialkarzinoms stellt hohe Anforderungen. Die Gründe hierfür sind die psychische Situation durch Erkrankung der Fortpflanzungsorgane und die meist sehr invasiven und destruktiven Therapiemaßnahmen der klinischen Onkologie im Bereich des weiblichen Genitales. Welche Behandlung klinischerseits auch immer erfolgt, sie zerstört komplett die Libido der Frau und führt zu einer erheblichen Krise der weiblichen Identität. Dies gilt natürlich insbesondere für jüngere, prämenopausale Patientinnen. Problemverschärfend kommt bei den Tumoren des weiblichen Genitales insgesamt die psychostrukturelle Problematik der Krebskranken hinzu. Wie in den Kapiteln 1.5, 2.9 und 2.11 ausgeführt, sind Schuldgefühle im Sinne einer eigenen Verantwortung für das Krebsgeschehen gehäuft zu finden und verschärfen die libidinöse Identitätskrise hier erheblich. In einem auffällig hohen Prozentsatz weisen Patientinnen mit Ovarialkarzinom eine schwierige, meist mit moralischen und/oder religiösen Dogmen verbundene Sexualentwicklung auf. Oft handelt es sich um Frauen mit extrem eingeschränkter libidinöser Genußfähigkeit und einer sehr hohen Hemmschwelle gegenüber der Möglichkeit, sich freie sexuelle Erfahrungen zu erlauben. Die erfahrene und sensible Eruierung möglicher psychoonkologischer Kofaktoren v. a. in der sexuellen Erlebnis- und Erfahrungswelt ist hier dringend notwendig. Reifungs- und Entwicklungsstörungen sowie Einbrüche in die weibliche Identität, z. B. durch Mißbrauch, sind nicht selten zu finden.

Andererseits stellt die Aggressivität der klinischen Therapie auch substanziell hohe Anforderungen an die Begleittherapie. Beim Ovarialkarzinom werden operative Interventionen in der Regel sehr radikal durchgeführt. Folgen sind langdauernde und wiederholte Klinikaufenthalte (z. B. durch die „Second"-und „Third-look-Operationen"), Lymphabflußstörungen der unteren Extremitäten, Wundheilungsstörungen und Wundinfektionen. Im Rahmen der Strahlentherapie kommt es fast regelmäßig zu ausgeprägten Störungen der Bakterienflora und zu Strahlenschäden der Darm- und Blasenschleimhäute mit Übelkeit, Erbrechen und Durchfällen, z. T. auch mit Blutungen, Miktionsbeschwerden, Eiterungen und Fistelbildungen.

Im Rahmen der (aggressiven) Chemotherapie stehen neben Haarverlust, Übelkeit, Erbrechen und Immunsuppression die spezifischen toxischen Wirkungen v. a. des Platins im Vordergrund. Myelo-, Neuro- und Nephrotoxizität limitieren nicht selten die Chemotherapie, so daß eine komplette Remission oft nicht erreicht werden kann und die Compliance der Patientinnen schlecht ist. Abbrüche der Chemotherapie sind beim Ovarialkarzinom wohl häufiger zu finden als bei anderen Tumorarten. Die Folgen abgebrochener Chemotherapien sind jedoch oft erheblich, denn das neuerliche Wachstum von Metastasen besitzt dann eine deutlich stärkere Vehemenz und spricht auf die Wiederholung von Zytostatikagaben schlechter an (Chemoresistenz von Tumorzellen).

Als dritter Punkt muß beim Ovarialkarzinom von einem hohen Prozentsatz von Fällen ausgegangen werden, die sich trotz aller therapeutischer Bemühungen letztlich zur Sterbebegleitung entwickeln.

Jedenfalls ist die parallele (komplementäre) Therapie des Ovarialkarzinoms besonders wichtig. Je nach klinischer Behandlungsstrategie werden die intensive (meist intravenöse) Misteltherapie mit Auszügen aus der Pinien- (1. Wahl) oder Apfelmistel (2. Wahl) eingesetzt. Beim Ovarialkarzinom liegen erste gute Erfahrungen mit dem Einsatz der systemischen Hyperthermie vor; diese wird sinnvollerweise mit der Mistelbehandlung kombiniert (Mistelinfusion in der Hochtemperatur-Phase). Eine Behandlung mit der autologen Tumorvakzine ist ebenfalls indiziert. Je nach immunologischer Situation wird die Misteltherapie durch den Einsatz von Thymus- und Milzpeptidpräparaten, der systemischen Enzymtherapie und orthomolekularer Medikamente ergänzt. Entsprechend der Aggressivität der klinischen Therapie steht besonders im orthomolekularen Behandlungsbereich die Gabe hoher Dosen von Glutathion im Vordergrund, welches im Therapieverbund mit den antioxidativen Vitaminen zu einer doch deutlichen Minderung der Nebenwirkungen führen kann, ohne die selektive zytostatische Wirkung v. a. der Chemotherapie zu behindern.

Schulmedizinischerseits kommt es hier häufig zum Einsatz von gentechnologischen Produkten, wie beispielsweise der Applikation von Stammzell-stimulierenden Präparaten. Der Einsatz von Erythropoetin (z. B. ERYPO®) zur Stimulation der Erythrozyten oder die Gabe von Granulozyten-koloniestimulierendem Faktor (G-CSF, z. B. GRANOCYTE®) zur Anregung der Leukozytenneubildung sind hier häufig geübte Praxis zur Behandlung der Zytostatika-Nebenwirkungen.

Die Kombination der verschiedenen Verfahren erscheint in der Praxis problemlos, Wechselwirkungen konnte ich bislang nie beobachten. Im Gegenteil scheinen sich die Verfahren gegenseitig zu ergänzen.
Die nicht selten von klinisch-onkologischer Seite geäußerten Bedenken gegenüber einer Kombination dieser Verfahren scheint mir unbegründet. Oft stellt sich auf Nachfrage auch heraus, daß Onkologen die parallele Anwendung weniger wegen befürchteter Wechselwirkungen kritisch sehen, sondern weil die Patienten häufig in Studienprotokolle aufgenommen werden, die die Wirkung der jeweiligen Zytostatikaregimes prüfen sollen. Es gibt nach Dekaden der Chemotherapie nun aber keinen vernünftigen Grund mehr, einer Patientin die positive Wirkung einer solchen Kombination vorzuenthalten, nur um ein „sauberes Studienprotokoll" zu gewährleisten. Auch wenn das Ovarialkarzinom zu den „chemosensiblen" Tumoren zählt, profitieren Patientinnen in fortgeschrittenen, metastasierten Stadien nicht mehr von der isolierten zytostatischen Therapie, da eine kurative Wirkung hier nicht mehr erwartet wird. Gerade beim fortgeschrittenen Ovarialkarzinom steht ohne Frage die zu erreichende Lebensqualität im Vordergrund der Bemühungen.

3.1.4 Das Zervixkarzinom (Kollumkarzinom)

Zahlen

Das Zervixkarzinom hat sich in den letzten rund zwanzig Jahren zum häufigsten weiblichen Genitalkrebs entwickelt und damit das Korpuskarzinom (nach dem Ovarialkarzinom) auf Platz drei verdrängt. Dies mag auch daran liegen, daß die Erkennung früher Erkrankungsstadien durch die breite Anwendung der Früherkennung (Zervixabstrich nach Papanicolaou [PAP]) statistisch zu Buche schlägt.
Die Inzidenz liegt bei etwa 9 Erkrankungsfällen pro 100 000 Frauen im Jahr, der Altersgipfel liegt zwischen dem 35. und dem 45. Lebensjahr. Bei den jüngeren Frauen dominieren die frühen Karzinome (Dysplasien und Carcinomata in situ), während um das 45. Lebensjahr eher die invasiven Karzinome diagnostiziert werden.

Ätiologie

Frauen mit früh einsetzendem und häufig wechselnden Geschlechtsbeziehungen weisen ein erhöhtes Risiko auf, mangelnde Hygiene scheint ebenfalls eine Rolle zu spielen. Eine ko-kausale Rolle wird den Herpes-simplex- und den Papillomaviren zugeschrieben.

Tabelle 3.3: Prämaligne Veränderungen der Zervix – Behandlungsstrategie in Abhängigkeit von zytologischen Befunden
(G. BASTERT und S. D. COSTA: Zervixkarzinom, in: S. SEEBER, J. SCHÜTTE: Therapiekonzepte Onkologie, Springer, Berlin 1995)

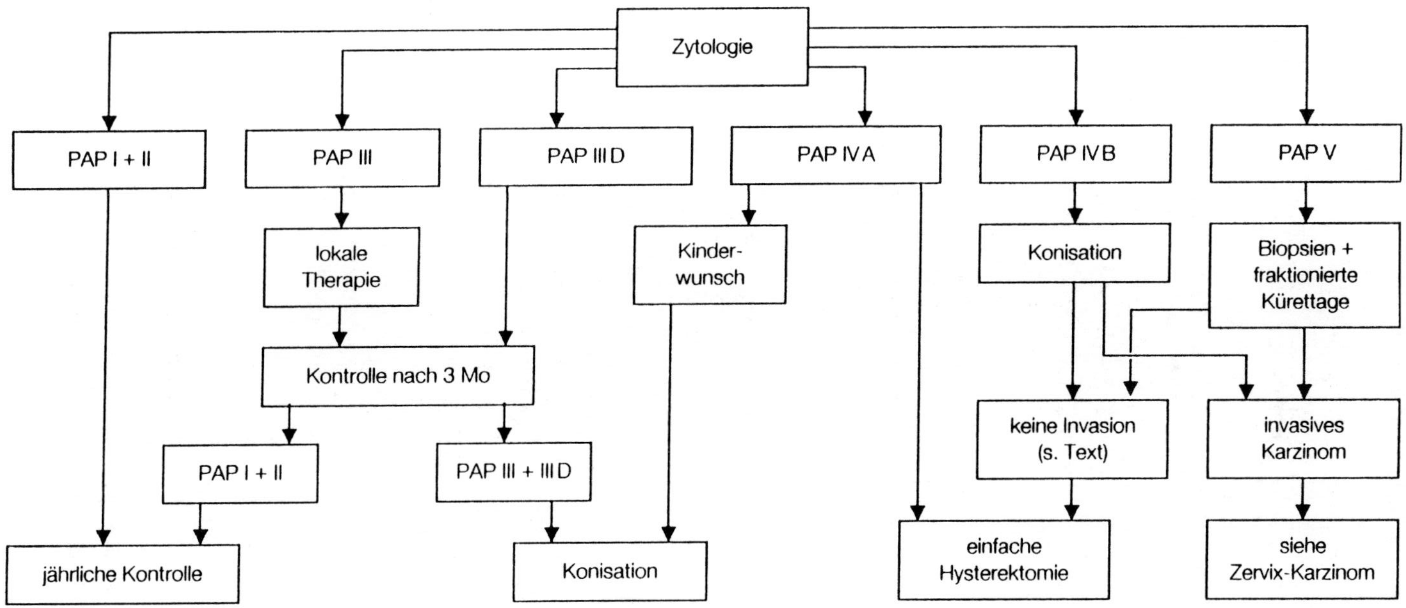

Histologie, Ausbreitung und Metastasierung

In der Regel handelt es sich um Plattenepithelkarzinome, seltener um Adenokarzinome. Die Ausbreitung des Zervixkarzinoms erfolgt lange lokal invasiv, exo- oder endophytisch, oder ulzerierend innerhalb der Schleimhäute. Im Verlauf kommt es zur Infiltration benachbarter Schleimhäute, v. a. der Parametrien, der Blase, des Rektums, der Vagina und der Ureteren. In letzterem Fall kann es zu einem Rückstau in den ableitenden Harnwegen mit zunehmender Hydronephrose und Einschränkung der Nierenfunktion kommen.
Die lymphogene Metastasierung erfolgt über die paravaginalen Lymphknoten, später in die Lymphknotenstationen der Arteria iliaca und die paraaortalen Lymphknoten.
Die seltenere hämatogene Metastasierung betrifft vor allem die Lunge, aber auch Leber, Knochen und Gehirn.

Früherkennung/Frühsymptome

Beim Zervixkarzinom existiert eine Methode zur Erkennung früher prämaligner Stadien, die Abstrichuntersuchung des Kollums mit Färbung nach Papanicolaou (PAP). Im Gegensatz zur „Früherkennung“ anderer Organlokalisationen, die in der Regel erst beim Vorliegen eines manifesten Karzinoms Aussagen machen kann, stellt die routinemäßige Zervixuntersuchung eine Möglichkeit dar, Zellveränderungen in einem Stadium zu diagnostizieren, das noch nicht als Tumor dominiert. Die Tabelle 3.3 nach BASTERT und COSTA zeigt die übliche gynäkologische Behandlungsstrategie entsprechend den dysplastischen Stadien nach PAP auf.

Schulmedizinische Therapie

Die Therapie der Wahl bei dysplastischen und karzinomatösen Veränderungen ist die operative Intervention. Je nach zytologisch-histologischem Befund wird eine Konisation (Dysplasie), Konisation plus Kurettage (frühinvasives Karzinom) oder radikale Uterusextirpation unter Entfernung der Parametrien und Lymphknoten (fortgeschrittenes invasives Karzinom) durchgeführt.
Die postoperative Strahlentherapie ist dann indiziert, wenn die Operation nicht in toto erfolgte, d. h. wenn Hinweise darauf vorliegen, daß das Karzinom nicht vollständig entfernt werden konnte. Eine routinemäßige Nachbestrahlung wird allgemein nicht empfohlen. Die Chemotherapie zeigt nur unzureichende palliative Wirkungen beim fortgeschrittenen Zervixkarzinom. Unter Einsatz von Kombinations-Chemotherapien mit platinhaltigen Zytostatika konnten nur in etwa 25 % der Fälle vorübergehende Remissionen erreicht werden. Eine Hormonbehandlung des Zervixkarzinoms ist nicht wirksam.

Komplementäre Behandlung

Meine Praxiserfahrungen zeigen ein sehr günstiges Ansprechen von prämalignen Stadien und In-situ-Karzinomen auf Applikation von Mistel und den Einsatz lokaler Therapien. Die kontinuierliche subkutane Applikation von Apfel- oder Pinienmistel in die Unterbauchregion (z. B. 2tägige Injektion von VYSOREL® M St. 60 mg s.c.), kombiniert mit einer systemischen Enzymtherapie (z. B. WOBE MUGOS® 3x3 Tbl./Tag) und einer lokalen Behandlung der dysplastischen Veränderungen (z. B. MAJORANA/MELISSAE-Vaginaltbl.® [WELEDA] im Wechsel mit DÖDERLEIN®-Med. Vaginalsupp.) konnte ich in etlichen Fällen Rückbildungen von PAP IVb zu PAP I oder II erreichen. Eine Anwendung von 3 – 6 Monaten ist hierbei Mindestzeitraum; engmaschige gynäkologische Kontrollen sind zu empfehlen.
Auch im Falle des Zervixkarzinoms oder seiner prämalignen Vorstufen liegen häufig Probleme der weiblichen Sexualität und Identitätsentwicklung vor. Im Gegensatz zu Frauen mit Ovarialkarzinom liegt die Problematik hier jedoch weniger in einer rigiden moralisch-religiös dominierten Einschränkung der sexuellen Aktivität, sondern in Entfremdungserlebnissen in diesem Bereich. Oft findet sich eine große Diskrepanz zwischen dem Wunsch der freien sexuellen Erfahrung und dem tatsächlich Erlebten. Hohe Sensibilität und die Sehnsucht nach Wärme, Geborgenheit und Zärtlichkeit kollidieren häufig mit real erlebtem Gewaltsex und Mißbrauch. Eine psychoonkologische Betreuung und Aufarbeitung erscheint hier sehr wichtig.

3.2 Tumoren der männlichen Geschlechtsorgane

3.2.1 Hodentumoren

Zahlen

Hodentumoren stellen etwa 2 % aller männlichen Neoplasien dar, die Inzidenz liegt etwa bei 7 Neuerkrankungen pro Jahr und 100 000 Einwohnern. Der Altersgipfel liegt für das Teratom zwischen dem 20. und 30., für das Seminom zwischen dem 30. und 40. Lebensjahr.

Ätiologie

Der Kryptorchismus, d. h. die Reifungsstörung des Hodens mit verzögerter oder verhinderter Einwanderung in den Hodensack spielt eine Rolle in der Entwicklung dieser Neoplasie. Männer mit Kryptorchismus weisen ein 20 – 50fach höheres Risiko für Hodenmalignome auf. Ansonsten ist die Ätiologie ungeklärt.

Histologie, Wachstum und Metastasierung

In 90 % der Fälle liegt beim Malignom des Hodens ein Keimzelltumor vor. Das Wachstum ist oft zunächst lokal invasiv in die Hodenkapsel, den Samenstrang und die Nebenhoden.
Lymphogene Ausbreitung erfolgt in der Regel in die parakavalen und paraaortalen Lymphstationen, bei der hämatogenen Metastasierung ist meist die Lunge betroffen.

Schulmedizinische Therapie

Die Therapie der Wahl ist die einseitige Orchiektomie. Die weitere klinische Therapie richtet sich sehr nach dem vorliegenden Tumortyp. Beim (sehr strahlenempfindlichen) malignen Seminom folgt in der Regel eine postoperative Radiatio der Lymphabflußwege. Die Erfolge dieser kombinierten Therapie sind außerordenlich gut, das maligne Hodenseminom stellt somit eine Domäne der kombinierten chirurgischen und Strahlentherapie dar; Heilungen sind realistisch.
Anders ist die Situation beim Teratom. Hier erfolgt nach operativer Intervention (ebenfalls in Form der Semikastration) in aller Regel die Polychemotherapie, die auch nach Einsatz aggressiver Zytostatika nur eine unbefriedigende Langzeitwirkung aufweist. Strahlentherapien haben beim Teratom keine Bedeutung. Hormontherapien sind bei allen Hodentumoren unüblich.

Komplementäre Therapieansätze

Im Falle des Seminoms kann bei kombinierter klinischer Behandlung von einer hohen Heilungswahrscheinlichkeit ausgegangen werden. Aus grundsätzlichen, ganzheitsmedizinischen Gesichtspunkten heraus, aber auch, weil trotz günstiger Ausgangsprognose und nach Ausschöpfen aller therapeutischer Verfahren auch beim Seminom Rezidive und Metastasen nicht so selten sind, sollte auch hier (wie bei allen Krebserkrankungen) eine komplementäre Begleit- und Nachbehandlung nach den in Teil 2 ausgeführten Richtlinien erfolgen.

Beim Seminom erfolgt eine subkutan zu applizierende Mistel-Nachbehandlung mit Tannenmistel (z. B. VYSOREL® A, 3x wöchentlich je 60 mg) in die Unterbauchregion. Ergänzend wird auch hier eine systemische Enzymtherapie sowie die nach immunologischen Gesichtpunkten ausgewählte Behandlung mit Thymus- und/oder Milzpeptidpräparaten durchgeführt. Parallel zu einer eventuellen Strahlenbehandlung wird mit Glutathion, den Vitaminen A und E sowie den homöopathischen Mitteln CAUSTICUM und CANTHARIS therapiert.

Unter der Chemotherapie kommt einer hochdosierten Substition mit Glutathion und Vitamin A und E besondere Bedeutung zu. Die toxizitätshemmende Wirkung des Glutathions (mind. 1 g/Tag) wird durch die antioxidative Wirkung der Vitamine A und E ergänzt (z. B. AE-MULSIN® Forte 3x30 Trpf./Tag). In der hochdosierten Vitamin-A-Therapie ist dabei auf eventuelle Symptome einer Überdosierung zu achten, die im Kapitel „Tumoren des HNO-Bereichs“ näher ausgeführt sind.

Eine möglicherweise zukünftig interessanter werdende Behandlungsvariante ist hier die Hyperthermie. Ähnlich wie Tumoren der Haut, Weichteilsarkome, Mammakarzinome einschließlich ihrer subkutanen Lymphknotenmetastasen sowie HNO-Tumoren, liegt das Hodenkarzinom in einer der Wärmeapplikation gut zugänglichen anatomischen Region. Wie im Kapitel „Hyperthermie“ ausgeführt, zeigen Tumorzellen eine hohe Temperatursensibilität, so daß mit Temperaturen um 41,0 °C tumordestruktiv gearbeitet werden kann. Zudem ergänzen sich Hyperthermie und Strahlen-/Chemotherapie synergistisch. Näheres hierzu im entprechenden Kapitel.

Im psychoonkologischen Bereich kommt der Betreuung und Behandlung eine ähnlich hohe Bedeutung zu wie bei den weiblichen Genitaltumoren. Auch hier kann der operative Eingriff, wie auch die Lokalisation der Krebserkrankung selbst, massive Identitätskrisen auslösen. Aggressive Therapieverfahren können zudem zur Infertilität führen.

Auffällig ist, daß Männer mit malignen Hodentumoren sehr oft eine dem Alter nicht entsprechende Entwicklung der Sexualität und des „männlichen Selbstbewußtseins" aufweisen. Häufig finden sich unter den Hodentumor-Patienten Männer mit auffällig weichen, sanften Charakterzügen, welches oft dem „männlichen Pulsatillabild“ aus der Homöopathie entspricht. Äußerliche Provokation und Aggressivität erscheinen leicht aufgesetzt und als schnell durchschaubare Maskierung des eher femininen Charakterkerns. Der „weinende Rocker" oder der „Autonome" sind hier ebenso häufig zu findende Persönlichkeitstypen, wie der in einer Männergruppe aktive „Softie". Wenn diese generalisierten Kennzeichnungen auch zu Widerspruch herausfordern mögen, zeigen sich in meiner Praxis doch diese Charaktere beim Hodenkarzinom gehäuft. Es scheint, als wäre die Entwicklung männlichen Selbstbewußtseins ebenso verzögert gewesen, wie häufig auch die Abwanderung des Hodens in den Hodensack (Kryptorchismus). In diesem Rahmen muß ich natürlich nochmals ausdrücklich darauf hinweisen, daß die Beschreibung von psychologischen „Typologien" nicht wissenschaftlich ist und vor allem keinen Umkehrschluß zuläßt.

3.2.2 Das Prostatakarzinom

Die maligne Entartung der Prostata betrifft vor allem ältere Männer und hat sehr oft eine benigne Prostatahyperplasie (BPH) in der Vorgeschichte.

Zahlen

Das Prostatakarzinom stellt mit einer jährlichen Inzidenz von rund 50 Neuerkrankungen auf 100 000 Einwohner das zweithäufigste Karzinom des Mannes dar. Es gibt parallele Schätzungen, in denen von einer Inzidenzbreite von 30 – 80 Neuerkrankungen/100 000 Einwohner gesprochen wird. Grund für diese Unterschiede ist die Tatsache, daß die maligne Entartung der Prostata mit zunehmendem Alter fast zum Regelfall wird, ohne daß unbedingt Krankheitssymptome zu Lebzeiten auftreten. In Autopsien von an anderen Erkrankungen verstorbenen Männern finden sich im Alter um 75 Jahre zu etwa 50 %, im Alter um 90 Jahre sogar zu 80 % Prostatakarzinome als pathologische Nebenbefunde. Diese Karzinome waren zu Lebzeiten ohne klinische Auffälligkeit.
Der Altersgipfel des Prostatakarzinoms liegt zwischen dem 60. und 80. Lebensjahr.

Ätiologie

Die Ätiologie des Prostatakarzinoms ist weitgehend unklar; diskutiert werden Nikotinabusus, hoher Anteil an Nahrungsfetten, Kadmiumexposition und genetische Prädisposition.

Histologie, Wachstum und Metastasierung

Das Prostatakarzinom ist histologisch nahezu immer ein Adenokarzinom. Das Wachstum verläuft langsam und zunächst vorwiegend lokal invasiv, also inner-

halb der Prostatakapsel. Nach Überschreiten der Prostatakapsel ist ein Vordringen in Samenblasen, Urethra, Blasenboden, Ureteren, Rektum und Beckenwand die Regel. Prostatakarzinome werden meist sehr spät diagnostiziert, da das lokale Wachstum beschwerdefrei verläuft.
Dementsprechend weisen etwa 50 % der neudiagnostizierten Prostatakarzinome bereits eine Knochenmetastasierung auf.
Die lymphogene Aussaat erfolgt in die Lymphregionen des kleinen Beckens, später in die paraaortalen und die mediastinalen Lymphregionen. Bei gesichertem Lymphknotenbefall ist eine kurative Therapie aus klinisch-onkologischer Sicht nicht mehr realistisch.
Fernmetastasen treten (in der Reihenfolge der Häufigkeit) in Knochen (v. a. Bekken und Wirbelsäule), Leber, Lunge, Hirn und Haut auf.

Probleme der Diagnostik

Die schulmedizinische Diagnostik setzt auf Früherkennung durch die regelmäßige (urologische) Palpation der Prostata ab dem 40. Lebensjahr. Wird hierbei eine resistenzbildende Prostatavergrößerung festgestellt, folgt in der Regel die Stanzbiopsie zur histologischen Abklärung. Im Falle der benignen Prostatahyperplasie (BPH) folgen keine weiteren Schritte, außer vielleicht der Versuch der Beeinflussung durch Phytotherapeutika (v. a. Kürbiskernextrakte). Im Falle des Vorliegens eines Karzinoms wird wie weiter unten ausgeführt verfahren.
Die übliche diagnostische Vorgehensweise ist nicht unumstritten. Da die Stanzbiopsie zum einen nicht unbedingt auch repräsentative Ergebnisse liefert (falschnegative Befunde sind nicht selten) und zum anderen ein Metastasierungsrisiko darstellen kann (HACKETHAL), werden mancherorts andere eingrenzende Verfahren empfohlen, wie die Sonografie, Computertomografie und die Bestimmung der spezifischen Tumormarker (im Falle des Prostatakarzinoms sind dies PSA und PAP). Erhärtet sich der Verdacht durch mehrere diagnostische Kriterien, wird die Prostataoperation mit intraoperativem Schnellschnitt empfohlen. Eine intraoperative OP-Erweiterung wird bei kapselüberschreitendem Karzinom angeschlossen, die Gefahr der intraoperativen oder bioptischen Tumorzellverschleppung in das Lymph- oder Gefäßnetz wird hierdurch minimiert.

Übliche schulmedizinische Therapie

Die Therapie der Wahl beim manifesten Prostatakarzinom ist die radikale Prostatektomie. Die früher hierbei praktisch immer folgende erektive Impotenz und die sehr häufige postoperative Inkontinenz sind mit den heutigen OP-Techniken (Schonung des Gefäß-Nerven-Bündels) vermeidbar. Heute kommt es in 30 % der Fälle zur postoperativen Impotenz und in 10 % zur Inkontinenz.
Bei fortgeschrittenen Karzinomen (kapselüberschreitendes Karzinom) wird heute

zunächst eine präoperative tumorreduzierende Behandlung angestrebt. Diese ist entweder durch eine Strahlentherapie (unter Einbeziehung der Hoden = Radiokastration) oder durch eine Antiandrogentherapie (= chemische Kastration) möglich. Da das Prostatakarzinom in vielen Fällen hormonabhängig wächst, kann durch diese Techniken der Tumor zu einem operablen Befund verkleinert werden.
Die tumorhemmende Wirkung einer chemischen antiandrogenen Therapie greift in rund 70 – 80 % der Fälle, hält jedoch nur einen bestimmten Zeitraum an. Im Mittel nach 20 Monaten beginnt ein erneutes Tumorwachstum trotz fortgesetzter Therapie. Es besteht offenbar eine Art Hormonunabhängigkeit einiger Tumorzell-Linien. Diese Zellfraktion beginnt dann langsam aktiver zu werden. Eine operative Therapie ist deshalb etwa 6 – 20 Monate nach Beginn der Antiandrogentherapie anzustreben. Da dieses Neuwachstum auch nach operativer Kastration einsetzt, die psychischen Folgen einer endgültigen Kastration doch erheblich sein können, werden heute die chemischen Kombinationstherapien bevorzugt. Es wird üblicherweise eine Kombination von LH-RH-Antagonisten (z. B. Buserilin, Goserilin) mit einem Antiandrogen (z. B. Flutamid) angewandt, die gegenüber den früher verwandten Östrogengaben weniger Komplikationen und Nebenwirkungen aufweist.
Die allgemeinen Therapienebenwirkungen entsprechen der jeweiligen Behandlungsmaßnahme: Strahlenschäden im Bereich von Blasen- und Enddarmschleimhaut sind im Fall der Radiotherapie üblich. Die (radiogene und chemische) Kastration führt zu Symptomen der „Verweiblichung“ des Mannes: Gynäkomastie, klimakterische Beschwerden und z. T. erhebliche psychische Störungen mit ausgeprägten Depressionen sind nicht selten die Folgen. Diese sind bei der Kombinationstherapie aus LH-RH-Antagonisten und Antiandrogen weniger ausgeprägt; vor allem die schmerzhafte Gynäkomastie tritt deutlich weniger häufig auf als bei der Östrogenbehandlung. In letzterem Fall wird zur Vermeidung der schmerzhaften Gynäkomastie eine Bestrahlung der Mammae praktiziert.

Strahlentherapie des Prostatakarzinoms

Die Strahlenbehandlung wird in der Regel dann durchgeführt, wenn ein operatives Vorgehen in der Primärbehandlung nicht möglich ist sowie bei Patienten in schlechtem Allgemeinzustand oder bei Ablehnung durch den Patienten. Die Langzeitüberlebensraten von primär strahlenbehandelten Patienten ist schlechter als die der radikal operierten Patienten. Die Strahlenbehandlung wird durch die Bauchdecke hindurch oder als Jod- oder Gold-Seeds-Implantations-Radiatio durchgeführt. Hierbei wird mit Metallnadeln das Prostatabett „gespickt“, diese „Seeds“ werden dann per Bestrahlung radioaktiv aufgeladen. In der Folge geben diese gesättigten Seeds kontinuierlich Strahlen in das Tumorbett ab und zerstören den Tumor.

Chemotherapie des Prostatakarzinoms

Beim fortgeschrittenen und metastasierten Prostatakarzinom wird eine Chemotherapie angewandt. Heilungsaussichten bestehen hierbei nicht. Signifikante Unterschiede in der Anwendung von Monotherapien oder Kombinations-Chemotherapien wurden nicht beobachtet: die Ansprechrate im Sinne einer teilweisen oder kompletten Rückbildung liegt allgemein zwischen 5 % und 20 % aller Fälle. In der Monotherapie ist die Gabe von Cisplatin, Cyclophosphamid, Doxorubicin oder Fluorouracil üblich. Die Kombinations-Chemotherapie bevorzugt Cyclophosphamid + Doxorubicin, Cisplatin + Doxorubicin, Doxorubicin + Fluorouracil + Mitomycin, oder aber Doxorubicin + Cyclophosphamid + Fluorouracil.

Komplementäre Behandlung

In Anlehnung an die klinische Therapie sollte zunächst eine möglichst weitgehende tumorreduktive Wirkung angestrebt werden. Hier sind Kombinationen aus OP und Vor- und Nachbehandlung mit Mistelauszügen (Tannenmistel, z. B. VYSOREL® A als erste Wahl), Strahlentherapie und Hyperthermie + Mistel oder Chemotherapie und Hyperthermie + Mistel + orthomolekulare Therapie (v. a. Glutathion, Vitamine A und E) zweckmäßig. Nach Abschluß der ersten Intensivphase dieser Therapiekombinationen hat sich eine anschließende Langzeitbehandlung mit orthomolekularer Substitution, Mistel sowie Thymus-Milzpeptidpräparaten (z. B. THYMOJECT® + FACTOR AF2®) als sinnvoll erwiesen. Vor allem letztere können einen modulierenden Effekt auf die hormonelle Situation über die Achse Immunsystem-Hypophyse/Hypothalamus erreichen.
Eine systemische Enzymtherapie in Kombination mit hochdosiertem Vitamin E + alpha-Liponsäure ist als Basistherapie obligatorisch und kann gewebsmodulierend im Drüsengewebe wirken; dementsprechend ist diese Kombinationsbehandlung auch bei der BPH präventiv zweckmäßig.

Psychoonkologische Probleme

Vergleichbar mit dem schweren Einbruch in die weibliche Identität bei den weiblichen Genitalkarzinomen gilt gleiches auch beim Prostatakarzinom des Mannes, vor allem durch die sehr eingreifenden Therapiewirkungen. Erektions- und Libidoverlust durch Hormonblockade oder aber die Nebenwirkungen der Gabe gegengeschlechtlicher Hormone setzen den Patienten nicht nur körperlich sehr zu. Im psychischen Bereich ist zu registrieren, daß gerade unter den Hormontherapien z. T. erhebliche depressive Stimmungsschwankungen auftreten, die eine stimulierende psychoonkologische Behandlung häufig komplizieren: die Patienten sind schwer motivierbar, schwermütig, passiv und neigen zu resignativen Stimmungslagen. Diese meist phasenweise auftretenden Schwankungen sind

sinnvollerweise vorab mit den Angehörigen zu besprechen, da ein psychosoziales Auffangen und Motivieren durch die Familie äußerst wichtig ist.
Homöopathische Gaben von PULSATILLA und die regelmäßige Applikation von HYPERICIN können hier z. T. eindrucksvoll helfen (Verordnungsbeispiel: 2 – 3x wöchentlich je 3 Amp. HYPERFORAT® i.m. sowie JARSIN® 300 3x2 Tbl./ Tag sowie PULSATILLA C30 jeden 2. Tag 3 Globuli).

3.3 Tumoren des Verdauungstraktes

Anatomisch und physiologisch betrachtet, zählen zu den Tumoren des Verdauungstraktes alle Malignombildungen des direkten digestiven Systems (Mund, Ösophagus, Magen, Dünn-, Dick- und Enddarm) und des indirekten digestiven Systems (Pankreas, Leber, Gallenwegssystem). Wenn ich mich dennoch an die übliche Unterteilung halte, die in diesem Kapitel nur die ösophagealen, gastralen, duodenalen und kolorektalen Tumoren ausführt, so einzig zur übersichtlichen Gliederung.
Tumoren der Mundhöhle werden im Kapitel „HNO-Tumoren", die Pankreas-, Leber- und Gallenwegstumoren in separaten Kapiteln abgehandelt. Ich bitte um Verständnis, daß ich mich hierbei aus Übersichtsgründen an die üblichen onkologischen Gepflogenheiten halte, auch wenn dies teilweise den funktionalen Gesichtspunkten aus ganzheitsmedizinischer Sicht nicht ganz entspricht.

3.3.1 Das Ösophaguskarzinom

Zahlen

Die Inzidenz für das Ösophaguskarzinom unterliegt starken geografischen Schwankungen, in Europa liegt sie bei etwa 2/100 000 Einwohner und Jahr für Frauen und bei jährlich 6/100 000 EW für Männer. Der Altersgipfel in Europa liegt zwischen dem 5. und dem 6. Lebensjahrzehnt. Das Ösophaguskarzinom ist mit etwa 10 % aller Gastrointestinaltumoren relativ selten.

Ätiologie

Ähnlich wie bei den Mundhöhlenkarzinomen werden enge Korrelationen zu Nikotin- und Alkoholkonsum sowie schlechter Mund- und Zahnhygiene gesehen und Mangelsituationen v. a. des Vitamins A vermutet. Darüber hinaus spielen offenbar Nahrungsgewohnheiten eine Rolle, wie regelmäßiger Genuß sehr heißer Speisen oder das starke Würzen von Nahrungsmitteln. Nitrosamine in den Nahrungsmitteln werden ebenfalls verdächtigt.
Anatomisch sind Ösophagustumoren fast ausnahmslos in den physiologischen Engstellen des Ösophagus lokalisiert.

Histologie, Ausbreitung und Metastasierung

In über 90 % der Fälle handelt es sich hier um Plattenepithelkarzinome. Seltener und vor allem im unteren Drittel des Ösophagus finden sich auch Adenokarzinome, Sarkome oder Mischformen (Karzinosarkome). Sehr selten kann ein Malignes Melanom des Ösophagus vorliegen.
Die Ausbreitungssituation hängt eng mit der Tumorgröße zusammen: bei Tumoren bis 5 cm Durchmesser sind noch ca. 40 % der Fälle lokal begrenzt, 25 % lokal inoperabel fortgeschritten und etwa 35 % bereits metastasiert. Bei Tumoren über 5 cm Durchmesser liegt bereits in über 75 % der Fälle eine Metastasierung vor.
Die lokale Ausbreitung betrifft (je nach Tumorlokalisation) vor allem das invasive Wachstum über die Submucosa in den Kehlkopf, die Schilddrüse und den Nervus recurrens bei Tumoren des oberen Ösophagusabschnittes, sowie die Trachea, die Lunge, die Aorta und das Epikard bei Tumoren des unteren Abschnittes.
Im Rahmen der lymphogenen Aussaat sind vor allem die Lymphknotenstationen der Trachea sowie die jugulären, supraklavikulären, tracheobronchialen und subphrenischen Lymphknotenstationen betroffen.
Der hämatogene Metastasierungsweg betrifft vor allem die Lunge, die Leber und das Skelettsystem.

Schulmedizinische Therapie

Die klinisch-onkologische Behandlung des Ösophaguskarzinoms ist schwierig und unbefriedigend; angesichts der häufig bereits bestehenden lokalen oder systemischen Ausbreitung bei Diagnosestellung sind die therapeutischen Ansätze in der Regel lediglich palliativer Natur. Wie sonst auch, steht die Chirurgie an erster Stelle der therapeutischen Maßnahmen mit dem Ziel der möglichst vollständigen Tumorentfernung. Dabei wird in der Regel eine „en-bloc-Resektion" des gesamten Ösophagus nebst regionären Lymphknoten vorgenommen, sofern dies möglich ist (schwierig bei Tumoren im oberen Ösophagusbereich).
Bei fortgeschrittenen Tumoren wird die chirurgische mit der (prä-, post-, oder perioperativen) Strahlenbehandlung kombiniert. Die Langzeitergebnisse sind jedoch frustrierend, die 5-Jahres-Überlebensrate bei frühen Tumoren (Stadium T1 – 2) liegt bei nur rund 30 %, d. h. daß siebzig Prozent dieser Erkrankten die ersten fünf Jahre nicht überleben. Bei inoperablen Tumorerkrankungen, die in der Regel der Strahlentherapie zugeführt werden, liegt die 5-Jahres-Überlebensrate nur noch bei rund 7 %. Dabei werden sowohl bei der operativen als auch bei der Strahlentherapie hohe Nebenwirkungen registriert. Die Quote der intraoperativen Letalität liegt mit 5 – 15 % sehr hoch und die Strahlentherapie zeigt hohe Nebenwirkungen in den angrenzenden strahlensensiblen Organbereichen (Rückenmark, Lunge, Thymus, Perikard). Weiterhin ist die strahlenbedingte (aber auch spontan durch den Tumor verursachte) mögliche Perforation des Ösophagus mit nachfolgender

Mediastinitis sowie die Ruptur größerer Gefäße gefürchtet, die jeweils tödlich enden können.
Die Chemotherapie spielt beim Ösophaguskarzinom keine große Rolle. Versuche mit Fluorouracil, Cisplatin oder Mitomycin/Bleomycin als Monotherapien bleiben bis heute auf Studien begrenzt.

Komplementäre Behandlungsansätze

Behandlungsansätze in kurativem Sinne spielen hier lediglich bei den frühen Karzinomformen (T1-2) eine Rolle; die bereits lokal fortgeschrittenen, lymphogen und hämatogen metastasierten Ösophaguskarzinome sind praktisch kaum (kurativ) beeinflußbar. Bei frühen Tumoren spielen die Betrachtung der Ernährungsgewohnheiten und deren Umstellung eine große Rolle. Die Einstellung auf eine vitalstoffreiche und vollwertige Kost mit hohem Vitaminanteil (Karotten, Brokkoli, Spinat, Petersilie) steht hier im Vordergrund. Dabei ist darauf zu achten, daß stark säurehaltige Nahrungsmittel (Zitrusfrüchte), scharfe Gewürze und selbstverständlich Reizstoffe wie Nikotin, Koffein oder Alkohol gänzlich gemieden werden. Das gleiche gilt für geräucherte Kost und konservierte Nahrungsmittel. Die Supplementierung von Vitamin C bei Meiden der Zitrusfrüchte sollte durch entsprechende orthomolekulare Therapie erfolgen.
Die gründliche Sanierung des Gebisses ist ebenfalls sehr wichtig, wobei die Beseitigung unterschiedlicher Metall-Legierungen im Mund, die Entstörung oder Entfernung devitaler Zähne sowie die neuraltherapeutische Ausschaltung von potentiellen Störfeldern im Mundbereich (Zähne, Mandeln, Nebenhöhlen) im Vordergrund der Maßnahmen stehen. Eine radikale Amalgamentfernung bei ausgedehnten Plomben sollte nicht sofort erfolgen, da ein massives Ausbohren von Amalgamplomben auch lokal eine negative Auswirkung haben könnte. Hier bieten sich dann eher die pädagogische Zahnpflegeanleitung, das Polieren der Amalgamplomben und die Vormerkung der Amalgamentfernung im Stadium der allgemeinen Besserung der Grundkrankheit an.
Im Rahmen der orthomolekularen Therapie steht beim Ösophaguskarzinom die Behandlung mit hohen Dosen von Vitamin A und E im Vordergrund. Megadosen Vitamin A bis zu 1 Mio. Einheiten/Tag zeigten in italienischen Studien Remissionen für HNO-Plattenepithelkarzinome sowie für Vorstadien von solchen Tumoren im Sinne einer Redifferenzierung. Dies kann auch für Ösophagustumoren angenommen werden. Der parallele Einsatz weiterer Antioxidanzien, z. B. eine Kombination von Vitamin A, Vitamin E, Glutathion und Selen, erscheint hier empfehlenswert. Ein therapeutischer Versuch wäre der lokale Einsatz des Glutathions in Form einer Gurgellösung (Tumoren im oberen Ösophagusbereich) oder die Einnahme von Glutathion in Pulverform (z. B. red. Glutathion von Synopharm), da diese Substanz möglicherweise eine Apoptose im Tumorbereich auszulösen vermag. Inwieweit eine Neutralisierung des Glutathions durch enzymati-

schen Abbau im Mund- und oberen Ösophagialbereich eintritt, kann noch nicht gesagt werden.
Bezüglich der Wahl der Mistelsorte ist die Kiefernmistel (Viscum Album Subspecies Pini) an erster Stelle zu nennen. Mistel-Subspezies zweiter Wahl sind Abietes (Tanne) beim Mann und Mali (Apfel) bei der Frau. Der Einsatz von Mistel per Schleimhautkontakt (Trinken von Mistelampullen), also die intraläsionale Misteltherapie, ist aufgrund der zu erwartenden enzymatischen Denaturierung bzw. des Abbaus der Mistelwirkstoffe nicht sinnvoll.
Einen Versuch der direkten tumorhemmenden Therapie stellt auch die Behandlung mit enzymatischen Lutschtabletten dar (z. B. WOBE MUGOS ® Lutschdragees); Vorsicht ist hier jedoch bei fortgeschrittenen Tumoren angesagt wegen der Auswirkung auf die Blutviskosität (Blutungsgefahr bei fortgeschrittenen Tumoren mit Gefahr der Gefäßarrosion).
Die Hyperthermie kann bei frühen Tumorstadien erwogen werden, fortgeschrittene Tumoren des Ösophagus sollten nicht hyperthermiert werden (Perforationsgefahr!).

3.3.2 Das Magenkarzinom

Zahlen

Das Magenkarzinom gehört zu den häufigen Karzinomformen, auch wenn die Inzidenz in den letzten Jahrzehnten leicht rückläufig ist. Sie liegt jährlich bei ca. 30 Fällen pro 100 000 Einwohner und macht knapp 10 % aller malignen Tumoren aus. Männer sind häufiger betroffen als Frauen. Im Jahre 1988 starben beispielsweise in der Bundesrepublik Deutschland immerhin 14 500 Menschen an diesem Karzinom.

Ätiologie

Die Ursachen des Magenkarzinoms sind unklar. Ernährungsgewohnheiten spielen möglicherweise eine Rolle, ähnlich wie beim Ösophaguskarzinom; die Korrelation ist aber nicht so klar. Ein Einfluß von Nitrosaminen wird als hochwahrscheinlich eingeschätzt, ebenso spielen Nikotin- und Alkoholgenuß eine Kofaktorenrolle. Hierbei stellen hochprozentige Alkoholika ein höheres Risiko dar, während beispielsweise die Inzidenz in Regionen mit hohem Rotweinkonsum niedriger ist; die roten Farbstoffe des Rotweins (Flavonoide/Anthozyane) werden hier als mögliche Schutzfaktoren diskutiert.
Genetische Faktoren könnten mitentscheidend sein; dies ist für das Magenkarzinom jedoch nicht so klar belegt wie beispielsweise für das Kolonkarzinom.
Die chronische Gastritis mit Entwicklung einer Sub- oder Anazidität ist häufig Vorläufer eines Magenkarzinoms. Verschiebungen der Darmkeimflora mit nach-

folgender Irritation des gesamten GI-Traktes werden von einigen Autoren als mögliche Vorbedingungen angeführt, erscheinen jedoch aus meiner Erfahrung wenig wahrscheinlich.

Histologie, Ausbreitung und Metastasierung

Deutlich über 90 % der Magenkarzinome sind Adenokarzinome. Den Rest stellen Plattenepithelkarzinome, Leiomyosarkome, maligne Lymphome oder adenosquamöse Karzinome dar.
Die Magenkarzinome breiten sich zunächst lokal über die Submukosa des Magens aus. Eine weitergehende lokale Infiltration in benachbarte Organe (Pankreas, Milz, Leber, Darm, Netz, Muskulatur) wird selten beobachtet, da meist bereits früher eine letale Magenperforation auftritt.
Die lymphogene Aussaat betrifft naturgemäß vor allem die abdominalen Lymphknoten, insbesondere die paragastrisch, entlang der A. hepatica oder A. lienalis gelegenen.
Bei der hämatogenen Metastasierung sind v. a. Lunge, Leber und Milz betroffen.
Das Tumorstadium bei Diagnosestellung ist entscheidend für die Prognose dieser Erkrankung, da einzig die frühe Chirurgie eine kurative Behandlung darstellt. Nach einer sehr umfangreichen Studie („Münchener Tumorregister") besteht im Tumorstadium I immerhin eine 5-Jahres-Überlebensrate von über 80 %, während diese Rate im Stadium II auf 24 %, im Stadium III auf 20 % und im Stadium IV auf unter 5 % dramatisch absinkt. Da die Erkennung eines frühen Karzinoms durch die Gastroskopie realistisch ist, sollten Patienten mit bekannten chronischen Magenbeschwerden oder bestehenden Risikofaktoren regelmäßig gastroskopiert werden.

Schulmedizinische Therapie

Die subtotale oder totale Gastrektomie ist die Intervention der Wahl bei resektablen Tumoren. Nur die frühzeitige und vollständige Tumorentfernung bietet beim Magenkarzinom eine realistische Aussicht auf anhaltende Tumorfreiheit.
Die Chemotherapie kann eine passagere Tumorstagnation, seltener eine vorübergehende Tumorremission bewirken, ist jedoch keine kurative Therapie. Angewandt werden Monotherapien, v. a. mit Fluorouracil, Doxorubicin, Mitomycin, Mitoxantron oder Cisplatin, sowie Kombinations-Chemotherapien mit Kombinationen aus den o. g. Substanzen, z. T. in Verbindung mit Folinsäure und/oder Etoposid.
Die Strahlentherapie spielt beim Magenkarzinom keine wesentliche Rolle. Die Gefahr der Magenwandruptur sowie der erheblichen Nebenwirkungen an strahlensensiblen Nachbarorganen ist zu hoch, so daß der Einsatz der Radiotherapie zu den Seltenheiten gehört.

Komplementäre Therapien

Das Magenkarzinom wird in aller Regel dem Chirurgen zugeführt. Dementsprechend sind die sonst bei Karzinomerkrankungen empfohlenen Ernährungsratschläge in ihrer Umsetzung beim resezierten Magenkarzinom schwierig, wenn nicht unsinnig. Die Situation des gastrektomierten Patienten stellt eine hohe Anforderung an Patienten, Angehörige und Therapeuten, da gerade die Ernährung nach erfolgter Magenresektion außerordentlich schwierig ist. Gastrektomierte Patienten leiden in der Regel an einer chronischen Mangelernährung durch fehlende Enzyme, verkürzte Nahrungs-Passagezeit und z. T. erhebliche Nebenwirkungen der Nahrungsaufnahme. Zudem wird bei Gastrektomierten die Substitution von Vitaminen notwendig (z. B. B 12), deren Bedarf infolge der OP nicht mehr über die Nahrung gedeckt werden kann.

Patienten mit Magenkarzinomen geraten sehr häufig schnell in kachektische Gewichtsdimensionen. Besteht aufgrund der präoperativen Beschwerden von vornherein ein Gewichtsmangel, so wird dieser durch OP, OP-Folgen, Klinikaufenthalt und Nahrungsresorptionsstörung forciert. Hinzu kommt die bis heute nicht vollständig aufgeklärte Rolle des „Tumor-Nekrose-Faktors“, der als tumorspezifisches Kachexie-förderndes Zytokin eine wesentliche Rolle im Rahmen der Malnutrition gerade bei Magenkarzinomen zu spielen scheint. Eine anhaltende hochkalorische Zusatzkost (z. B. Fresubin® oder Meritene®) ist bei Magenkarzinompatienten früher oder später die notwendige Regel.

Die Notwendigkeit der (zusätzlichen oder ausschließlichen) "künstlichen" Ernährung ist aber nach meinen Beobachtungen sehr häufig an eine zunehmend resignative Haltung der Betroffenen gekoppelt. Nicht selten ist der Beginn der „künstlichen Ernährung“ gleichzeitig der Anfang vom Ende des Erkrankungsprozesses. Hier fehlt es m. E. an sinnvollen, aber gleichzeitig sich an den realen Gegebenheiten orientierenden Ansätzen zur Veränderung der Ernährungstherapie. Gerade das Magenkarzinom zeigt in extremer Form die Problematik der Tumorkachexie auf, die im Rahmen der klinisch-onkologischen, aber auch der komplementären Behandlung dringend grundlegender Impulse bedarf. Fatal wirken sich hier fraglos die etlichen Spezialdiäten aus, die die gastrektomierten Patienten häufig in elendiges und leidvolles „Aushungern“ treiben.

Ansätze der orthomolekularen Behandlung sind beim gastrektomierten Krebskranken schwierig, die Möglichkeiten dramatisch eingeschränkt. Die Substitution orthomolekularer Biomoleküle kann in der Regel nur parenteral erfolgen, da die orale Einnahme eine nicht abzuschätzende Resorptionsminderung bzw. sogar eine Wirkungslosigkeit erfährt.

Demgegenüber ist die systemische Enzymtherapie mit dünndarmlöslichen Präparaten (z. B. WOBE MUGOS® Tbl.) sinnvoll und zweckmäßig und verhilft vor allem beim Frühkarzinom zu einer Minderung des Metastasierungsrisikos. Zur

lokalen Rezidivprophylaxe hat sich der zusätzliche Einsatz von Enzymlutschtabletten bewährt.
Bei der Misteltherapie dominiert die Tannenmistel (z. B. VYSOREL® A), die Kiefernmistel kann aufgrund ihrer Schleimhautspezifität als zweite Wahl verwandt werden (Beispiel VYSOREL® P). Für die Hyperthermie gilt gleiches wie beim Ösophaguskarzinom.
In der psychoonkologischen Betreuung stehen die Frage nach dem Stellenwert der Nahrungsaufnahme, oder die synonymen Fragestellungen, wie die nach der Fähigkeit des oralen Lusterlebens und nach der Mutter-Kind-Beziehung, im Vordergrund des Interesses und der Therapie. Magenkarzinompatienten zeigen nicht selten Strukturen von Vernachlässigung eigener (v. a. körperlicher) Versorgung und Pflege. Bulämische Voranamnesen sind hier interessanterweise selten zu finden, so daß die zentrale Problemstellung möglicherweise in anderen Störungen der „Versorgungsebenen" zu suchen ist. Verbissenheit, Engstirnigkeit, Zähigkeit (körperlich wie psychisch) und Exaktheit v. a. im intellektuellen Bereich kennzeichnen häufig Magenkarzinompatienten. Die (im Sinne des homöopathischen Arzneimittelbildes gemeinten) „engen Krämerseelen" sind häufig zu findende Charaktere.
Homöopathisch sind Lycopodium, Aurum, Silicea und Arsenicum häufiger anzutreffende Konstitutionstypen als beispielsweise Nux vomica. Dennoch kann letztere Substanz im Sinne einer situativen Intervention oft recht hilfreich sein.

3.3.3 Die Karzinome des Dünndarms

Die malignen Tumoren des Dünndarms (allermeist Adenokarzinome) stellen Raritäten dar, deren Ätiologie unklar ist. In ihrer Entwicklung verursachen sie meist wenige und unspezifische Symptome, wie Übelkeit und Gewichtsabnahme, so daß sie häufig erst im Stadium des Ileus diagnostiziert werden. Somit sind sie sehr oft primär lokal fortgeschritten und in die benachbarten Organe (Leber, Pankreas) infiltriert. Die Prognose ist schlecht (5-Jahres-Überlebenraten auch bei operabler Situation ca. 30 %) und es existieren bis heute keine allgemein gültigen Therapieschemata, so daß diese Tumoren im allgemeinen nach den Schemata des Magen- oder Kolonkarzinoms behandelt werden.

3.3.4 Die kolorektalen Karzinome

Zahlen

Die Karzinome des Dickdarms sind häufig (rund 15 % aller Malignome); sie stellen bei beiden Geschlechtern die zweithäufigste Tumorart dar, beim Mann nach dem Bronchialkarzinom und bei der Frau nach dem Mammakarzinom. Die Inzidenz liegt etwa bei 50 Neuerkrankungen/100 000 Einwohner jährlich und ist steigend. Der Altersgipfel liegt um das 6. Lebensjahrzehnt.

Ätiologie

Ballaststoff- und faserreiche (Vollwert-) Kost sowie ein hoher Anteil an antioxidativen Vitaminen scheinen das Risiko für kolorektale Tumoren zu senken, wohingegen denaturierte und fettreiche Ernährung („Fast food") sowie Bewegungsmangel das Risiko zu erhöhen scheint. Offenbar spielt die Passagezeit des Stuhls hierbei eine Rolle. Für solcherlei Ernährungsfaktoren spricht die Häufung kolorektaler Tumoren in „amerikanisierten" Ländern sowie ein statistisch deutlicher Abfall dieser Tumorarten in der Nachkriegszeit in Europa. Auch weisen Vegetarier offenbar ein geringeres Risiko auf, was sich allerdings nur auf die kolorektalen Karzinome bezieht.
Genetische Faktoren spielen nach jüngeren Untersuchungen möglicherweise ebenfalls eine Rolle. Gutartige Tumoren (Polyposis, Gardner-, Peutz-Jeghers-, und Cronkhite-Canada-Syndrom) und chronisch-entzündliche Kolonerkrankungen (Colitis ulcerosa) sind anamnestisch häufig zu findende Vorerkrankungen.

Histologie, Ausbreitung und Metastasierung

In nahezu jedem Fall liegt bei den kolorektalen Karzinomen ein Adenokarzinom vor. Bei nur rund 2 % handelt es sich um Plattenepithel- oder Siegelringkarzinomtypen.
Die statistische Prognose für die kolorektalen Karzinome ist sehr stadienabhängig, die 5-Jahres-Überlebensrate liegt im Stadium I bei rund 90 %, im Stadium II bei 70 %, im Stadium III bei 40 – 50 % und fällt im Stadium IV auf nur 5 % ab.
Das Wachstum ist polypös-exophytisch oder invasiv-ulzerierend. Blutungen und unspezifische Abdominalbeschwerden sind die häufigsten ersten Anzeichen, gefolgt von unklarer Gewichtsabnahme.
Die lymphogene Aussaat erfolgt in die regionären abdominellen Lymphknoten; beim Rektumkarzinom sind in rund 60 % der Fälle bei Diagnosestellung bereits Lymphknotenmetastasen nachweisbar.
Die hämatogene Metastasierung erfolgt in aller Regel in die Leber, seltener in das Peritoneum und sehr selten in das Zentralnervensystem.

Stadieneinteilung

Heute wird die Stadieneinteilung entsprechend dem TNM-System angegeben (näheres hierzu siehe „Mammakarzinom"); das über lange Zeit geltende Stadiensystem nach DUKES ist heute nicht mehr üblich.

Schulmedizinische Therapie

Die operative Tumorentfernung unter Einbeziehung der Lymphabflußwege ist der erste Therapieschritt. Beim Kolonkarzinom wird hierbei der gesamte Kolonabschnitt entfernt (Hemikolektomie). Im Falle isolierter Lebermetastasen werden hierbei die betroffenen Lebersegmente mit entfernt. Bei Rektumkarzinomen ist häufig die Anlage eines Anus praeter (Darmausgang durch die Bauchdecke) notwendig, ansonsten steht die Wiederherstellung der Darmpassage im Vordergrund des chirurgischen Bemühens. Nur bei unvollständig resezierten Rektumkarzinomen wird eine Strahlentherapie dem operativen Vorgehen nachgesetzt. Ansonsten ist (bei fortgeschrittenen Stadien) eine Chemotherapie die Regel, die heute mittels Fluorouracil als Monotherapie oder in Kombination mit Folinsäure (z. B. CALCIUMFOLINAT-biosyn®) oder Levamisol durchgeführt wird.
Die Ansprechrate für die Monotherapie mit Fluorouracil liegt beim metastasierten Kolonkarzinom mit rund 15 % erschreckend niedrig.

Komplementäre Therapie

Die Umstellung der Ernährung in Richtung einer fettarmen, ballaststoff- und faserreichen Kost zur Reduktion der Stuhlpassagezeit steht im Vordergrund. Hoher Anteil an Karotinoiden und der antioxidativen Vitamine C und E sollte gewährleistet sein. Hier spielt auch die orthomolekulare Supplementierung eine große Rolle. Im Falle der Lebermetastasierung sollte mit hohen Glutathiondosen (bis zu 5 g/Tag) therapiert werden, da die bisherigen Erfahrungen einen günstigen Einfluß des Glutathions auf Lebertumoren bei fehlender Toxizität andeuten.
Ansonsten gilt die orthomolekulare Basisversorgung, die im letzten Abschnitt des Kapitels „Orthomolekulare Therapie“ als Rezeptur angegeben ist.
In der Misteltherapie stehen die Kiefern- und Tannenmistel an erster Stelle der Baumsortenwahl. In der Dosisfrage sollten die Empfehlungen im Kapitel "Misteltherapie" (Kap. 2.4) zugrundegelegt werden, d. h. die Intensität richtet sich nach dem jeweiligen Tumorstadium und der Ausbreitungssituation.
Die Hyperthermie (jedenfalls die Hochhyperthermie-Variante mit zytotoxischer Zielrichtung) ist insofern problematisch, als es noch immer schwierig ist, den Körperkern auf tumorizide Temperaturen (> 41.5 °C) zu überwärmen und auf diesem Temperaturplateau über längere Zeit zu halten. Am ehesten ist dies über Infrarot-A-Techniken (Systeme nach HECKEL und VON ARDENNE) umsetzbar, ohne den Patienten einer unverhältnismäßig invasiven, intensivmedizinischen Prozedur auszusetzen (näheres hierzu im Kap. 2.8, „Hyperthermie“). Bei Drucklegung dieses Buches läuft im Berliner Universitäts-Klinikum Rudolf Virchow gerade eine hochdotierte Studie zur Untersuchung der Hyperthermie bei Kolonkarzinomen (in Verbindung mit Strahlentherapie) an, die Ergebnisse sind mit Interesse abzuwarten.

Als hochwirksame Begleittherapie zur Chemotherapie der kolorektalen Karzinome hat sich der Einsatz von Milzpeptid-Präparaten bewährt. Neuere Untersuchungen weisen auf eine erheblich bessere Verträglichkeit bei eventuell sogar synergistischer Wirksamkeitssteigerung gegenüber Tumorzellen (Untersuchung mit FACTOR AF2®, KINDLER 1997) hin.
Die systemische Enzymtherapie gehört auch bei dieser Tumorlokalisation zu einem abgerundeten komplementären Therapieschema. Im Falle der kolorektalen Tumoren bietet sich natürlich auch die Anwendung der Enzyme in Form von perrektalen Klistieren an, die neben der systemischen Wirkung auch eine gewisse lokale Wirkung erwarten läßt, vor allem bei den Enddarmtumoren im Sigma- und Rektumbereich. Die Anwendung von Enzymklistieren (z. B. WOBE MUGOS® Th-Klistiertabletten) führt darüber hinaus zu einer deutlich geringeren Nebenwirkungsrate der Strahlentherapie von Darmtumoren. Die Zahl von Patienten mit klinischen Zeichen der Strahlennebenwirkungen (perrektale Blutungen, Durchfälle, Fistelbildungen, Hautverbrennungen) ist kleiner, die Intensität der Nebenwirkungen geringer ausgeprägt. Im Rahmen der Strahlentherapie empfiehlt sich die Zugabe der Vitamine A und E zum Darmklistier (z. B. AE-Mulsin® forte 10 gtt. in jedes Klistier); dies kann die Abheilung und Regeneration der Schleimhäute beschleunigen.
Homöopathisch stehen situative Gaben entsprechend der jeweiligen Behandlungsstrategie im Vordergrund. NUX VOMICA und CONIUM als Kombination bei zytostatikabedingtem Erbrechen sowie LYCOPODIUM und CHELIDONIUM bei Irritationen der Verdauungsvorgänge haben sich bewährt. Ebenso ist die Anwendung von CAUSTICUM und APIS im Rahmen der Strahlenbehandlung angezeigt. Die Dosierungshinweise bei den genannten Substanzen verstehen sich hier als mehrfache C30-Gaben.
Bei Obstipationstendenzen empfiehlt sich die orale Gabe von Laktulose, z. B. BIFITERAL® 1 – 2 Btl./Tag. Laktulose hat neben der leicht laxierenden Wirkung den Vorteil, daß toxische Stoffe im Dickdarm gebunden und abgeführt werden.
Die psychoonkologische Betreuung zeigt im Bereich der Dickdarmtumoren besonders hohe Anforderungen nach Anlage eines Anus praeternaturalis. Es ist für die Betroffenen und für die Angehörigen ein enormer Einbruch in die Intimsphäre, wenn Patienten gezwungen sind, einen künstlichen Darmausgang in der Bauchdecke zu tragen. Die Versorgung dieses Stomas bedarf der gründlichen Einarbeitung in Hygiene und Pflege; entsprechend existieren denn auch gerade in diesem Bereich sehr viele Selbsthilfegruppen, die den Betroffenen und seine Angehörigen bei dieser Umgewöhnung unterstützen.

3.4 Das Pankreaskarzinom

Zahlen

Das Pankreaskarzinom ist ein häufiger Tumor (rund 8 % aller Krebsfälle) mit schlechter Behandlungsmöglichkeit und dementsprechend schlechter Prognose. Es stellt die fünfthäufigste Todesursache aller Krebstodesfälle dar. Die jährliche Inzidenz beträgt zwischen 5 und 10 Neuerkrankungen pro 100 000 Einwohner, dabei ist der Mann im Verhältnis nahezu doppelt so häufig betroffen wie die Frau. Die Ätiologie ist unbekannt.

Histologie, Ausbreitung und Metastasierung

In 80 % der Fälle handelt es sich beim Pankreaskarzinom um ein Adenokarzinom. Plattenepithelkarzinome und Sarkome sind seltener. Das Pankreaskarzinom verursacht über lange Zeit keine oder nur unspezifische Frühsymptome, wie Übelkeit, diffuser Oberbauchschmerz und Gewichtsabnahme, und ist bei Diagnosestellung in über 80 % der Fälle bereits in benachbarte Organe infiltriert oder metastasiert.
Dementsprechend liegen sehr häufig bei Diagnosestellung bereits inoperable Situationen vor. Die mittlere Überlebenszeit bei diesem fortgeschrittenen Stadium beträgt lediglich 3 – 6 Monate; nach einem Jahr leben nur noch weniger als 10 % dieser Patienten.

Schulmedizinische Therapie

Die Behandlung des Pankreaskarzinoms ist in aller Regel rein palliativer Natur. Operative Verfahren bemühen sich um weitestgehende Tumorreduktion, was angesichts der meist fortgeschrittenen und in Leber, Milz, Darm und Bauchdecke infiltrierten Tumoren schwierig ist. Dementsprechend ist die Operationsmortalität mit bis zu 20 % sehr hoch, und meist beschränkt sich der Chirurg auf die Entfernung von mechanisch behindernden Tumorteilen (Freilegung der Gallenwege und des Darms).
Strahlen- und Chemotherapie haben beim Pankreaskarzinom kaum einen Einfluß, sie werden ebenfalls aus rein palliativer Sicht durchgeführt. Dabei haben sowohl die zytostatischen Monotherapien (mit Fluorouracil oder Mitomycin) als auch die Kombinations-Chemotherapien (Streptomycin + Mitomycin + Fluorouracil oder Fluorouracil + Mitomycin + Doxorubicin) nur eine Teilremission in 20 – 30 % der Fälle aufzuweisen. Ein erneutes Wachstum des Tumors selbst nach Ansprechen auf die Therapie ist üblich.

Komplementäre Ansätze

Auch alle komplementären Therapieansätze haben rein palliativen Charakter, das Pankreaskarzinom ist selbst bei gut kombinierter Behandlung eine schwer beeinflußbare Tumorentität. Auch im Rahmen der vielerorts beschriebenen „Spontanremissionen" ist meines Wissens kein Fall eines Pankreaskarzinoms beschrieben. Insofern ist die realistische Zielrichtung der therapeutischen Bemühungen die möglichst lange Erhaltung einer hohen Lebensqualität: Schmerztherapie, psychologische Begleitung, Supplementierung von Kalorien und Biomolekülen stehen im Vordergrund. Die psychische und soziale Vorbereitung des absehbaren Sterbeprozesses ist wichtig. Auch wenn sich diese Ausführungen resignativ und hoffnungslos anhören mögen, so spiegeln sie doch die Realitäten wider. Ich habe in den siebzehn Jahren meiner Tätigkeit keinen einzigen Patienten mit Pankreaskarzinom seine Krankheit länger als im Mittel 1 Jahr überleben sehen. Dabei hatten alle noch so differenzierten Behandlungsstrategien keinen Einfluß auf die Überlebenszeit, sondern lediglich auf die Überlebensqualität.

Im Vordergrund der Bemühungen stehen Schmerzhemmung und subjektives Wohlbefinden. Dies kann durch den Einsatz der Mistel (Tannenmistel, z. B. VYSOREL® A) in Kombination mit Splenopeptidpräparaten (z. B. FACTOR AF2®) über hochdosierte intravenöse Applikation erreicht werden. Gute Schmerzhemmung ist auch durch den Einsatz der moderaten Hyperthermie erreichbar; je nach Allgemeinzustand sollten Temperaturen bis 40.0 °C angestrebt werden, die über einen mehrstündigen Zeitraum aufrechterhalten werden.

Hinsichtlich des meist desolaten Ernährungszustandes ist die Supplementierung von Enzymen wichtig (z. B. KREON® oder WOBE MUGOS®) und die zusätzliche Gabe von hochkalorischer Kost (z. B. MERITENE® oder FRESUBIN®) erforderlich. Eine mancherorts geforderte Ernährungsumstellung ist beim Pankreaskarzinom-Patienten obsolet und aus meiner Sicht auch ethisch nicht verantwortbar. Es muß bei dieser Karzinomform primär darum gehen, das Wohlbefinden des Patienten möglichst lange zu erhalten. Radikale Veränderungen der Lebens- und Ernährungsgewohnheiten stellen eine unverantwortbare Disziplinierung dar, die möglicherweise den Therapeuten in seinem Dogma befriedigt, dem Patienten aber nicht hilft. Dies gilt (im Gegensatz zu Patienten mit frühen Bronchialkarzinomen) auch für das Rauchen. Die Nikotinabstinenz bringt dem Pankreaskarzinompatienten kein Benefit, so daß dem Betroffenen diese Art von „Genuß" in der kurzen Zeit, die ihm noch zur Verfügung steht, nicht untersagt werden sollte.

Patienten mit Pankreaskarzinomen versterben zumeist im Zustand der Auszehrung an Herzversagen, wenn nicht vorher metastasenbedingte vitale Komplikationen eintreten; dies sind v. a. das hepatische Koma durch tumorbedingte Verlegung der Gallenwege, ein Ileus oder intraabdominelle Arrosionsblutungen, z. B. der Bauchaorta.

In sehr vielen Fällen wird auch durch komplementäre Verfahren keine Schmerzfreiheit erreicht, so daß die häusliche Versorgung durch spezielle Einrichtungen (onkologische Hauskrankenpflege) und die Gabe von Opiaten und/oder Morphinen unterstützt wird. In Endstadien und bei schweren Schmerzzuständen sind Morphium-Dauerinfusionen oder die Anbringung einer periduralen Morphiumpumpe üblich und hilfreich, denn die vom Pankreaskarzinom verursachten Schmerzzustände gehören zu den schwersten überhaupt.

Homöopathischerseits entsprechen die situativen Arzneimittelgaben der oben ausgeführten Entwicklung dieser Erkrankung. ARSENICUM, CHINA, SILICEA und PHOSPHOR in häufigen C30-Gaben sind bewährte Mittel, um das Beschwerdebild zu lindern.

In der Sterbephase stehen Hoch- und Höchstpotenzen von ARSENICUM im Vordergrund der Arzneimittelwahl.

3.5 Maligne Tumoren der Leber

Zahlen

Die Leber ist häufig „Zielorgan“ hämatogener Metastasierungen von Primärtumoren anderer Lokalisation, so daß in den meisten Fällen des Auftretens von Lebertumoren die Suche nach dem Primärtumor beginnen muß. Primäre Lebertumoren sind recht selten (unter 1 % aller Malignome) und stellen dann meist hepatozelluläre Karzinome dar. Ausnahme ist das kindliche Hepatoblastom, welches mit 0,5 % aller kindlichen Tumorerkrankungen selten ist, aber immerhin an dritthäufigster Stelle aller abdominalen kindlichen Tumoren steht. Der Altersgipfel beim hepatozellulären Karzinom liegt zwischen 40 und 50 Jahren, wobei Männer häufiger erkranken als Frauen (Verhältnis etwa 3 : 1) und die Inzidenz in Europa und den USA bei rund 1 – 4 Neuerkrankungen pro 100 000 Einwohner und Jahr liegt. Die Verbreitung unterliegt geografischen Schwankungen; so beträgt die Inzidenz beispielsweise in Ostasien und Südafrika bis zu 150 Erkrankungen/100 000 Einwohner jährlich.

Ätiologie

In einer sehr hohen Zahl der Fälle liegt eine Vorschädigung der Leber vor, entweder im Sinne einer alkoholbedingten Leberzirrhose oder in Form einer posthepatitischen Leberschädigung. Vor allem die Hepatitis B (seltener Hepatitis C) ist häufiger Vorläufer des Leberzellkarzinoms. Hinzu kommen Pilzgifte (Mykotoxine), die in engem Zusammenhang mit der Entstehung von Lebertumoren diskutiert werden. Allen Mykotoxinen voran stehen hier die Aflatoxine in Verdacht, die sich als Grauschimmel auf Lebensmitteln bilden (z. B. Brot). Bei den kindlichen Hepatoblastomen ist die Ursache ungeklärt.

Ausbreitung, Metastasierung und schulmedizinische Therapie

Das hepatozelluläre Karzinom und das kindliche Hepatoblastom stellen sehr aggressive und schnell zum Tode führende Tumoren dar. Da diese Tumoren häufig multizentrisch in verschiedenen Leberbereichen lokalisiert sind, ist die einzig kurative schulmedizinische Therapie, nämlich die vollständige operative Entfernung, häufig nicht praktikabel. In ca. 20 % der Fälle metastasiert diese Krebsform in die Lunge.

Die mittlere Überlebenszeit nach Diagnosestellung liegt beim hepatozellulären Karzinom bei ca. 4 Monaten; nach 12 Monaten leben statistisch noch weniger als 5 % der Betroffenen.

Auch nach Resektion des Tumors sind die Langzeitüberlebensraten sehr schlecht: die 5-Jahres-Überlebensrate bei resezierten Tumoren liegt zwischen 20 und 40 %.

Hinzu kommt eine hohe Operationsmortalität von immerhin 5 bis 20 %.
Die Therapieansätze außerhalb der operativen Behandlung sind rar und nicht sehr effektiv. Verschiedenenorts wird (v. a. bei größeren und multizentrischen Tumoren) versucht, den Tumor durch präoperative Chemo- oder Strahlentherapie zu einer operablen Größe zu minimieren; andernorts wird durch die Hochdosis-Chemotherapie in die Arteria hepatica ("lokoregionäre Chemotherapie") eine höhere Ansprechquote angestrebt.

Komplementäre Therapie

Literaturhinweise und eigene Erfahrungen in der Therapie bei hepatozellulären Karzinomen deuten eine Therapiemöglichkeit mit einer Dreierkombination aus

- Mistel (hochdosierte Tannenmistel, z. B. VYSOREL® A),
- Glutathion (hochdosierte intravenöse Applikation bis zu 5 g Glutathion/Infusion und zweimal wöchentlicher Infusionsfrequenz, z. B. TATIONIL®) sowie
- einem hochdosierten intravenösen phytotherapeutischen Virustatikum (z. B. HYPERFORAT®) hin.

Hierunter kann die (beschwerdefreie) Überlebenszeit möglicherweise z. T. drastisch verbessert werden, jedoch bedarf es noch einer Überprüfung dieser Eindrücke.
Eine orthomolekulare Basisversorgung sollte ebenso wie eine systemische Enzymtherapie parallel durchgeführt werden, wobei im Rahmen der Vitamintherapie keine Vitamin-A-Hochdosen verabreicht werden sollten (Leberparenchymbelastung).
Thymuspeptidpräparate werden bei entsprechender Immunlage sinnvoll sein.
Homöopathischerseits stellt die Anwendung von LYCOPODIUM, CHELIDONIUM oder NUX VOMICA eine sinnvolle organbezogene Ergänzung dar, die aber auch durch leberentlastende Teemischungen aus der Phytotherapie realisierbar ist. In letzterem Fall sind die Extrakte aus Carduus Mariae die zweckmäßigsten Drogenauszüge (in oraler Form beispielsweise als SILIBENE® 140 Tbl., 3x3/Tag).

3.6 Lungentumoren

Zahlen

Die malignen Tumoren des Respirationstrakts haben in den letzten Jahrzehnten eine erhebliche Erhöhung der Inzidenz erfahren, dies sowohl bei der Frau als auch beim Mann (das Verhältnis von Mann zu Frau beträgt heute etwa 2,5 : 1). Sie stellen beim Mann die häufigste Krebsart dar und stehen bei der Frau nach Mamma- und Dickdarmtumoren an dritter Stelle. Der Häufigkeitsgipfel liegt um das 65. Lebensjahr, die jährliche Inzidenz beträgt etwa zwischen 60 und 80 Neuerkrankungen pro 100 000 Einwohner. In den Vereinigten Staaten ist das Bronchialkarzinom inzwischen bei Männern mit 35 % und bei Frauen mit 22 % die häufigste zum Tode führende Krebsart. Die Steigerung der Inzidenz des Bronchialkarzinoms ist wohl die höchste unter allen Krebsformen, zumal dieses Karzinom vor noch rund 100 Jahren nahezu unbekannt war.

Ätiologie

Das Zigarettenrauchen ist fraglos der ätiologische Faktor Nr. 1 für die malignen Lungentumoren. In einer ätiologischen Untersuchung an über 1000 Patienten mit Lungentumoren waren lediglich 5 % Nichtraucher. Das Verhältnis von Rauchern zu Nichtrauchern bei Lungenkrebspatienten beträgt nach unterschiedlichen Autoren zwischen 9 : 1 und 9,5 : 0,5.
Dabei spielen die Zeit und die Intensität des Nikotinabusus eine wesentliche Rolle.
Neben dem Tabakrauchen kommen weitere ätiologische Einflüsse hinzu, die das Risiko einer Lungenkrebserkrankung beeinflussen. Zu diesen v. a. umweltbedingten Einflüssen zählen Asbest, Chrom, Nickel, Arsen und Beryllium als chemische Induktoren sowie Radon und Uran als langlebige Radionuklide, die insbesondere im Bereich des Bergbaus eine wesentliche Rolle spielen (z. B. „Schneeberger Krankheit" durch Inhalation von Uran und Radon im Abbaugebiet der Erzgebirge).

Histologie, Ausbreitung und Metastasierung

Die malignen Lungentumoren werden im wesentlichen in fünf große histologische Gruppen unterschieden:

- Plattenepithelkarzinome (rund 50 % aller Lungentumoren),
- kleinzellige Karzinome (ca. 20 %),
- großzellige Karzinome (ca. 15 %),
- Adenokarzinome (ca. 10 %) und
- nicht klassifizierbare Karzinome (ca. 5 %).

Sehr seltene andere Tumorhistologien werden durch maligne Melanome, Sarkome, adenoidzystische Karzinome und andere Formen repräsentiert.
Die häufigsten Lokalisationen innerhalb der Lunge sind mit etwa 31 % der rechte und mit etwa 27 % der linke Lungenoberlappen.
In Wachstumsverhalten, Ausbreitung und Metastasierung, wie auch bezüglich der klinisch-therapeutischen Vorgehensweisen, unterscheiden sich die Tumortypen z. T. wesentlich voneinander, so daß eine schematische Darstellung aller Lungentumoren nicht möglich ist. Nachfolgend unterteile ich dieses Kapitel deshalb in die Subkapitel „kleinzelliges" und „nicht-kleinzelliges" Karzinom. Die Unterteilung soll dem besseren Verständnis und der genaueren Übersicht dienen.

Kleinzelliges Lungenkarzinom

Diese Krebsform stellt ohne Frage eine der aggressivsten und am schlechtesten zu behandelnden Krebsarten überhaupt dar. Sie macht knapp 1/4 aller Bronchialkarzinome aus, in Deutschland erkranken jährlich rund 10 000 Menschen daran.
Ausbreitung und Verlauf dieses Karzinoms sind fulminant, in 2/3 aller Fälle wird bei Diagnosestellung bereits ein metastasiertes Stadium verifiziert. Die mittlere Überlebenszeit ohne spezifische Behandlung beträgt bis zu 14 Wochen, bei primär fortgeschrittenen Stadien sogar nur 5 – 7 Wochen ab Diagnosestellung. Selbst nach operativer Therapie beträgt die Rate der Langzeitüberlebenden nur um 1 %.
Die Metastasierung erfolgt außerordentlich früh in die Lymphknotenregionen des Thorax sowie bevorzugt (der Häufigkeit nach) in die Leber, die Knochen und das Gehirn.

Therapieschemata des kleinzelligen Lungenkarzinoms

Im Gegensatz zu den sonstigen Tumorformen steht hier nicht die operative Therapie im Vordergrund.
Angesichts der hohen Aggressivität und der frühen Metastasierung wird das diagnostizierte kleinzellige Lungenkarzinom in der Regel sofort der zytostatischen Kombinations-Chemotherapie zugeführt, die dementsprechend sehr aggressiv ausgelegt ist. Ziel der Chemotherapie ist das Erreichen einer Vollremission, die die einzige Möglichkeit eines signifikanten Gewinns in der Gesamtüberlebenszeit darstellt.
Obgleich die aggressiven kleinzelligen Malignome sehr sensibel gegenüber Zytostatika und Strahlen reagieren, sind die weltweiten Behandlungserfolge entmutigend, es kommt in etwa 50 – 70 % der Fälle nach Chemotherapie in kürzester Zeit auch nach Erreichen einer Vollremission zu einem neuerlichen Tumor- oder Metastasenprogreß. Die zusätzliche postzytostatische Strahlenbehandlung vermag

eine leichte Besserung dieser Verhältnisse zu erreichen, ändert aber nichts an der dramatischen Gesamtsituation für solche Patienten.
Sehr oft wird im Zusammenhang mit der Therapie des kleinzelligen Lungenkarzinoms eine präventive Schädelbestrahlung vorgenommen. Grund hierfür ist die häufige intrakranielle Metastasierung und die hohe Strahlensensibilität dieser Tumorentität.
In Anbetracht der geringen Langzeitwirkung der herkömmlichen Therapien (die mittlere Überlebenszeit nach Chemotherapie bei frühen Tumorformen liegt bei 12 Monaten, bei fortgeschrittenen Tumoren bei etwa 9 Monaten) und angesichts der Aggressivität der angewandten Therapiemethoden (hochdosierte Zytostatika, hohe Strahlendosis, exzessive Operationstechniken), ist gerade bei dieser Tumorart dringend eine Verbesserung der Therapieansätze notwendig. Die in schulmedizinischem Rahmen in dieser Richtung versuchten Wege (subletal dosierte Chemotherapie unter Knochenmarktransplantation, „Sandwich-Methoden" mit Chemotherapie-OP-Chemotherapie, „Chemotherapie-Radiatio-Chemotherapie" oder anderen Varianten) verliefen bislang enttäuschend. Versuche der zytostatischen Dosiseskalation unter begleitendem Einsatz von hämatopoetischen Stammzellfaktoren (G-CSF und GM-CSF), die der Verringerung der knochenmarktoxischen Wirkung der Zytostatika dienen sollen, lassen ebensowenig deutliche Verbesserungen erkennen wie der Einsatz von Zytokinen (v. a. Interferone und Interleukin-2). Diese Versuche sind noch immer Inhalt von verschiedenenorts durchgeführten Langzeitstudien, die ersten repräsentativen Ergebnisse v. a. hinsichtlich der Langzeitüberlebensrate werden in etwa fünf Jahren vorliegen.

Nicht-kleinzelliges Lungenkarzinom

Der Verlauf und das Ansprechen auf Behandlungen sind bei dieser Lungenkrebsform bedeutend günstiger; im Vordergrund steht hier wieder der Versuch der operativen Tumorausräumung unter Einbeziehung des gesamten betroffenen Lungenlappens, ggf. des gesamten Lungenflügels sowie der regionalen Lymphknoten. Die Langzeitüberlebensraten liegen hier im Tumorstadium I bei etwa 70 %, im Stadium II um 50 % und im Stadium III bei rund 30 %. Eine postoperative Strahlentherapie kann offenbar eine signifikante Verbesserung dieser Zahlen erreichen, wenn auch angesichts der Nähe strahlensensibler Gewebe (Trachea, Ösophagus, Mediastinum, Thymus, Epikard) die Strahlendosis limitiert ist. Entsprechende Nebenwirkungen sind die Regel.
Die zytostatische Therapie spielt hier nur eine untergeordnete Rolle. Die Empfindlichkeit dieser Tumorart gegenüber Zytostatika ist deutlich geringer als beim kleinzelligen Karzinom. Die bislang angewandten zytostatischen Substanzen wie Cisplatin, Ifosfamid, Mitomycin, Vindesin und Etoposid zeigen lediglich geringe Ansprechquoten von 7 – 20 %. Derzeit in Arbeit befindliche internationale

Phase-II-Studien an insgesamt rund 400 Patienten mit nichtkleinzelligen Bronchialkarzinomen weisen eine etwas günstigere Tendenz unter Anwendung von Gemcitabine aus. Die Effektivität hinsichtlich folgender Kombinations-Chemotherapien bleibt abzuwarten.

Komplementäre Therapieansätze

Ohne Frage geht es beim Lungenkrebs primär darum, neben der jeweiligen Therapievariante die ätiologischen Faktoren auszuschalten. Da die Erfahrungen, aber auch die Statistik die drastische Senkung des Auftretens von Lungenkarzinomen nach Absetzen des Risikofaktors Nikotin ausweisen, gilt es selbstverständlich sowohl in therapeutischem wie in präventivem Rahmen, auf das Zigarettenrauchen zu verzichten.

Neben dem Ausschalten des Risiskofaktors Nr. 1 müssen jedoch auch die beim Raucher bestehenden „Nebenwirkungen" des Tabakkonsums bedacht und behandelt werden. So bestehen bei Rauchern erfahrungsgemäß chronische Defizite v. a. im Bereich antioxidativer Biomoleküle, so z. B. bei den Vitaminen A und C sowie beim Spurenelement Zink. Gerade den Karotinoiden wird dabei eine bedeutende präventive Rolle, insbesondere im Hinblick auf das Auftreten von Plattenepithelkarzinomen der Schleimhäute, zugeschrieben, so daß die Zufuhr hoher Dosen Vitamin A und/oder Provitamin A (beta-Karotin) hier obligatorisch ist.

Hinzu kommt die in letzter Zeit bedeutsamer gewordene, offenbar präventive Rolle des Azetylzysteins (z. B. ACC®-ratiopharm), welches aus biomolekularer Sicht ebenfalls in ein Versorgungsschema des Lungentumors einbezogen werden sollte.

Bei der Misteltherapie dominiert die Kiefernmistel (z. B. VYSOREL® P), gefolgt von der Tannenmistel (z. B. VYSOREL® A) beim Mann und der Apfelmistel (VYSOREL® M) bei der Frau, die als Mittel zweiter Wahl bei ungenügendem Ansprechen der Kiefernmistel in Frage kommen. Hier besteht auch die Möglichkeit, Mistelextrakte per inhalationem zu applizieren, um eine direkte Mistelwirkung im Bronchialsystem zu erreichen. Es empfiehlt sich, die 2tägige Applikation von jeweils 1 Ampulle Kiefernmistel mittels Sprüh- oder Ultraschallvernebler neben der Mistel-Injektionstherapie durchzuführen. Als zweckmäßige Kombination mit der Mistel hat sich der Einsatz der Christrose (Helleborus niger L.) erwiesen. In Deutschland liegen diesbezügliche Erfahrungen mit einem, auf dem Boden anthroposophischer Arbeiten entwickelten Präparat vor, welches kombiniert mit Mistel, oder aber als Monosubstanz, per injectionem oder per inhalationem appliziert wird (SCHNÜRER, 1995). Hier empfiehlt sich die Applikation von HELLEBORUS NIGER HELIXOR® (D3 bis D30) in Form subkutaner Applikation dreimal pro Woche und/oder die Applikation mittels Sprühvernebler.

Von homöopathischer Seite ist im Rahmen der Lungentumoren nicht selten ein „tuberkulinisches" Energiefeld zu bemerken. Es besteht häufig wie typischerwei-

se eine fatalistische Einstellung der Patienten und des Angehörigenkreises, die im Spannungsfeld zwischen Angst und Verdrängung angesiedelt ist. Typisch ist beispielsweise die Erfahrung, daß der Besucher einer Lungenkrebsstation den aufgesuchten Patienten häufig im Raucherzimmer der Station findet, welches auffällig stark frequentiert ist. Eine Diskrepanz besteht hierbei zwischen der geringen Bereitschaft vieler Betroffener, das Rauchen aufzugeben (nach dem häufig zu hörenden Motto: „jetzt ist eh' alles egal...“), und der intensiv spürbaren Angst vor dem Tod. Das Thomas-Mann-Thema „Zauberberg“, welches in der homöopathischen Arzneimittellehre dem Bild des Tuberkulinum zugeordnet ist, ist in diesem Rahmen häufig wahrzunehmen.
Wenn auch die Tuberkulinum-Gabe beim Vorliegen eines Bronchialkarzinoms nicht empfehlenswert ist, kann dies bei stabilisiertem Krankheitsverlauf (rezidivfreies Intervall) durchaus aus konstitutionellen Gründen in die Überlegungen einbezogen werden. Ansonsten ist Arsenicum ein wichtiges Mittel, steht doch hier die Angst vor dem Tod durch Ersticken bedrohlich nahe im Raum.

3.7 Das Schilddrüsenkarzinom

Zahlen

Das Schilddrüsenkarzinom ist mit etwa 1 % aller Malignome selten. Es gibt hier gehäuft Fälle von okkulten, d. h. zu Lebzeiten klinisch stummen Mikrokarzinomen, die als zufälliger Nebenbefund bei Autopsien post mortem festgestellt werden.
Innerhalb der Malignome endokriner Organe sind Schilddrüsenkarzinome allerdings die häufigsten Tumoren. Frauen erkranken 2 – 3 mal häufiger als Männer. Der Altergipfel liegt beim differenzierten Schilddrüsenkarzinom bereits im 3. – 4. Lebensjahrzehnt, während das anaplastische Karzinom vorwiegend ein Alterskarzinom darstellt.

Ätiologie

Ein Zusammenhang mit der endokrinen Rolle der Schilddrüse liegt nahe. Dem entspricht auch, daß das Auftreten in Regionen mit einer hohen Zahl von Strumaerkrankungen bis zu doppelt so häufig ist.
Die über lange Zeit in der Schweiz und andernorts durchgeführte intensive Jodprophylaxe führte denn auch zu einer erheblichen Abnahme der follikulären Schilddrüsenkarzinome. Damit hat in der Häufigkeitsverteilung heute das papilläre Karzinom den ersten Platz unter den Schilddrüsenkarzinomen eingenommen. Einen Risikofaktor stellt möglicherweise die Hashimoto-Thyreoiditis dar, eine autoimmunologische Schilddrüsenentzündung, bei der das Karzinom nicht selten als Folgeerkrankung auftritt. Die medullären Formen des Schilddrüsenkarzinoms zeigen eine familiäre Häufung.

Histologie, Ausbreitung und Metastasierung

Die Schilddrüsenkarzinome werden histologisch unterschieden in

- papilläre Karzinome (rund 60 %),
- follikuläre Karzinome (ca. 20 %),
- undifferenzierte anaplastische Karzinome (ca. 10 %) sowie
- medulläre und Plattenepithel-Karzinome (je etwa 5 %).

Die Metastasierungswege unterscheiden sich je nach Tumortyp. So metastasiert das papilläre Karzinom in einem hohen Prozentsatz lymphogen in die Kopf- und Halslymphknotenregionen. In bis zu 60 % der Fälle mit unauffälligem klinischen Lymphozytenstatus sind bereits lymphogene Mikrometastasen vorhanden.
Beim follikulären Karzinom ist die Metastasierung seltener, erfolgt dann jedoch über die hämatogene Aussaat in Lunge, Gehirn und Knochen.

Auch für die Prognose ist der Tumortyp von entscheidender Bedeutung: die 5- bzw. 10-Jahresüberlebensrate liegt beim follikulären Karzinom bei 72 % bzw. bei 60 % und beim papillären Karzinom bei 86 % bzw. 78 %, während sie beim anaplastischen Karzinom nur noch bei 9 % nach 5 Jahren liegt und nach 10 Jahren kein Überlebender mehr zu verzeichnen ist.
Differentialdiagnostisch muß bei Knotenbildungen der Schilddrüse auch immer an die Möglichkeit einer Schilddrüsenmetastasierung durch andere Primärtumoren gedacht werden. Auch wenn dies selten ist, können sich (in der Reihenfolge der Häufigkeit) Non-Hodgkin-Lymphome, Hypernephrom, Bronchialkarzinom, Magenkarzinom und Malignes Melanom in der Schilddrüse manifestieren.

Schulmedizische Therapie

Auch die Behandlungsmaßnahmen unterscheiden sich je nach histologischem Typus. Die chirurgische Behandlung mit Thyreoidektomie ist beim follikulären und papillären Karzinom die Regel. Ausnahme sind hier lediglich die kleinen papillären Karzinome bei jungen Patienten, bei denen die Entfernung des betroffenen Schilddrüsenlappens unter Einbeziehung des Isthmus vorgenommen wird.
Bei den C-Zellkarzinomen (medulläres Karzinom) wird meist eine Thyreoidektomie inklusive der hinteren Kapsel durchgeführt; bei einem Lymphknotenbefund wird eine Neck-dissection angeschlossen.
Bei den anaplastischen Karzinomen versucht man je nach lokaler Infiltration eine weitestgehende Tumorreduktion.
Nach (totaler) operativer Therapie ist beim follikulären, papillären und anaplastischen Karzinom die Radiojodtherapie üblich (beim medullären Karzinom ist der Wert der postoperativen Radiojodtherapie umstritten; diese wird unterschiedlich gehandhabt).
Hierbei wird radioaktiv markiertes Jod (Jod 131) intravenös appliziert, welches sich nach Ausschalten der Schilddrüse in den verbliebenen metastatischen Zellen anreichert und diese zerstört.
Erst nach der Radiojodtherapie wird mit der hochdosierten Substitution mit Schilddrüsenhormon begonnen (L-Thyroxin).
Die externe (perkutane) Strahlentherapie wird selten angewandt, vorwiegend bei größeren Tumoren zur palliativen Tumorreduktion.
Der Chemotherapie wird ebenfalls wenig Bedeutung beim Schilddrüsenkarzinom zugeschrieben, da die meist angewandten Zytostatika Cisplatin und Doxorubicin nur unzureichende Wirkungen zeigen.

Komplementäre Therapieansätze

Diese gestalten sich beim Schilddrüsenkarzinom schwierig, es existieren nur wenige Publikationen und Erfahrungen. Aus hypothetischen Überlegungen muß es hier um eine Balanzierung der endokrin-immunologischen Achse gehen, die

mittels vorsichtiger und hochindividueller Immunmodulation versucht werden kann.
Häufig zeigen Patienten (v. a. Frauen) mit Schilddrüsenkarzinomen Zeichen von Störungen des Endokriniums schon einige Zeit vor Diagnosestellung. Störungen in der Menstruation, Mastopathie oder frühklimakterische Beschwerden deuten gemeinsam mit Irritationen der weiblichen Identitätsentwicklung im psychischen Bereich auf eine Störung dieser Balance hin.
Eine kombinierte homöopathisch-psychotherapeutisch-immunologische Behandlung könnte hier möglicherweise Chancen eröffnen.
Die Misteltherapie sollte in ein Behandlungskonzept integriert sein; die Anwendung von Apfelmistel bei der Frau und Tannenmistel beim Mann sind die Mistelsorten der ersten Wahl.
Systemische Enzymtherapie zur Metastasenprophylaxe v. a. beim follikulären Kazinomtyp, sowie orthomolekulare Basisversorgung nach Radiojodtherapie sind obligatorisch.

3.8 Tumoren des HNO-Bereiches

Zahlen

Maligne Erkrankungen des Kopf- und Halsbereiches sind recht selten, sie machen etwa 5 % aller Krebserkrankungen in Europa aus. Dabei sind Männer dreimal häufiger betroffen als Frauen. Die Inzidenz liegt in Europa bei 5 Neuerkrankungen pro 100 000 Einwohnern jährlich. Der Altersgipfel der Erkrankung ist in den letzten Jahrzehnten erheblich gesunken, er liegt zwischen dem 30. und 50. Lebensjahr.
Hinsichtlich der Lokalisation treten (in der Reihenfolge der Häufigkeit) Larynxkarzinome am häufigsten auf (ca. 40 % aller HNO-Tumoren), gefolgt von Tumoren des Meso-, Epi-und Hypopharynx, der Nasennebenhöhlen, der Speicheldrüse und (sehr selten) des Ohres.

Ätiologie

Das Auftreten dieser Malignome ist eng gepaart mit Alkohol- und Nikotinkonsum (v. a. Kautabak), schlechter Mundhygiene und desolatem Zahnstatus. Die Mundhöhlenkarzinome finden sich auffällig gehäuft in sozial schlechter gestellten Bevölkerungsgruppen. Weiterhin werden Mangelversorgungen mit den Vitaminen A und C diskutiert (Ernährungsgewohnheiten). Die Vitamine A und C üben offenbar einen protektiven Effekt auf die Schleimhäute aus, so daß sie beispielsweise bei Rauchern als präventive Therapie obligatorisch sein sollten, wenn eine Beendigung des Nikotinabusus nicht erreichbar ist. Raucher weisen in der Regel erniedrigte Vitamin-A- und Vitamin-C-Spiegel im Blutserum auf.
Die kausale Beteiligung von Viren wird vermutet; vor allem Epstein-Barr-Viren (EBV), Herpes-simplex-Viren Typ 1 (HSV1) sowie Papillomaviren (HPV) werden in Blut und Gewebe von HNO-Tumorpatienten gehäuft gefunden.
Als lokale Präkanzerose gilt die Leukoplakie der Mundschleimhaut.

Histologie, Ausbreitung und Metastasierung

Bei den malignen HNO-Tumoren handelt es sich zumeist um lokal invasive Plattenepithelkarzinome mit hoher Wachstumsgeschwindigkeit. Dementsprechend steht auch die lokal-destruierende Problematik im Bereich des Gesichtsschädels, der Muskulatur und der benachbarten Schleimhäute im Vordergrund. Im Verlauf des Wachstums kommt es zu teilweise ausgedehnten nekrotischen Gewebsdefekten mit den Folgeproblemen der mechanischen Behinderung der Nahrungsaufnahme und in den Atemwegen. Soziale Stigmatisierung und Isolation sind hier häufig die Folge.

Die lymphogene Aussaat erfolgt primär lymphogen in die Hals-, Nacken-, Mediastinal- und Thorakallymphknoten.
Die hämatogene Metastasierung ist seltener und vorwiegend auf die Lunge beschränkt.

Frühsymptome

In einem hohen Prozentsatz werden Tumoren der HNO-Region sehr spät diagnostiziert, frühe Symptome werden bagatellisiert. Die folgenden Symptome sollten zur fachärztlichen Abklärung bewegen: Schwellungen, Verhärtungen und sonstige gewebliche Veränderungen im Schleimhautbereich ohne spontane Rückbildungstendenz, Heiserkeit, auch nach Nikotinabstinenz, Nasenbluten, Fremdkörpergefühl, Hustenreiz sowie anhaltende Schmerzzustände im Gesichts-, Kopf-, Hals- oder Ohrenbereich.

Schulmedizinische Therapiestrategien

Heilungen sind nur in frühen Stadien möglich. Etwa 65 % aller Patienten mit HNO-Tumoren erliegen ihrer Erkrankung, wobei die Todesursachen zu 90 % in den Folgen eines nicht beherrschbaren lokalen Wachstums zu sehen sind. Die gründliche operative Ausräumung des Tumors unter Einbeziehung der regionären Lymphknoten („Neck-dissection“) ist der erste Therapieschritt der Wahl. Bei fortgeschrittenen Tumoren wird angesichts der massiven destruktiven OP-Folgen (kosmetische Verstümmelung) eine Strahlentherapie mit palliativem Charakter bevorzugt. Die Quote von Lokalrezidiven nach ausgedehnter Erstbehandlung, auch bei Kombination von OP und Strahlentherapie, ist erschreckend hoch; die systemische Chemotherapie kann an diesem Trend offenbar wenig ändern.

Komplementäre Therapien

Die Hochdosistherapie mit Karotinoiden (Vitamin A, Vitamin-A-Säure und/oder beta-Karotin) scheint nach einigen inzwischen vorliegenden Studien die Wirksamkeit der Behandlung zu verbessern. Die Ergebnisse sind dermaßen ermutigend, daß diese Therapie bereits Eingang in die schulmedizinische Behandlung gefunden hat. Problematisch hierbei ist, daß die tumorhemmende Wirkung von Vitamin A und seinen Derivaten erst nahe an der toxischen Dosis eintritt, so daß (v. a. bei vorgeschädigter Leber) die Therapiemöglichkeiten begrenzt sind. In einigen Studien werden Tagesdosen von bis zu 1 Mio I. E. verabreicht und zeigen tumorizide Wirkungen. Die Beachtung der Symptome einer Vitamin-A-Überdosierung ist wichtig: Kopfschmerzen, Hautschäleffekte, Anstieg der Transaminasen.
Als weitere komplementäre Maßnahmen stehen die Misteltherapie (Tannenmistel oder Kiefernmistel), die systemische Enzymtherapie und die Hyperthermie im Vordergrund.

Im Zentrum der psychotherapeutischen Begleitung stehen die z. T. dramatischen kosmetischen Veränderungen durch den Tumor oder die Nebenwirkungen der schulmedizinischen Therapie. HNO-Tumorpatienten weisen häufig Störungen der Nahrungsaufnahme auf, die durch Fistelbildungen und z. T. erhebliche nekrotisierende Gewebsdefekte im Gesichtsschädelbereich verursacht sind. Es besteht hier eine besonders hohe Anforderung an die psychosoziale und pflegerische Betreuung.

3.9 Maligne Hauttumoren

Zahlen

Maligne Tumoren der Haut machen etwa 15 % aller Krebserkrankungen aus. Mit Ausnahme des Malignen Melanoms sind sie in der Regel früh erkennbar und gut behandelbar. Die malignen Hauttumoren weisen einen dramatischen Anstieg auf; dies gilt vor allem für das Maligne Melanom, dessen Behandlungsergebnisse noch immer sehr unbefriedigend sind.
Maligne Melanome machen zwar nur rund 3 – 4 % aller Krebserkrankungen aus, stehen jedoch an erster Stelle bei den Todesursachen durch Hautkrankheiten. Es ist eine z. T. dramatische Steigerung der Melanominzidenz zu registrieren, so daß mit einer Verdoppelung der Inzidenz etwa alle 8 Jahre gerechnet wird.
Die malignen Hauttumoren unterteilen sich in

- Maligne Melanome
- Basaliome
- Spinozelluläre Karzinome
- Hautmetastasen anderer Primärlokalisationen

Eine Sonderstellung nimmt die Mycosis fungoides ein, die zwar in der Regel als hautmanifestierte Tumorerkrankung auftritt, histologisch jedoch zu den malignen Lymphomen gerechnet wird. Ihre Dominanz (auch im Vorstadium) an der Haut hat mich bewogen, sie als Sonderfall im Rahmen der Hauttumoren aufzuführen. Eine Virusgenese wird vermutet.

Ätiologie

Die UV-Exposition wird von allen Autoren als wichtigste, wenn auch nicht alleinige Ursache für den dramatischen Anstieg der Hautmalignome angeführt. Gerade bei Menschen mit geringer Hautpigmentierung und hoher Bereitschaft für Sonnenbrand stellt die Exposition gegenüber dem Sonnenlicht einen primären kausalen Faktor dar. Statistisch führen fünf Sonnenbrände während der Kindheit zu einer Verdreifachung des Melanomrisikos. Neben der Frage nach Hauttyp und Sonnenexposition spielt in den letzten Jahren eine Abnahme der Ozonschicht in großen Teilen der Welt (v. a. Australien und Europa) eine wesentliche Rolle, da die mutationsauslösenden UV-Spektren (v. a. UV-B im Wellenbereich von 290 – 320 nm) zunehmend ungefiltert auf die Haut auftreffen.
Neben den UV-Spektren spielen aber auch andere exogene und endogene Faktoren eine Rolle: Arsenkontakt, anhaltende Immunsuppression (Organtransplantationen) sowie bestimmte Vorerkrankungen der Haut (Albinismus, Xeroderma pigmentosum, Häufung von Naevuszellnaevi, Ulcus rodens, Morbus Paget, Morbus Bowen, Keratoma senile und Lichen ruber planus) gelten als Risikofaktoren für maligne Entartungen der Haut.

Histologie, Wachstum und Metastasierung

Basaliome (Basalzellkarzinom) und Spinaliome (zu 90 % Plattenepithelkarzinome) wachsen in der Regel lokal infiltrierend und metastasieren selten (Spinaliome häufiger als Basaliome). Die häufigsten Lokalisationen sind der Gesichtsbereich (Basaliome) und die Schläfen, die Ohren, die Nase und die Lippen sowie der Penis (spinozelluläre Karzinome).

Deutlich unterschieden wird hiervon das Maligne Melanom, welches eine frühe hämatogene Metastasierung zeigt und nicht unbedingt primär an der Haut lokalisiert sein muß (primäre Maligne Melanome an Darm, Ovar, Gehirn oder am Auge sind nicht selten).

Histologisch entsteht das Maligne Melanom aus einer Entartung der Melanozyten, das weitere invasive Wachstum unterscheidet sich dann je nach Melanomtyp. Nicht selten werden auch Melanommetastasen ohne eruierbaren Primärtumor gefunden – ein Phänomen, welches auch bei anderen Tumorarten vorkommt, beim Melanom jedoch häufiger zu finden ist. Es wird vermutet, daß hierbei eine spontane Regression des Primärtumors einsetzt, wobei lokale immunologische Faktoren eine Rolle zu spielen scheinen. Die Melanommetastasen wachsen dann weiter und werden klinisch auffällig.

Die Prognose der Melanome ist deutlich schlechter als die anderer Hautmalignome und stark abhängig von der lokalen Ausbreitung (Eindringtiefe) bei Diagnosestellung. Daneben hat sich die Größe des Primärtumors als weiteres aussagefähiges Kriterium für die Prognose erwiesen und zeigt deutlich, wie früh bereits eine Aussaat besteht: bei Melanomen bis zu einem Durchmesser von 0,7 mm (!) ist die Prognose vergleichsweise gut, es finden sich in der Regel keine befallenen Lymphknoten und die 5-Jahres-Überlebensrate liegt bei nahezu 100 %. Mit zunehmendem Tumordurchmesser verschlechtert sich die Prognose rapide: bei Tumoren mit einem Durchmesser über 4 mm ist bereits in über 60 % der Fälle eine Lymphknotenmetastasierung vorhanden und die 5-Jahres-Überlebensrate auf nur noch 40 % gefallen.

Die Mycosis fungoides macht etwa 30 % aller lymphoiden Hauttumoren aus. Als Vorstufe tritt sie in Form ekzematöser, psoriasisähnlicher Plaques auf („Brocq-Krankheit"); in diesem Stadium sind spontane Remissionen beschrieben.

Nach Erreichen des Tumorstadiums infiltriert die Mycosis fungoides langsam, aber kontinuierlich und großflächig in die Tiefe und weist dann große destruierende tumoröse Veränderungen auf. Typisch ist (in diesem Tumorstadium) die blumenkohlähnliche Hautzerstörung. Klinisch steht ein quälender Juckreiz im Vordergrund des Beschwerdebildes. Im weiteren Verlauf kommt es dann auch zur Beteiligung innerer Organe, v. a. von Leber, Milz und Knochenmark, und in einem sehr hohen Prozentsatz dann auch zum letalen Ausgang.

Schulmedizische Therapie

Die o. g. Gründe zwingen zu einem frühestmöglichen operativen Eingreifen. Die Probeentnahme ist bei Verdacht auf Melanom kontraindiziert, da hier eine Tumorzellverschleppung durch Tumorverletzung hochwahrscheinlich ist (interessant hierbei ist, daß die klinische Onkologie diese Gefahr ausschließlich beim Melanom akzeptiert, hingegen bei anderen Tumoren exzessiv eine bioptische Diagnosesicherung praktiziert). Bei Verdacht auf ein Melanom, dem bei der Haut die nachfolgend aufgeführten Kriterien zugrundeliegen, sollte der Betroffene ohne Verzögerung einer dermatologischen Intervention zugeführt werden. Selbst immunbiologische Vorbehandlungen, die bei anderen Tumoren sinnvoll sein können, sind hier eine riskante Zeitverzögerung.
Eine Exstirpation in toto sollte bei folgenden Kriterien erfolgen:

- plötzliche Farb- oder Strukturveränderungen der Haut mit dem Bild eines Naevus (dunkle Färbung),
- Veränderungen bestehender Naevi (Oberflächenveränderung, Verdickungen und Verhärtungen, Blutungen, Größenzunahme),
- traumatische Verletzung eines bestehenden Naevus.

Auch bei Bagatellverletzungen, die keine spontane Heilungstendenz zeigen, ist die Exstirpation dieses Bezirkes indiziert (Spinalzellkarzinom).
Nach Stellung der Verdachtsdiagnose wird eine großzügige Exzision des Bezirkes tief im Gesunden, mit einem Sicherheitsabstand von 3 – 5 cm angestrebt. Die weitergehende Entnahme lokaler Lymphknoten wird unterschiedlich gehandhabt, ihr Wert ist umstritten. Bei klinischem Befall regionärer Lymphknoten ist die adjuvante Radiotherapie die Regel, viszerale Metastasen werden allermeist einer Kombination aus Strahlen- und Chemotherapie (mit allerdings meist nur palliativer Zielsetzung) durchgeführt. Die höchste Ansprechrate bei Chemotherapie ist bei der Kombinationstherapie mit Dacarbacin gegeben; sie liegt bei etwa 25 % Rückbildungen unter der Behandlung.
Bei der Mycosis fungoides existiert kein kurativer Therapieansatz. Die Behandlungsversuche beschränken sich auf symptomatische Maßnahmen, wie die Minderung des Juckreizes durch lokale Kortisongaben, lokale Bestrahlungen oder lokale Anwendung von Zytostatika (v. a. Stickstoff-Lost). Systemische Chemotherapien haben zu keiner Verlängerung der Lebenserwartung geführt, die Nebenwirkungen sind entsprechend hoch, so daß auf diese Therapieoption meist verzichtet wird. In den letzten Jahren wurde zunehmend versucht, mit Interferon (IFN-alpha) Einfluß zu nehmen, hierbei kommt es zu rund 30 % vorübergehenden Rückbildungen, Heilungen sind jedoch nicht möglich.

Komplementäre Therapien

Beim Melanom stellt die komplementäre Therapie den Versuch dar, die Ergebnisse der operativen Therapie zu verbessern. Insgesamt hat das Melanom dennoch eine schlechte Prognose, wenn auch durch den Einsatz von BCG, Autovakzinen und Hyperthermie die Therapieeffektivität offenbar erhöht werden kann. Bei der Anwendung der autologen Vakzine (näheres hierzu im Kapitel 2.12, „Sonstige Behandlungsansätze") stellt die meist geringe Tumormenge ein technisches Problem dar, da oft nicht genug malignes Gewebe zur Vakzineherstellung gewonnen werden kann.

In der Misteltherapie dominiert die Tannenmistel (z. B. VYSOREL® A), gefolgt von der Apfel- und Kiefernmistel. Im Gegensatz zu anderen, der Nadel zugänglichen Tumoren, ist die intraläsionale Misteltherapie beim Melanom aufgrund der Aggressivität kontraindiziert, bei der Mycosis fungoides aufgrund der Großflächigkeit unrealistisch. Bei letzterer wären Therapieversuche durch lokale Anwendung von Kiefernmistel diskutabel, die nach Untersuchungen von BÜSSING und anderen eine hohe Apoptoseinduktion im Tumorgewebe bewirkt. Praktische Erfahrungen liegen hierbei meines Wissens nach noch nicht vor, jedoch könnten lokale Spülungen mit einer etwa 10%igen Kiefernmistel-Lösung sinnvoll sein.

3.10 Tumoren der ableitenden Harnwege

Zahlen

Tumoren der ableitenden Harnwege (Niere und Blase) machen etwa 6 % aller malignen Tumorerkrankungen aus, die jährliche Zahl von Neuerkrankungen in Europa liegt bei rund 25 Fällen/100 000 Einwohner. Der Altersgipfel des häufiger auftretenden Blasenkarzinoms liegt zwischen dem 60. und 70. Lebensjahr, während der Altersgipfel der Nierentumoren (Ausnahme Wilms-Tumor mit Altersgipfel im 4. – 5. Lebensjahr) etwa um ein Jahrzehnt früher angesiedelt ist. Männer sind zwei- bis dreimal so häufig betroffen wie Frauen.

Ätiologie

Risikofaktor ist sowohl bei den Nieren- wie bei den Blasentumoren der Nikotinabusus. Raucher sind unter den Betroffenen signifikant häufiger vertreten. Beim Hypernephrom der Niere wird Kadmium als Kofaktor verdächtigt, während beim Blasenkarzinom aromatische Amine und Anilinfarbstoffe Auslöser sein können.
Dem kindlichen Wilms-Tumor scheinen genetische Faktoren zu Grunde zu liegen; hier tritt die Tumorbildung familiär gehäuft und in Verbindung mit verschiedenen Fehlbildungssyndromen auf.

Histologie, Ausbreitung und Metastasierung

Im Bereich der Niere liegen in fast 90 % der Fälle Adenokarzinome (Hypernephrome) vor, seltener Karzinome des urothelialen Übergangsepithels von Nierenbekken und Harnleiter oder Sarkome. Zu rund 90 % ist der Tumor im Nierenparenchym angesiedelt.
Demgegenüber liegen bei den Blasenkarzinomen fast ausnahmslos epitheliale Karzinome vor, die entweder polypös in das Blasenlumen wachsen oder sich flächenhaft-ulzerierend in der Blasenschleimhaut ausbreiten. Die polypösen Formen sind dabei sehr häufig multilokulär auftretend.
Beide Tumorarten wachsen zunächst lokal invasiv entlang der Schleimhäute. Bei den Nierentumoren kommt es im Verlauf zum Einbruch in die Nierenkapsel (Wilms-Tumor) oder das Nierenbecken (Hypernephrom). Bei beiden Karzinomen sind in rund 40 – 60 % der Fälle bei Diagnosestellung bereits paraaortale oder hiläre Lymphknotenabsiedelungen vorhanden.
Bei den Blasentumoren besteht eine lokale Lymphknotenmetastasierung häufig bei den schon in die Muskularis infiltrierten Formen, während die auf die Blasenschleimhaut beschränkten Tumoren oft noch lokal begrenzt sind.

Die hämatogene Metastasierung betrifft bei beiden urologischen Tumorformen besonders Lunge, Leber und Knochen.

Frühsymptomatik

Richtungsweisendes Primärsymptom bei den urologischen Tumoren ist die (schmerzlose) Blutung, begleitet von Anämie, lokalen Schmerzen in der Flanke oder im kleinen Becken und Gewichtsverlust.

Schulmedizinische Therapie

Die operative Tumorentfernung steht im Vordergrund der Maßnahmen. Dabei wird beim Hypernephrom die gesamte Niere einschließlich der Nebenniere und der Lymphknoten bis zur Aorta entfernt. Bei infiltrierenden Hypernephromen, die bereits in das umliegende Fettgewebe eingewachsen sind, wird in der Regel eine Nachbestrahlung des Tumorbettes vorgenommen. Diese Maßnahme kann die sehr hohe Lokalrezidivquote deutlich senken.
Bei inoperablen Befunden wird der (sehr strahlensensible) Tumor auf Operabilitätsgröße bestrahlt und dann entfernt.
Obgleich beim Nierenkarzinom häufig positive Hormonrezeptoren für Östrogen und Progesteron vorliegen, hat der Therapieversuch mit dem Antihormon Tamofen (siehe hierzu auch das Kap. „Mammakarzinom") eher enttäuscht. Ebenso wenig effektiv waren beim Nierenkarzinom bislang Therapieversuche mit Zytostatika (das wirksamste Zytostatikum VINBLASTIN® erreichte nur eine Remission von 5 – 15 %). Die Wirkung der Zytokine wird untersucht.
Anders gestaltet sich die Situation beim Wilms-Tumor, bei dem in der Regel die Kombination aus OP + Strahlentherapie + Zytostase (Actinomycin in Kombination mit Vinka-Alkaloiden) eine rund 70%ige Heilungsquote erreicht.
Bei den Blasenkarzinomen gelten alle drei schulmedizinischen Behandlungsvarianten als effektiv, so daß die Therapie je nach Einrichtung unterschiedlich gehandhabt wird. Bei den operativen Techniken stehen sich die transurethrale Tumorresektion (TUR), die Blasenteilresektion und die Zystektomie gleichwertig gegenüber. Auch die Frage der Lymphknotenentfernung wird je nach Einrichtung unterschiedlich gehandhabt.
Aufgrund der guten Strahlenempfindlichkeit des Blasentumors ist die prä- oder postoperative, z. T. auch die alleinige Strahlentherapie möglich.
Beim metastasierten Blasenkarzinom wird die Chemotherapie bevorzugt, die in Verbindung mit OP und/oder Strahlenbehandlung etwa 30 % Remissionen erreichen kann.
Die Nebenwirkungen der Strahlentherapie, insbesondere beim Harnblasenkarzinom, sind beträchtlich. Schulmedizinischerseits wird hier durch Fraktionierung der Strahlendosen, Gabe von Spasmolytika und Antibiotika sowie mit schleim-

hautschützenden Blasenspülungen versucht, sowohl die akute und sehr schmerzhafte Strahlenzystitis und -proktitis zu mildern als auch die recht hohe Zahl an Spätfolgen (Schleimhautatrophie, Fibrosierungen und Fistelbildungen) zu verkleinern.
Die lokale Therapie (prä- oder postoperativ oder als alleinige Maßnahme) besteht in der Instillation von Zytostatika oder BCG. Vor allem bei frühen Tumoren sind hier gute Ergebnisse beschrieben.

Komplementäre Behandlungen

Die Behandlung mit autologer Tumorvakzine hat beim Nierenzellkarzinom in einigen Untersuchungen eine deutliche Verbesserung der Überlebenszeit ergeben. Angesichts der ermutigenden Resultate beim Einsatz der Retinoide bei epithelialen Tumoren im HNO- und Bronchialbereich werden auch hier die Vitamin-A-Derivate in hoher Dosierung als Basistherapie eingesetzt (z. B. A-MULSIN FORTE® 2x1 EL/Tag); die Toxizitätsgrenze von Vitamin A muß dabei berücksichtigt werden.
Bei der Misteltherapie steht wiederum die schleimhautbezogene Kiefernmistel im Vordergrund (z. B. VYSOREL® P), gefolgt von Apfelmistel bei der Frau und Tannenmistel beim Mann. Dosis und Applikationsweise entsprechen dem jeweiligen Tumorstadium, wie im Kapitel 2.4, (Misteltherapie) ausgeführt. Zu überlegen ist auch die lokale Aplikation beim Blasenkarzinom (Blasenspülungen mit Kiefernmistel); allerdings liegen hierzu bislang wenig Erkenntnisse vor. Diese Möglichkeit sollte jedoch erwogen werden.
Eine immunbiologische Schutztherapie beim Einsatz von Strahlen- und Chemotherapie (Antioxidanzien, Homöopathika, Milzpeptidpräparate, schleimhautschützende Phytopharmaka) ist hier besonders wichtig.
Hinsichtlich der Hyperthermie liegen einige Berichte vor, die v. a. eine zusätzliche lokoregionäre Hyperthermie (Radiowellen) zweckmäßig erscheinen lassen.

3.11 Weichteil- und Knochensarkome

Zahlen

Knapp 1 % aller malignen Tumoren sind Weichteilsarkome, die Inzidenz liegt bei etwa 2 Fällen/Jahr/100 000 Einwohner. Alle Altersgruppen sind in etwa gleichmäßig betroffen. Die Ursachen sind weitgehend unklar; traumatische Faktoren, ionisierende Strahlen, Arsen, Herbizide und Holzschutzmittel stehen im Verdacht, eine (mit-)verursachende Rolle zu spielen.
Die Weichteilsarkome umfassen eine sehr heterogene histologische Gruppe von Tumoren mit unterschiedlicher Aggresivität und Behandlungsstrategie. Die bekanntesten Vertreter dieser Gruppe sind das Fibrosarkom, Histiozytom, maligne Schwannom, Rhabdomyosarkom, Leiomyosarkom, Angiosarkom/Kaposisarkom und das Synovialsarkom.
Die knöchernen Sarkome dominieren in der Altersverteilung zwischen dem 2. und 3. Lebensjahrzehnt. Die beiden wichtigsten Vertreter der Knochensarkome sind das Osteosarkom (45 % der Knochensarkome) und das Ewing-Sarkom (15 %). Andere Typen sind das Chondrosarkom (7 %), das Fibrosarkom (3 %) oder Manifestationen anderer maligner Grunderkrankungen, wie z. B. der Non-Hodgkin-Lymphome, des Plasmozytoms sowie solider epithelialer Tumoren (häufig).

Schulmedizinische Behandlung

Die Behandlung der Weichteilsarkome steht in erster Linie dem Chirurgen zu: frühestmögliche und extensive Tumorentfernung nicht nur tief im Gesunden, sondern unter Einbeziehung des gesamten lokalen Ursprungsgewebes, d. h. die Organ- und/oder Extremitätenamputation, ist hier angesichts der meist hohen Aggressivität und frühen hämatogenen Metastasierung übliche Praxis.
Die Kombination mit der Strahlentherapie ist die Regel. Um Extremitätenamputationen und die psychosozialen Folgen zu umgehen, wird nicht selten eine limitierte operative Technik mit anschließender hochdosierter Strahlentherapie (Megavolt-Therapie) angewandt. Gleiches gilt bei Lokalisationen an Organen oder am Körperstamm, wo häufig eine extensive operative Ausräumung nicht möglich ist.
Die Chemotherapie wird meist in fortgeschrittenen, systemisch metastasierten Stadien eingesetzt, die Erfolgsquote (Remission) ist jedoch gering. Die wirksamsten Zytostatika Adriamycin (Doxorubicin) und Ifosfamid zeigen lediglich eine Ansprechrate (wohlgemerkt keine komplette Remission!) von rund 25 %, Cisplatin nur von 10 %.
Klinische und experimentelle Versuche mit dem Einsatz hochdosierter Zytostatika per isolierter Perfusionsbehandlung, Kombination von Strahlen- und Che-

motherapie, Einsatz von Interferonen, Interleukinen und Tumor-Nekrosefaktor haben bislang keine Verbesserung der Ergebnisse gezeigt.
Bei den knöchernen Sarkomen (Osteosarkom und Ewing-Sarkom) bestehen, je nach Ausbreitung, gute Aussichten auf eine Heilung durch eine gut kombinierte Therapie aus (gliedmaßenerhaltender) Chirurgie und postoperativer Strahlen- und Chemotherapie. Die knöchernen Sarkome sind mit dieser Kombinationsbehandlung, die angesichts des frühen Erkrankungsalters nicht selten in spezialisierten pädiatrischen Kliniken durchgeführt wird, hierdurch gut behandelbar. Ein Problem stellt die frühe Metastasierung der Osteosarkome und Ewing-Sarkome in die Lunge dar, die durch die o. g. Kombination der Verfahren beherrschbar ist. Beim Ewing-Sarkom liegt in etwa 15 % der Fälle bei Diagnosestellung eine Lungenmetastasierung vor.

Komplementäre Therapien

Die (lokale und Ganzkörper-Hyperthermie) nach HAGER wird von einigen Autoren als gute supportive Möglichkeit beschrieben.
Die Misteltherapie, insbesondere in Verbindung mit passiver Hyperthermie, steht mit dem Einsatz von Apfelmistel (Frau) bzw. Tannenmistel (Mann) im Vordergrund.
Hochdosistherapie mit Retinoiden (Vitamin A) und systemische Enzymtherapie zur Metastasenverhinderung ergänzen das therapeutische Spektrum.

3.12 Maligne Gehirntumoren

Zahlen

Maligne Tumoren des Gehirns machen etwa 2 % aller Krebserkrankungen aus. Die Inzidenz beträgt etwa 6 Neuerkrankungen pro 100 000 Einwohner jährlich. Die Altersverteilung ist, je nach Tumortyp, sehr unterschiedlich; das gleiche gilt für die Aggressivität. Bei den Hirntumoren werden die primären Hirntumoren von den Hirnmetastasen unterschieden, die als Sekundärmanifestation verschiedener solider Organtumoren auftreten und einer systemischen Therapie bedürfen.
Die primären Hirntumoren breiten sich mit unterschiedlicher Geschwindigkeit innerhalb des ZNS aus. Eine Fernmetastasierung tritt praktisch kaum auf, häufiger gibt es die Metastasierung über den Liquorraum in das Rückenmark.
Histologisch gehen die meisten Hirntumoren vom Gliagewebe oder von den Meningen aus, seltener bestehen Medulloblastome, Neurinome, Sarkome oder Hypophysenadenome. Zwischen 3 und 9 % aller malignen Hirntumore sind nicht klassifizierbar.
Die höchste Aggressivität weisen die metastatischen Prozesse sowie die Sarkome, Glioblastome, Germinome und Medulloblastome auf.

Schulmedizinische Therapie

Die konventionelle Behandlungsstrategie wird entsprechend dem Malignitätsgrad festgelegt; so wird bei den wenig malignen Tumoren (Astrozytom Grad II, Oligodendrogliom, Ependymom, Chordom) in der Regel ausschließlich eine neurochirurgische Tumorentfernung durchgeführt und als ausreichend angesehen.
Bei mittelgradig malignen Tumoren (Medulloblastom, primär Neuroektodermaler Tumor PNET, Neurinom, z. T. Ependymom) wird eine individualisierte Therapiekombination angestrebt, d. h. eine operative Tumorentfernung (soweit möglich) in toto, verbunden mit einer Radiotherapie bei Tumorprogreß. Bei Nichtansprechen dieser Therapieoptionen wird auf die Chemotherapie zurückgegriffen.
Bei den primär hochmalignen Tumoren (Metastasen, Sarkom, Glioblastom) wird die Kombination OP + Strahlen + Chemotherapie eingesetzt, wobei die Erfolgsraten im Sinne einer Heilung gering sind.
Als Begleittherapie zur Behandlung der Hirntumoren wird in der Regel eine perorale Kortisontherapie angewandt. Sie dient der Verminderung des durch den Tumor und/oder die Strahlentherapie verursachten Hirnödems.
Ein Problem für die Chemotherapie stellt die Blut-Hirn-Schranke dar, da nur wenige Zytostatika eine Liquorgängigkeit besitzen, die eine ausreichende Medikamentenpräsenz im Zentralnervensystem gewährleistet. Hierzu gehören v. a. die Nitrosoharnstoffe (BCNU®, CCNU®) und das Procarbazin (NATULAN®), einge-

schränkt (in Form von Dauerinfusionen) Cytosin-Arabinosid, Methotrexat und Etoposid.

Komplementäre Therapieansätze

Die Misteltherapie steht im Vordergrund der Möglichkeiten, wobei hier der hochdosierten intravenösen Applikation der Vorzug zu geben ist. Erste Wahl ist die Tannenmistel (z. B. VYSOREL® A), gefolgt von Apfel- und Kiefernmistel. Besonders Arbeiten von WOLF und KONITZER (Hannover) ist es zu verdanken, daß eine Verbesserung der Therapieansätze mit dieser Form der Misteltherapie realisiert (und erklärt) wurde. Galten bis vor etwa 5 Jahren die Hirntumoren noch als „tabu" für die Mistel, da eine Passage der Blut-Liquor-Schranke für unmöglich gehalten wurde, so konnten v. a. WOLF und KONITZER die Wirksamkeit wässriger Mistelextrakte bei dieser Krebsform zeigen. Sie belegten das Ansprechen v. a. von Astrozytomen im Sinne von Remissionen oder lange anhaltenden „No-changes" nach Gabe hoher intravenöser Misteldosen. Die aus der Anthroposophie stammende Warnung hinsichtlich möglicher hirndrucksteigernder Wirkungen der Mistel wurde zumindest für den Einsatz wässriger Mistel-Gesamtpflanzenauszüge (VYSOREL®) widerlegt.

Die Homöopathie erscheint in der Behandlung der begleitenden neurologischen Symptomatik gut geeignet, die Lebensqualität zu verbessern. Die situative Intervention mit NUX VOMICA (Übelkeit, Erbrechen), COCCULUS und CONIUM MACULATUM (Vertigo, Übelkeit, Kopfschmerz), BELLADONNA (Kopfschmerz, v. a. als Strahlenfolge), STRAMMONIUM und CUPRUM MET. (Krampfanfälle), PLUMBUM MET. (Paresen) sowie BUFO RANA (psychische Veränderungen, Regredierungen) ist oft hilfreich.

Die orthomolekulare Medizin steht hier nur an nachgeordneter Stelle, v. a. natürlich im Zusammenhang mit Chemotherapien; die Hyperthermie sollte nur sehr vorsichtig und in hierin sehr erfahrenen Zentren durchgeführt werden (Hirndrucksteigerung, Auslösung von Krampfanfällen!).

Meldungen über Erfolge mit Auszügen aus der Weihrauchpflanze, die z. Zt. in einigen Publikationen zu finden sind, sollten gründlich geprüft werden.

3.13 Systemische Krebserkrankungen (Leukosen und Lymphome)

Die komplementären Therapieansätze im Rahmen der malignen Systemerkrankungen werden hier nur betont knapp thematisch behandelt. Der Grund ist einfach: die effektive Therapie, insbesondere der akuten Leukosen, aber auch der systemischen Lymphkrebserkrankungen, sind eine Domäne der klinisch-onkologischen Behandlung. Die komplementären Behandlungsmaßnahmen beschränken sich auf situative Interventionen, die der allgemeinen Stabilisierung gelten, sowie auf die Langzeitnachbehandlung im Sinne einer Konstitutionsstabilisierung. Unter bestimmten Umständen und bei bestimmten Formen der systemischen Krebserkrankungen kann der Einsatz komplementärer Maßnahmen zweckmäßig sein, so z. B. bei den chronischen Leukämien oder beim Versagen der klinisch-onkologischen Behandlung. In diesen Fällen sollten die Patienten aber an Kollegen/-innen mit guter und langjähriger Erfahrung in diesem Bereich oder an spezialisierte Einrichtungen der klinisch-komplementären Krebstherapie verwiesen werden (siehe hierzu diesbezügliche Anschriften in Anhang 2).
Die Gründe für diese meine Einstellung sind folgende:

1. Die (wenn auch aggressive) klinisch-onkologische Behandlung ist in einem sehr hohen Prozentsatz dieser Krankheiten, v. a. bei den akuten Leukämien, lebensrettend und kurativ wirksam.
2. Die komplementären Behandlungsansätze sind hier, zumindest wenn sie als Monotherapien angewandt werden, unzureichend. Auch wenn ältere Vorbehalte, wie z. B. die Gefahr der Tumorstimulation durch immunstimulierende Behandlungen, heute widerlegt scheinen (SCHLODDER, 1994), erscheint mir hier der primäre Einsatz klinisch-onkologischer Behandlungen als obligatorisch.

Es mag uns als ganzheitlich orientierten Therapeuten befremdlich erscheinen, wenn ein Krankheitsbild mittels hochaggressiver, toxischer und teilweise sogar potenziell letaler Dosisapplikationen kurativ behandelt werden soll. Es mag uns auch die Vorstellung befremden und erschüttern, daß unseren Patienten hochwirksame Zellgifte infundiert werden sollen, die eine diverse Palette von Nebenwirkungen, bis hin zur Induktion von Tumoren, verursachen. Dennoch belegen die Daten aus der Behandlung der (v. a. akuten) Leukämien, daß dies möglich und realistisch ist.
In der Gruppe der Leukosen werden die akuten von den chronischen Leukämien unterschieden. Weiter wird in die myeloische (Befall der Granulopoese) und in die lymphatische Leukämie (Befall der Lymphopoese) unterschieden.

3.13.1 Die Leukämien

Die akuten Leukämien

Etwa 3 % aller malignen Erkrankungen sind akute Leukämien. Die jährliche Inzidenz liegt etwa bei 3 Fällen/100 000 Einwohnern. Die Altersgipfel liegen in der Kindheit (v. a. akute lymphatische Leukämie, ALL) bzw. im höheren Alter (v. a. akute myeloische Leukämie, AML). Als ätiologische Faktoren werden genetische Prädisposition oder chromosomale Mutationen, z. B. infolge Exposition gegenüber Radionukliden, sowie iatrogene Schäden, v. a. in Zusammenhang mit Zytostatika diskutiert.

Die akute Entartung der hämatopoetischen Stammzellen mit nachfolgend verdrängendem Wachstum im Knochenmark führt in kurzer Zeit, meist unter dem Bild eines akuten fieberhaften Infektes, zu einer lebensbedrohenden Situation: Fieber, massive körperliche Schwäche, Anämie, Blutungen, Kopf- und Gliederschmerzen, Bauchschmerzen, Lymphknotenvergrößerungen und rasche Gewichtsabnahme sind (in der Reihenfolge der Häufigkeit) die wichtigsten Symptome.

Die klinische Diagnosesicherung erfolgt durch das Blutbild (extrem hohe Leukozytenzahlen, Anämie, Thrombopenie) und die Knochenmarkbiopsie (Sicherung von Blasten). In nicht wenigen Fällen liegt bei Diagnosestellung bereits ein Befall des Zentralnervensystems vor; dies gilt v. a. für die ALL.

Die (einzig effektive) Therapie der akuten Leukämie besteht in der möglichst frühzeitigen „Induktions-Chemotherapie". Die Therapieschemata unterscheiden sich, je nachdem, ob es sich um eine akute lymphatische oder um eine akute myeloische Leukämie handelt. Heutzutage existieren jedoch standardisierte Therapieschemata, die bundesweit, z. T. europaweit gleich angewandt werden. Im Rahmen dieser Induktions-Chemotherapie, die über einen Zeitraum von bis zu 13 Wochen durchgeführt wird, geht es zunächst um eine lebensrettende Zerstörung der leukämischen Zellen im Knochenmark. Je nach Leukämieform und Behandlungsergebnis (Remission) wird entweder eine Langzeit-Chemotherapie angeschlossen (Dauer etwa 1 – 2 Jahre), oder aber (bei hohen Risikofaktoren) eine vollständige Zerstörung des Knochenmarks mittels Hochdosis-Chemotherapie und/oder Ganzkörper-Strahlentherapie durchgeführt, an die sich die allogene (Fremdspender-) Knochenmarktransplantation anschließt.

Die medizinischen Statistiken weisen bei dieser heute üblichen Therapie eine Langzeitremission von 50 % (akute myeloische Leukämie) bis über 70 % (akute lymphatische Leukämie) aus. Ohne diese Therapie beträgt die Letalität 100 %, in der Regel zwei Monate nach Diagnosesicherung.

In Anbetracht der Aggressivität sowohl der Krankheit wie auch der Therapiemaßnahmen, wird die Behandlung der akuten Leukämien ausschließlich in dafür spezialisierten hämatologisch-onkologischen Zentren (Kliniken) durchgeführt.

Aufgrund der Tatsache, daß die Remissions-induzierende Chemotherapie und ggf. die Ganzkörperradiatio in potenziell letalen Dosen durchgeführt werden muß (vollständige Zerstörung des Knochenmarkes), besteht hier in der Therapie die Notwendigkeit eines Höchstmaßes an medizinischer, pflegerischer und psychologischer Betreuung, so daß eine stationäre Therapie (mit zeitweiser Isolation) unumgänglich ist.
Im Rahmen der zytostatischen Therapie werden heute nur noch Kombinations-Chemotherapien angewandt, die sich an den Ergebnissen umfangreicher internationaler Studiengruppen orientieren. Bei der akuten myeloischen Leukämie (AML) wird z. Zt. vorwiegend eine Kombinationstherapie aus Thioguanin, Daunomycin, Cytosinarabinosid und Mitoxantron als wirksamste Variante eingesetzt. Bei der akuten lymphatischen Leukämie (ALL) stehen Kombinationen aus Vinkaalkaloiden, Daunomycin und Prednisolon zur Remissionseinleitung im Vordergrund, zur Erhalttherapie werden Kombinationen aus Cyclophosphamid, Methotrexat, Cytosinarabinosid, Asparaginase, Thioguanin und Etoposid verwandt.

Die chronischen Leukämien

Unterschieden werden die chronisch-myeloische Leukämie (CML), die als chronische Entartung der Granulopoese den hämatologischen Systemerkrankungen zugerechnet wird, und die chronisch-lymphatische Leukämie (CLL), die zu den Lymphoblastosen zählt.
Die CML mit einer jährlichen Neuerkrankungsrate von etwa 1 Fall/100 000 Einwohner zeigt einen Altersgipfel um das 5. Lebensjahrzehnt. Ätiologisch liegt bei der CML in einer hohen Zahl der Fälle eine erworbene Chromosomenaberration vor (Philadelphia-Chromosom). Sie weist in der Regel einen chronischen Verlauf auf und die Diagnosestellung erfolgt nicht selten als Zufallsbefund im Routinelabor des Hausarztes, der eine leichte bis mäßiggradige Leukozytose mit Linksverschiebung feststellt, um dann (bei fehlendem klinischen Korrelat) eine Knochenmarkbiopsie zu veranlassen. Nach Diagnosestellung werden unterschiedliche Vorgehensweisen nahegelegt, meist (bei niedrigen Leukozyten) wird zunächst eine engmaschig kontrollierende, abwartende Haltung empfohlen. Einige Zentren empfehlen auch hier bereits eine zytostatische Dauertherapie, um das befürchtete Umschlagen in einen Blastenschub so lange wie möglich hinauszuschieben.
Die Gefahr bei der CML liegt in der Ausbildung einer plötzlichen Progression, indem vom Knochenmark im Rahmen eines akuten Krankheitsbildes plötzlich massiv maligne Zellen produziert werden („Blastenschub"). In diesem Fall kommt die zytostatischen Kombinationstherapie zum Einsatz.

Die medikamentöse Therapie der CML dominiert durch die Gabe von zytostatischen Monotherapien in der chronischen Krankheitsphase (hier v. a. Cytosin-Arabinosid, Busulfan, Melphalan, Fludarabin und Etoposid). Kombinations-Chemotherapien mit Vindesin und Prednisolon oder anderen Kombinationen haben in der Vergangenheit offenbar keine Verbesserung der Ergebnisse zeigen können, so daß angesichts der hier doch deutlich verstärkten Toxizität überwiegend (auch beim Blastenschub) die Monotherapien eingesetzt werden.
Unter der Therapie mit Interferon-alpha konnte in letzter Zeit eine Verbesserung der Remissionsquote erreicht werden, die aber überwiegend nur Teilremissionen bedeutet.
Die (allogene) Knochenmarktransplantation wird in den letzten Jahren verstärkt angestrebt und scheint (in Kombination mit Zytostatika und/oder Interferon-alpha) die besten Langzeitergebnisse zu zeigen.

3.13.2 Maligne Erkrankungen des Lymphsystems

Die malignen Erkrankungen des lymphatischen Systems umfassen eine unterschiedliche Palette lymphogener maligner Tumoren und werden in die „Hodgkin-Lymphome" und die „Non-Hodgkin-Lymphome“ (NHL) unterteilt. Dabei ist das Hodgkin-Lymphom eine sehr genau definierte Erkrankung, während die NHL eine histologisch, epidemiologisch, klinisch und therapeutisch sehr unterschiedliche Gruppe von Malignomen des Lymphsystems darstellen.

Non-Hodgkin-Lymphome

Die chronisch-lymphatische Leukämie (CLL) zählt zu den malignen Lymphomerkrankungen und wird unter den „Non-Hodgkin-Lymphomen“ (NHL) subsummiert; sie macht etwa 20 % der NHL aus.
Insgesamt zeigen die NHL eine jährliche Inzidenz zwischen 6 und 12 Erkrankungen/100 000 Einwohner; die Inzidenzrate scheint steigend und der Altersgipfel liegt etwa um das 6. Lebensjahrzehnt.
Entsprechend ihrem Malignitätsgrad werden hochmaligne NHL (etwa 30 %) und niedrigmaligne NHL (etwa 70 %) unterschieden. Eine weitere Unterscheidung erfolgt danach, von welchem Zelltyp die Entartung ausgeht (T-Zell- oder B-Zell-Variante).
Die zentroblastischen, immunoblastischen, lymphoblastischen, großzellig-anaplastischen und die pleomorph-mittelgroßzelligen Lymphome sowie das Burkitt-Lymphom gelten als NHL mit hohem Malignitätsgrad.
Daneben werden als Lymphome niedrigen Malignitätsgrades die CLL, die Haarzellen- und die Promyelozytenleukämie, die Immunozytome, die zentrozytischen, zentroblastischen, zentrozytisch-zentroblastischen und pleomorphen Lymphome,

die Mycosis fungoides (s. hierzu Kap. 3.9, „Maligne Hauttumoren“) sowie das Sézary-Syndrom betrachtet.
Sonderfälle, die auch zu den malignen Lymphomen gezählt werden, stellen die HIV-assoziierten Lymphome (B-Zell-Lymphome hoher Malignität) und das Plasmozytom (maligne Proliferation der Plasmazellen) dar.
Die therapeutischen Vorgehensweisen sind entsprechend der Histologie, dem Typ und dem Stadium sehr unterschiedlich; ihre Ausführung würde den vorgegebenen Rahmen sprengen.

Morbus Hodgkin (Lymphogranulomatose)

Das Hodgkin-Lymphom weist eine Jahresinzidenz zwischen 2 (Frauen) und 3 (Männer) Erkrankungen/100 000 Einwohner auf. Das Durchschnittsalter bei Diagnosestellung liegt im Beginn des dritten Lebensjahrzehnts. Ätiologisch besteht weitgehend Unklarheit über die Entstehung dieser atypischen malignen Zellpopulation. In einer Reihe von Fällen wird die Beteiligung der Epstein-Barr-Viren vermutet.
Die Hodgkin-Lymphogranulomatose hat in den letzten Jahrzehnten von der Entwicklung im Rahmen der Chemotherapie profitiert, die Heilungs- und Langzeitüberlebensaussichten haben sich durch ihren Einsatz wesentlich verbessert. Dennoch bedarf auch diese Erkrankung noch dringend weiterer Therapieimpulse. Frühe und wenig ausgebreitete Stadien weisen nach Chemotherapie eine etwa 90%ige Überlebenszahl nach 10 Jahren auf, während fortgeschrittene Stadien eine 5-Jahres-Überlebensrate von rund 65 % nach Behandlung zeigen.
Insgesamt sind sowohl die Prognose wie auch der Therapieansatz deutlich stadienabhängig. Entsprechend einer internationalen „Konsensuskonferenz“ (COTWOLDS) wird der Morbus Hodgkin in vier Stadien unterteilt:

Stad. I: Befall einer einzelnen Lymphknotenregion oder eines einzelnen lymphoiden Organs (Thymus, Milz)
Stad. II:Befall von zwei oder mehr Lymphknotenregionen oder lymphoider Organe auf einer Seite des Zwerchfells
Stad. III: wie unter II, aber beiderseits des Zwerchfells
Stad. IV: Befall von Organen außerhalb des lymphatischen Systems (z. B. Lunge, Leber, Knochenmark).

Die klinisch-onkologische Behandlung wird, in Abhängigkeit vom Stadium, von der Strahlenbehandlung (frühe Stadien) oder der Kombination aus Strahlen- und Chemotherapie (fortgeschrittene Stadien) dominiert. Die operative Milzentnahme konkurriert hierbei mit der Strahlenbehandlung der Milz, die als Reservoir der Hodgkin-Zellen dient.
In der Chemotherapie werden weltweit drei Schemata favorisiert und kombiniert eingesetzt:

das MOPP-Schema (Mustargen, Vincristin, Procarbacin und Prednisolon),
das COPP-Schema (Cyclophosphamid, Vincristin, Procarbacin, Prednisolon) und/oder
das ABVD-Schema (Adriamycin, Bleomycin, Vinblastin und Dacarbacin).

Bei Versagen dieser Therapievarianten werden auch weitere Zytostatikakombinationen (Schemata zweiter und dritter Wahl) versucht.

Komplementäre Therapieansätze bei malignen Systemerkrankungen

Wie schon eingangs erwähnt, kommt der komplementären Therapie bei den systemischen Krebserkrankungen bis heute nur eine untergeordnete Rolle zu, von wenigen Ausnahmen abgesehen.
Die systemische Enzymtherapie (z. B. mit WOBE MUGOS®) scheint angesichts der Rolle von Adhäsionsmolekülen bei verschiedenen Lymphomen und beim Plasmozytom eine positive Wirkung zu entfalten. In Anbetracht der hier nicht selten vorkommenden hämorrhagischen Störungen muß dies jedoch mit großer Sorgfalt und unter genauer Beobachtung des Gerinnungsstatus geschehen.
Der Vorteil hierbei ist, daß die systemische Enzymtherapie offenbar zu einer besseren Gewebspenetration zumindest oral verabreichter Zytostatika führt, so daß eine Kombination sinnvoll sein kann. Das in der Behandlung der Lymphome und Leukosen häufig verwandte Bleomycin erfährt in Kombination mit Enzymen (für WOBE MUGOS® nachgewiesen) eine deutliche Verringerung der Toxizität.
Der Einsatz der Mistel in diesem Rahmen wird kontrovers diskutiert: einerseits liegen erste gute Erfahrungen in der Behandlung der Leukämien vor (SCHLODDER, 1994), andererseits wird von Autoren angesichts der möglicherweise tumorstimulierenden Wirkung der Mistel gerade bei malignen Erkrankungen des Immunsystems gewarnt. Ich selbst halte mich aus grundsätzlichen Erwägungen im Rahmen dieser Erkrankungsgruppe mit der Applikation von Mistel äußerst zurück. Der Mistel wurden zwar Wirkungsweisen im Sinne einer Stimulation der Tumorzell-Differenzierung attestiert (und z. T. nachgewiesen), doch scheint mir der kräftige Impuls der Mistel zur Neubildung von Leukozyten und Lymphozyten eine potentielle Gefahr darzustellen. Ich empfehle deshalb, auf den Einsatz der Mistel bei den systemischen Krebserkrankungen solange zu verzichten, bis klarere Studien eine Ungefährlichkeit bzw. Wirksamkeit hierbei belegen.
Lediglich beim Versagen aller anderen Maßnahmen kann der Einsatz der Mistel überlegt werden. In diesem Fall sollte den unvergorenen, wässrigen Auszügen aus der Pinienmistel der Vorzug gegeben werden. Überlegt werden sollte ein kombinierter Einsatz von Pinienmistel mit dem Auszug aus der Christrose (HELLEBORUS NIGER® HELIXOR).

Bei den Lymphomen bietet sich die Applikation der Mistel in intraläsionaler Form an (Injektion in Lymphknoten).
Der Einsatz von Organotherapeutika oder von Organpeptidpräparaten erscheint mir angesichts des kräftigen Stimulus am korrespondierenden Organ gewagt. Dies betrifft in diesem Rahmen v. a. Präparate aus Knochenmark, Thymus oder Milz, oder Extrakten hieraus.
Die orthomolekulare Therapie spielt jedenfalls eine wesentliche Rolle in der Basisversorgung strahlen- oder chemotherapeutisch behandelter Patienten. Den antioxidativen Vitaminen, dem Glutathion und den Aminosäuren kommt hierbei eine vorrangige Bedeutung zu.
Ebenfalls sollte hier die Behandlung der darmassoziierten Keimflora beachtet werden; eine Ausnahme stellt aber sicher der Einsatz der letaldosierten Chemotherapie in der Vorbereitung der Knochenmarktransplantation dar, während der die Betroffenen für eine längere Zeit in vollständiger Isolation leben müssen (letales Infektionsrisiko!).
Für die aktive Hyperthermie (Fiebertherapie mit applizierten Pyrogenen) beschreibt HAGER einige positive Erfahrungen in der Anwendung bei Lymphomen. Im Rahmen der Deutschen Gesellschaft für Hyperthermie wurde auch von verschiedenen Seiten über sehr günstige Wirkungen der Ganzkörper-Hyperthermie bei den chronischen Leukämien und den malignen Lymphomen berichtet.

Basisliteratur

HAGER, E. D.: Komplementäre Onkologie, Forum Verlagsges., Gräfelfing 1996
HUHN,D., HERRMANN, R.: Medikamentöse Therapie maligner Erkrankungen, G. Fischer, Stuttgart 1995
KATH, R., HÖFFGEN, K.: Nachsorge beim Mammakarzinom, in: Der Onkologe 3., S. 237ff, Springer, Berlin 1995
LINDNER, H., KNESCHAUREK, P.: Radioonkologie, Schattauer, Stuttgart 1996
NIEDERLE, N., BERGMANN, L., GANSER, A.: Zytokine, Präklinik und Klinik, G. Fischer, Stuttgart, 1996
SEEBER, S., SCHÜTTE, J.: Therapiekonzepte Onkologie, Springer, Berlin 1995
SCHLODDER, D.: Sind Mistelpräparate bei malignen Lymphomen und Leukämien kontraindiziert? Erfahrungsheilkunde 2, 71ff, K. F. Haug Verlag, Heidelberg 1994.
SCHMOLL, H.-J., HÖFFKEN, K., POSSINGER, K.: Kompendium Internistische Onkologie, Band I und II, Springer, Berlin 1996 und 1997
SCHNÜRER, Ch.: Klinische Erfahrungen mit Helleborus niger bei Tumor- und AIDS-Kranken, Der Mercurstab 6, S. 536 ff, 1995

ANHANG 1

Übersicht der gebräuchlichsten Zytostatika:
Stoffklasse, Wirkzielpunkt, Substanznamen und Medikamentennamen
(ohne Anspruch auf Vollständigkeit)

Grundlagen

Zytostatika sind Zellgifte unterschiedlicher Herkunft. Sie greifen störend oder zerstörend in die Zellbiologie ein und führen über verschiedene Mechanismen zu einer irreversiblen Zellschädigung. Die meisten Zytostatika sind dabei nicht selektiv, d. h. sie wirken sowohl auf Tumorzellen wie auch auf Normalzellen; dabei ist ihre zytotoxische Wirkung vorwiegend gegen Zellen mit hoher Zellteilungsrate gerichtet (Tumorzellen, Schleimhautepithelzellen, Haarfollikel, Knochenmark). Die Wirkung der verschiedenen Zytostatika ist meist abhängig von der jeweiligen Zellteilungsphase der Zielzelle und nur in den wenigsten Fällen berechenbar. Näheres hierzu siehe auch im Kap. 2.3 unter Chemotherapie.

1. Alkylanzien

Zu den alkylierenden Substanzen gehören verschiedene Stoffgruppen; der bekannteste und älteste Vertreter ist das Derivat aus dem Kampfgas Stickstoff-Lost. Sie weisen zytostatische Wirkungen über den gesamten Zellteilungszyklus auf und hemmen die DNA-Teilung, die RNA- und die Protein-Biosynthese. Zudem führen sie zu Einzelstrangbrüchen an der Zell-DNA.

1.1 Substanzgruppen und (in Klammern) Medikamentennamen von Stickstoff-Lost-Derivaten:

- Chlorambucil (LEUKERAN®)
- Cyclophosphamid (ENDOXAN®, CYCLOSTIN®, CYCLOCELL®, CYCLOPHOSPHAMID-biosyn®)
- Estramustinphosphat (ESTRACYT®, CELLMUSTIN®, CARMUSTIN®)
- Ifosfamid (HOLOXAN®, IFO-CELL®)
- Melphalan (ALKERAN®)
- Tropofosfamid (IXOTEN®)

1.2 Nitrosoharnstoffe:

- Bendamustin (RIBOMUSTIN®)
- Carmustin (CARMUBRIS®)
- Lomustin (CCNUR, CECENU®)
- Nimustin (ACNU®)

1.3 Triazene:

- Dacarbacin (DTIC®, DETIMEDAC®)

1.4 Methylhydrazine:

- Procarbacin (NATULAN®)

1.5 Methansulfonsäure:

- Busulfan (MYLERAN®)
- Treosulfan (OVOSTAT®)

1.6 Äthylenimine:

- Thio-Tepa (THIOTEPA®)

2. Alkaloide

Die aus dem Immergrün (Vinca rosea) gewonnenen pflanzlichen Alkaloide hemmen die Zellteilung durch Zerstörung des Spindelapparates in den Mikrotubuli der Zellen; sie „arretieren" die Zellen in der Metaphase der Zellteilung.
Demgegenüber bewirken die aus der in Nordamerika und Indien beheimateten Pflanze Podophyllum stammenden Alkaloide DNA-Einzel- und Doppelstrangbrüche bei Zellen, die sich in der G2-Phase der Zellteilung befinden. Zudem setzen sie vermehrt zelltoxische freie Radikale frei.

2.1 Vinka-Alkaloide:

- Vincristin (VINCRISTIN®, VELBE®, CELLCRISTIN®, VINCRISTIN-biosyn®, CELLBLASTIN®)
- Vindesin (VINDESINE®, ELDESINE®)

2.2 Podophyllum-Alkaloide („Epipodophylotoxine"):

- Etoposid/Teniposid (VEPESID®, VP 16®, VM 26®)

3. Antitumor-Antibiotika

Die sehr heterogene Gruppe der Antitumor-Antibiotika greifen an verschiedenen Stellen und in unterschiedlichen Zellteilungsphasen in die Zielzelle ein; die Hauptwirkungen beruhen auf Einzel- oder Doppelstrangbrüchen der DNA, Störung der DNA-Transkription und Hemmung der RNA-Synthese, oder auf der Bildung zytotoxischer freier Radikale.

3.1 Bleomycine:

– Bleomycin (BLEOMYCIN®, BLEOCELL®)

3.2 Anthrazykline (Anthrachinonderivate):

– Daunomycin (DAUNORUBICIN®, DAUNOBLASTIN®)
– Adriamycin (ADRIBLASTIN®, DOXOCELL®, DOXORUBICIN®)
– Aclacinomycin (ACLAPLASTIN®)
– Idarubicin (ZAVEDOS®)
– Mitoxantron (MITOXANTRON®, EPIRUBICIN®, FARMORUBICIN®, NOVANTRON®)

3.3 Actinomycin:

– Dactinomycin (LYOVAC®)

3.4 Mitomycin:

– Mitomycin (MITOMYCIN C®, MITO MEDAC®)

4. Antimetaboliten

Hierbei handelt es sich um eine heterogene Stoffklasse mit enzymhemmender Wirkung. Es kommt bei der Anwendung der Antimetaboliten zu Störungen des Einbaus von Nukleotiden in die DNA sowie zur Störung der Proteinsynthese.

4.1 Folsäure-Antagonisten (Antifolate):

– Methotrexat (LANTAREL®, METEX®, METHOTREXAT-biosyn®)

4.2 Purinantagonisten:

– Pentostatin (NIPENT®)

4.3 Pyrimidinantagonisten:

- 5-Fluorouracil (5-FU®, RIBOFLUR®, VERRUMAL®, 5-FLUOROURACIL-biosyn®)
- CYTOSIN ARABINOSID (CYTARABIN®, ALEXAN®, UDICIL®)
- Gemcitabin (GEMCITABIN®, GEMZAR®)

5. Metalle (Platinverbindungen)

Die seit 1969 nachgewiesenen zytostatischen Wirkungen der Platinverbindungen beruhen auf einer Vernetzung/Verklebung der DNA-Stränge und einer hierauf folgenden Störung der DNA-Synthese. Dabei hat Cisplatin eine schnellere DNA-reagierende Wirkung als Carboplatin.

- Cisplatin (CISPLATIN®, PLATINEX®, PLATIBLASTIN®)
- Carboplatin (CARBOPLAT®, RIBOCARBO®)

6. Zytostatika unterschiedlicher Herkunft und Struktur

- Amsacrin (AMSADYL®)
- L-Asparaginase (ASPARAGINASE®)
- Taxol (TAXOL®,TAXOTERE®)
- Miltefosin (MILTEX®)

7. Hormone und Hormonhemmstoffe

Die Basis der Hormon- oder Antihormontherapie ist im Teil 3 („Mammakarzinom“ und „Prostatakarzinom“) ausgeführt. Sie beruht darauf, daß bei hormonabhängigen Tumoren mittels Gabe eines gegengeschlechtlichen Hormons (Hormontherapie), oder aber einer mit dem Hormonrezeptor konkurrierenden Substanz (Antihormontherapie), die Stimulation der Tumorzellen durch die jeweiligen Hormone unterbunden wird.

7.1 Östrogene:

- Estradiolvalerat (ESTRADIOL®, ESTRADERM®, HONVAN®)
- Ethinylestradiol (OVESTIN®)

7.2 Antiöstrogene:

- Tamoxifen (TAMOFEN®, TAMOXIFEN-biosyn®, KESSAR®, NOLVADEX®, ZEMIDE®)

7.3 Androgene:

- Testosteronproprionat (TESTOSTERON®, TESTOVIRON®, VISTIMON®)

7.4 Antiandrogene:

- Flutamid (FUGEREL®, PROSTOGENAT®, FLUTAMID-biosyn®)

7.5 Aromatasehemmer:

- Aminoglutethimid (ORIMETEN®, RODAZOL®)

7.6 Glukokortikoide:

- Prednison/Dexamethason (PREDNISON®, DURAPREDNISOLON®, SOLUDECORTIN®, DEXAMATHASON®, FORTECORTIN®)

7.7 Gonadotropin-Releasing-Hormon-Antagonisten:

- Buserelin (PROFACT®)
- Gosorelin (ZOLADEX®)
- Leuprolerin (ENANTONE®)
- Triptorelin (DECAPEPTYL®)

7.8 Sonstige:

- Mitotane (PRAVIDEL®)

8. „Biological Response Modifiers“

Die Substanzklasse der "BRM" findet sich in den onkologischen Standardwerken erst seit kurzer Zeit. Es handelt sich im wesentlichen um Substanzen, die vorwiegend aus dem Bereich der komplementären Krebstherapie stammen und für die im Verlauf der letzten Jahrzehnte durch entsprechende Studien zunehmend eine modulierende Wirkung im Rahmen der Krebsbehandlung nachgewiesen wurde.
Eine andere große Gruppe dieser „BRM“-Substanzen entstammt der gentechnischen Forschung und der Entwicklung rekombinanter Zytokine. Sie wird klinisch vorwiegend eingesetzt, um die durch toxische Nebenwirkungen limitierten Chemotherapien extensiver durchführen zu können und die hierbei auftretenden Nebenwirkungen zu mindern.
Ursprung, Struktur und Wirkungsweise der „BRM“-Substanzen sind sehr unterschiedlich, sie können grob wie folgt eingeteilt werden:

8.1 Substanzen mit vermutlich direkter zytotoxischer Wirkung:

- Vitamin A (A-MULSIN® FORTE, RETINOL®, A-VICOTRAT®)
- Glutathion
- Viscum Album L. (VYSOREL®, ISCADOR®, HELIXOR®, EURIXOR®, LEKTINOL®, ISCUCIN®, ABNOBA VISCUM®)
- Interferone (CELLFERON®, ROFERON®, FIBLAFERON®, BETAFERON®, POLYFERON®)
- Interleukine (PROLEUKIN®)

8.2 Substanzen mit indirekter zytotoxischer Wirkung (über Immunmodulation oder Immunstimulation):

- BCG (BCG®)
- Corynebacterium parvum
- Nokardien (JOMOL®)
- Salmonella typhimurium (TYPHIM®, VIVOTIF®)
- Thymushormone (TIMUNOX®, TP-1-SERONO®)
- Thymuspeptide (THYMOJECT®, THYMUVOCAL®, NEY THYMUN®, THYMOPHYSIN®, THYMOWIED®)
- proteolytische Enzyme (WOBE MUGOS®, BROMELAIN®, CARZODELAN®)
- Leber-Milz-Peptide (FACTOR AF2)

8.3 Vermutlich synergistisch wirksame Substanzen in der Kombination mit klassischen Zytostatika:

- Levamisol (ERGAMISOL®)
- Glutathion

8.4 Nebenwirkungs-begrenzende Substanzen in der Kombination mit klassischen Zytostatika:

- Koloniestimulierende Faktoren mit Wirkung auf die Granulopoese (NEUPOGEN®, GRANOCYTE®, LEUKOMAX®)
- Erythrozytenstimulierender Faktor Erythropoetin (ERIPO®, RECONORM®)
- Leber-Milz-Peptide (FACTOR AF2)

ANHANG 2

Anschriftenverzeichnis onkologischer Gesellschaften, Zentren und Beratungseinrichtungen (überregional)

1. Gesellschaften und Beratungseinrichtungen der Konventionellen Onkologie

Deutsche Gesellschaft zum Studium des Schmerzes
II. Physiolog. Inst. d. Universität Heidelberg
Im Neuenheimer Feld 326
69120 Heidelberg
Tel.: 06221/564050

Deutsche Krebsgesellschaft
Hufelandstr. 55
45147 Essen
Tel. 0201/723-1

Deutsche Krebshilfe
Thomas-Mann-Str. 40
53111 Bonn
Tel.: 0228/729900

Deutsche Leukämie-Forschungshilfe
(Aktion für krebskranke Kinder)
Joachimstr. 20
53113 Bonn
Tel.: 0228/221833

Gesellschaft zur Bekämpfung der Krebskrankheiten
Kettwiger Str. 6
40233 Düsseldorf
Tel.: 0211/7336655

Krebsinformationsdienst (KID) Heidelberg
Kostenlose telefonische Information
zu onkologischen Fragen
Tel.: 06221/410121

Leukämie-Liga e.V.
Abtlg. Hämatologie/Onkologie
Med. Klinik d. Heinrich-Heine-Universität
Moorenstr. 5
40225 Düsseldorf
Tel.: 0211/311-7720

2. Gesellschaften und Beratungseinrichtungen der Komplementären Onkologie

Ärztegesellschaft für Erfahrungsheilkunde
Fritz-Frey-Str. 21
69121 Heidelberg
Tel.: 06221/406222

Anthroposophische Ärztegesellschaft
Trossinger Str. 53
70619 Stuttgart
Tel.: 0711/471501

Bundesarbeitskreis für Komplementäre Onkologie Deutscher Heilpraktiker (A.K.O.D.H.),
c/o SynMed
Manfred-von-Richthofen-Str. 15
12101 Berlin
Tel.: 030/ 7857151
Fax : 030/ 7858212

Deutsche Gesellschaft für Onkologie e.V. (DGO)
c/o Med. Universität zu Köln
Goldenfelsstr. 19-21
50935 Köln
Tel.: 0221/4783060

Gesellschaft für Biologische Krebsabwehr e.V. (GfBK)
Postfach 102549
69015 Heidelberg
Tel.: 06221/161525

Institut für Biotherapie und Psychosomatik GmbH
Trierer Str. 8
30173 Hannover
Tel. 0511/808408

Zentrum zur Dokumentation für Naturheilverfahren
Hufelandstr.56
45147 Essen
Tel.: 0201/745551

Union Biologischer Krebstherapeuten (UBK)
Wilhelmshöher Allee 279
34131 Kassel
0561/311995

3. Beratungseinrichtungen für Patienten und Angehörig

Beratungszentrum für Ganzheitliche Krebstherapie e.V.
Seestr. 49
13347 Berlin
Tel.: 030/7850055

Bund Deutscher Hirnbeschädigter
Humboldstr. 32
53115 Bonn
Tel.: 0228/651012

Bundesverband der Kehlkopflosen
Luisenstr. 20
36179 Bebra
Tel.: 06622/2945

Deutsche ILCO (Darmkrebs)
Kepserstr. 50
85356 Freilassing
Tel.: 08161/84909 /84911

Deutsche Schmerzhilfe
Woldsenweg 3
20249 Hamburg
Tel.: 040/465646

Förderverein für ganzheitliche Krebstherapie e.V.
Trierer Str. 8
30173 Hannover
Tel.: 0511/808408

Gesellschaft für Biologische Krebsabwehr e.V.
Postfach 102549
69015 Heidelberg
Tel.: 06221/161525

Interessensgruppe für Prostata-Operierte
Reichssportfeldstr. 16/1024
14055 Berlin
Tel.: 030/3044945

4. Ausgewählte Kliniken und Tageskliniken der Nachsorge mit erweiterter komplementärer Behandlung

Süddeutscher Raum:

BioMed-Klinik für
angewandte Immunologie
Tischberger Str. 5-8
76887 Bad Bergzabern
Tel.: 06343/7050

Klinik Friedenweiler
Kurhausweg 2
79877 Friedenweiler
Tel.: 07651/2080

Hufeland-Klinik für
immunbiologische Therapie
Löffelstelzer Str. 1-3
97980 Bad Mergentheim

Klinik St. Georg
Rosenheimer Str. 6-8
83043 Bad Aibling

Mitteldeutscher Raum:

Habichtswald-Klinik
für Ganzheitsmedizin
Wigandstr. 1
34131 Kassel-Wilhelmshöhe
Tel.: 0561/31080

Fachklinik St. Georg
Frowin-von-Hutten-Str. 18
63628 Bad Soden
Tel.: 06056/7320

Tagesklinik Dr. E. Rethfeld
Ackerstr. 30
40233 Düsseldorf
Tel.: 0211/353414

Norddeutscher Raum:

Asdonk-Klinik/Seeklinik
Obere Braminseestrasse
16837 Dorf Zechlin
Tel.: 033923/521

Fachklinik Graal-Müritz
für biologische Krebstherapie
Lindenweg 16
18181 Graal-Müritz
Tel.: 038206/750

Tagesklinik Dr. S. Maar
Eppendorfer Landstr. 21
20249 Hamburg
Tel.: 040/4601085

Schweiz

Lukas-Klinik
Brachmattstr. 19
CH - 4144 Arlesheim
Tel.: 0041/67-7013333

Österreich

Zentrum f. biologische Immunregulation
Körblergasse 10
A - 8010 Graz

SACHVERZEICHNIS

A

B

C

D

I

K

L

M

N

O

P

R

S

T

V

W

Z

Notizen

Notizen

Notizen

Notizen